JN013074

でわかる

肩・腰・ひざの痛みが消える日常動作大図鑑

著　植森美緒
健康運動指導士

監修　金岡恒治
早稲田大学スポーツ科学学術院教授
整形外科専門医、脊椎脊髄病医

ダイヤモンド社

まさか そんなことで 肩・腰・ひざが痛くなるなんて!?

犯人は身近なところに潜んでいる!

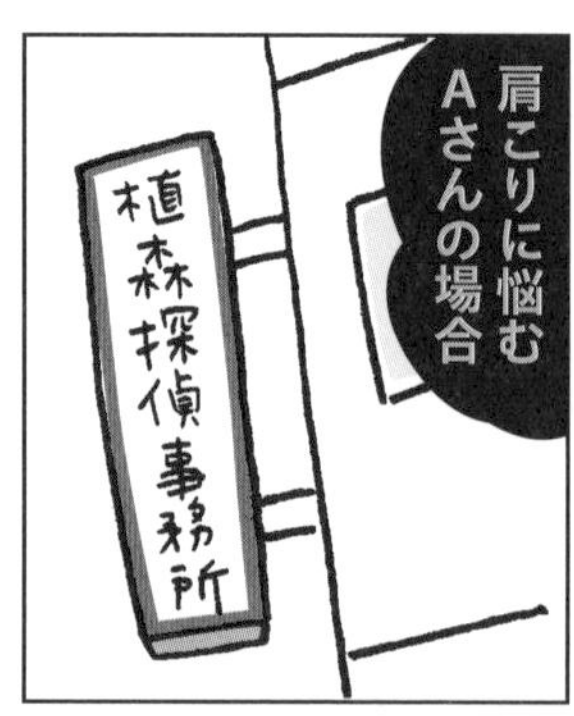
肩こりに悩む Aさんの場合
植森探偵事務所

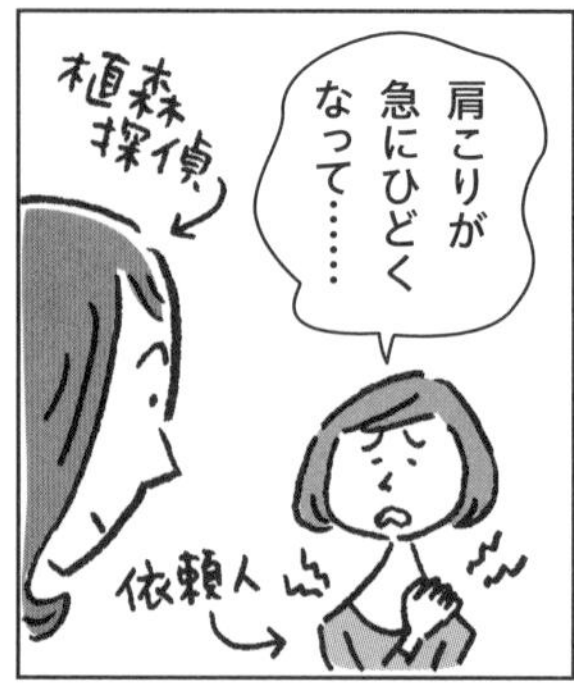
植森探偵
肩こりが急にひどくなって……
依頼人

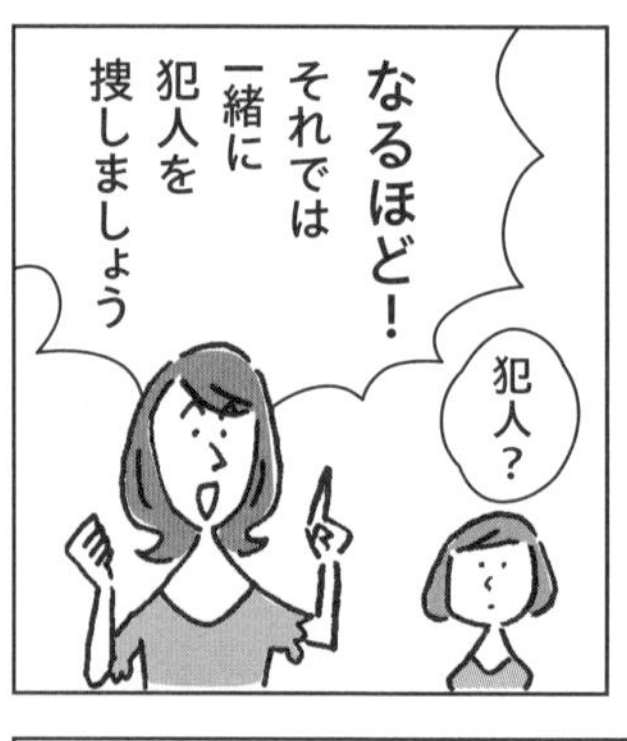
なるほど! それでは一緒に犯人を捜しましょう
犯人?

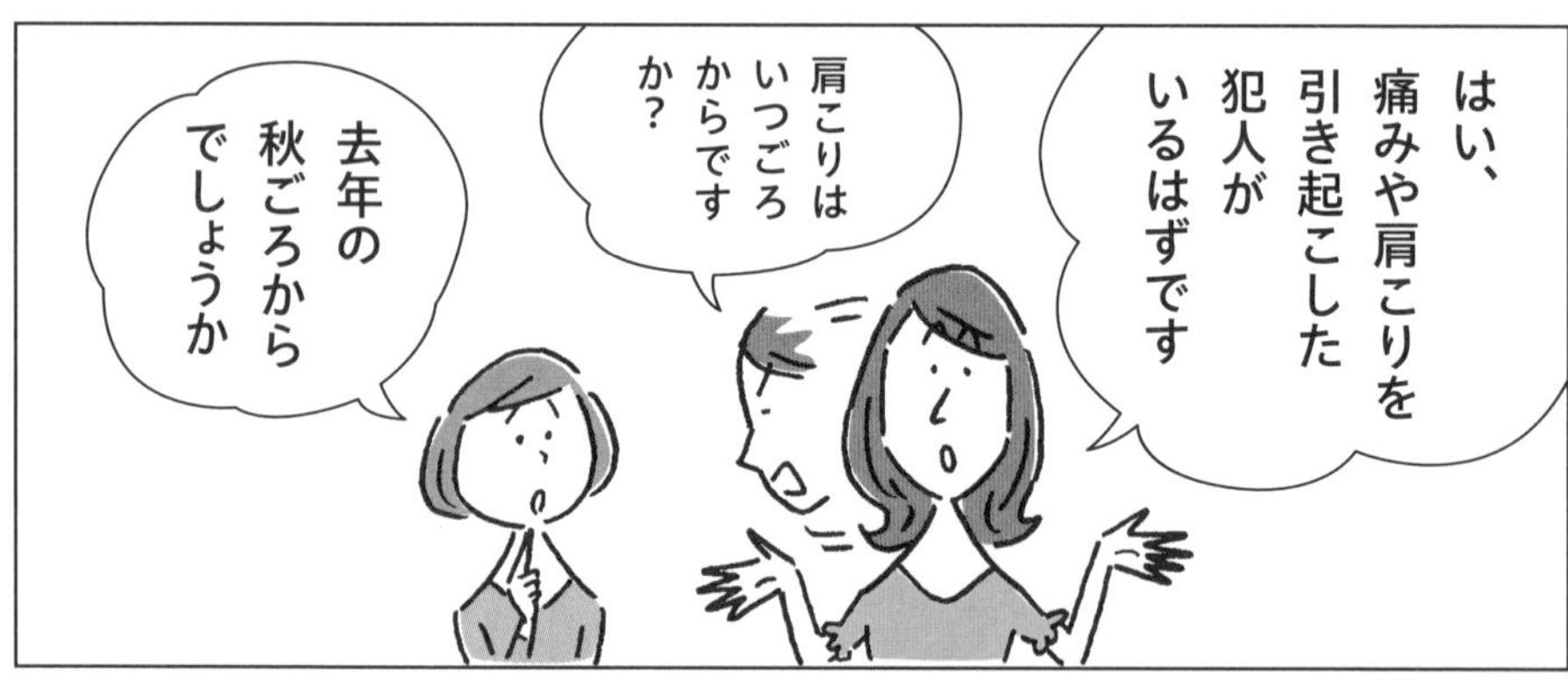
はい、痛みや肩こりを引き起こした犯人がいるはずです
肩こりはいつごろからですか?
去年の秋ごろからでしょうか

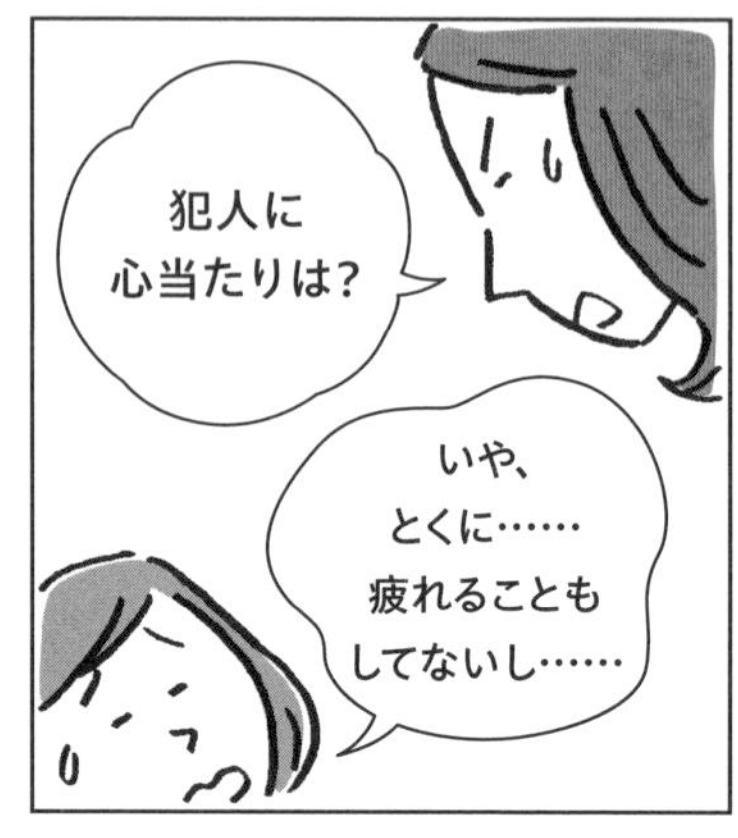
犯人に心当たりは?
いや、とくに……疲れることもしてないし……

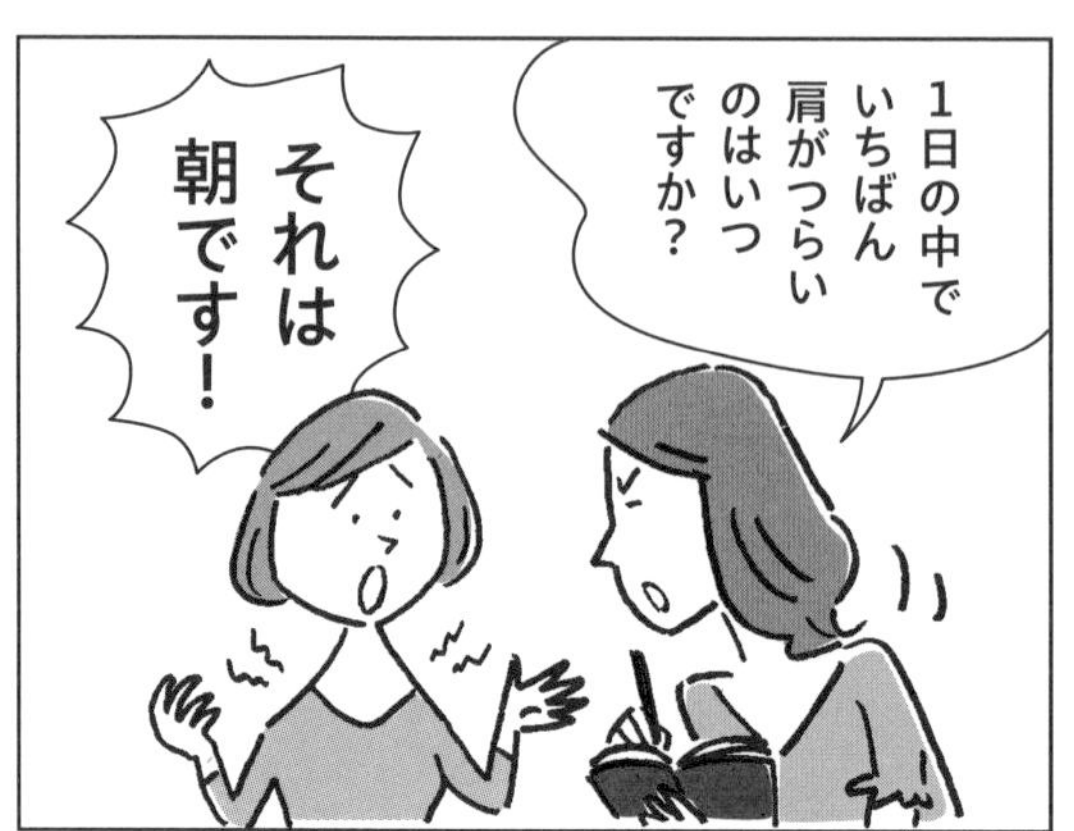
1日の中でいちばん肩がつらいのはいつですか?
それは朝です!

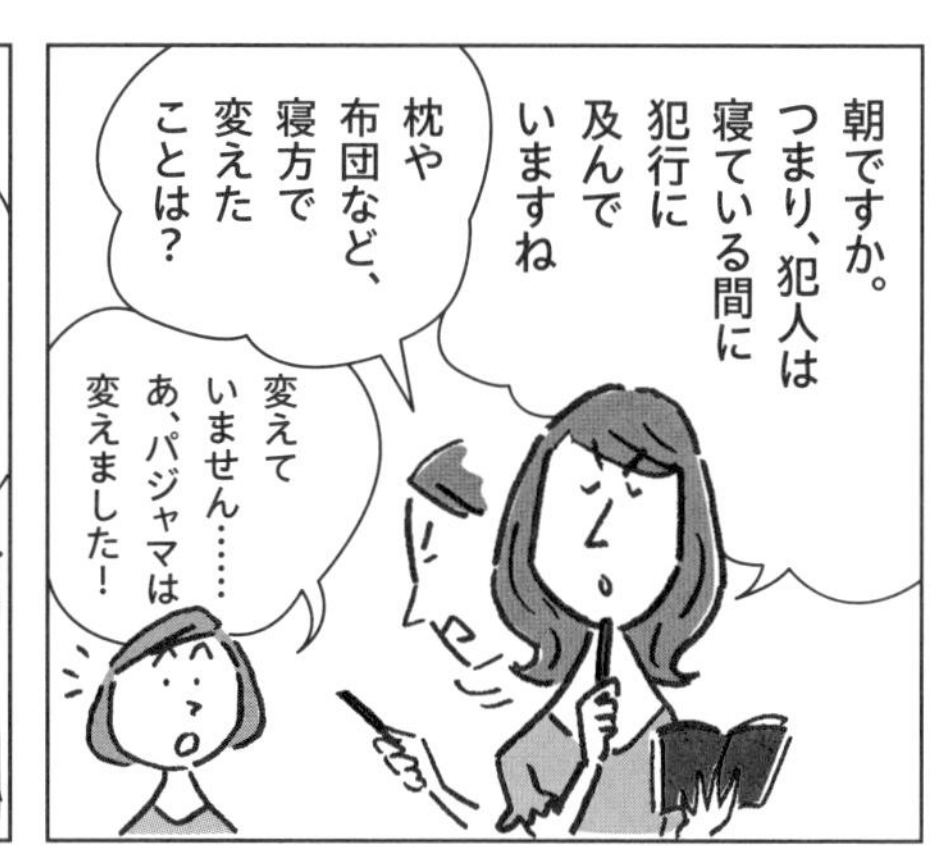
朝ですか。
つまり、犯人は寝ている間に犯行に及んでいますね
枕や布団など、寝方で変えたことは？
変えていません……あ、パジャマは変えました！

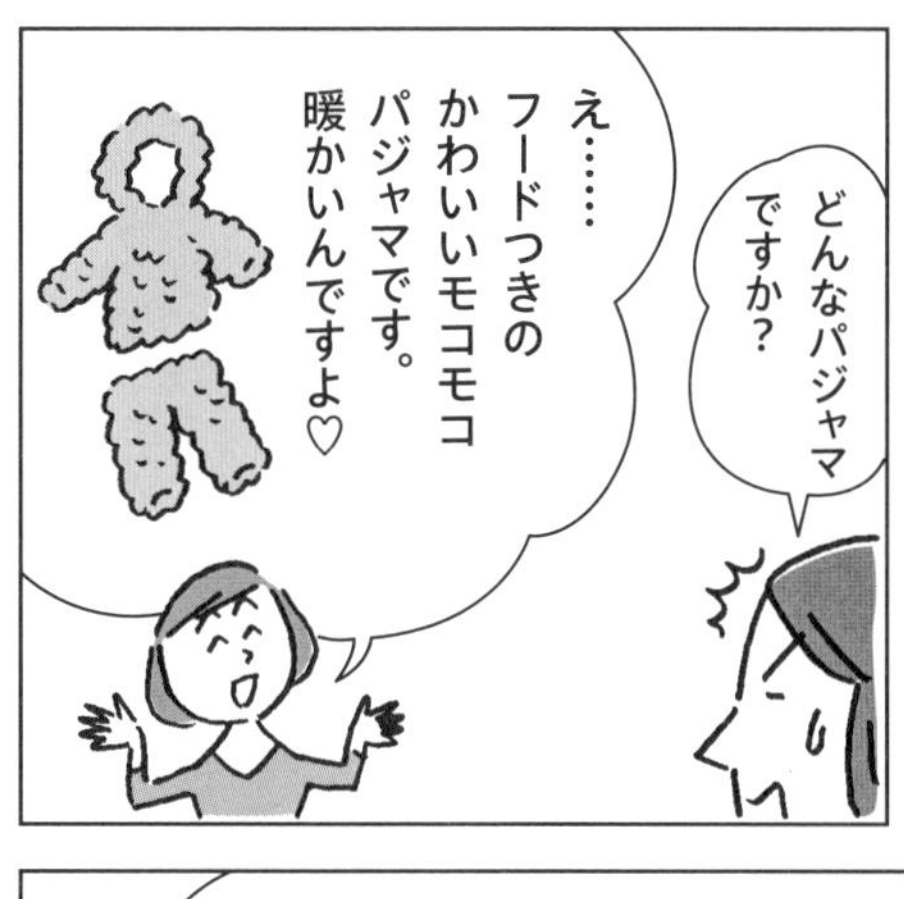
どんなパジャマですか？
え……フードつきのかわいいモコモコパジャマです。暖かいんですよ♡

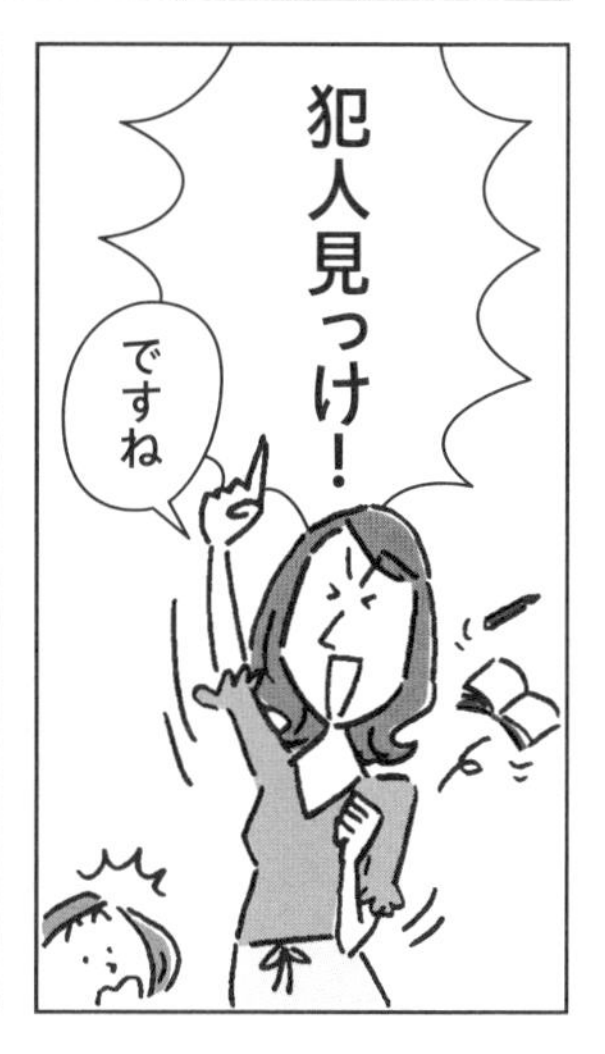
犯人見つけ！
ですね

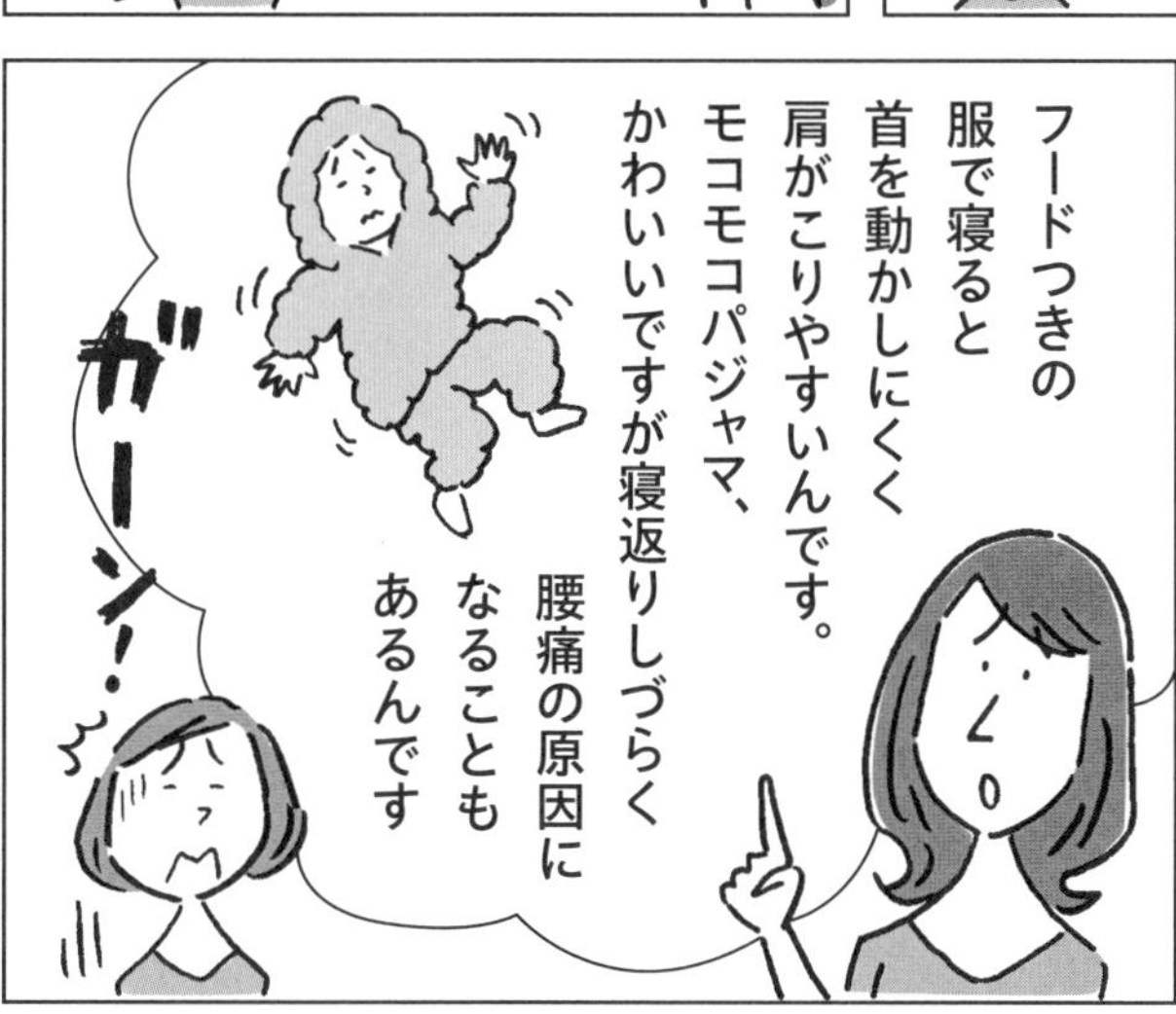
フードつきの服で寝ると首を動かしにくく肩がこりやすいんです。モコモコパジャマ、かわいいですが寝返りしづらく
腰痛の原因になることもあるんです
ガーン！

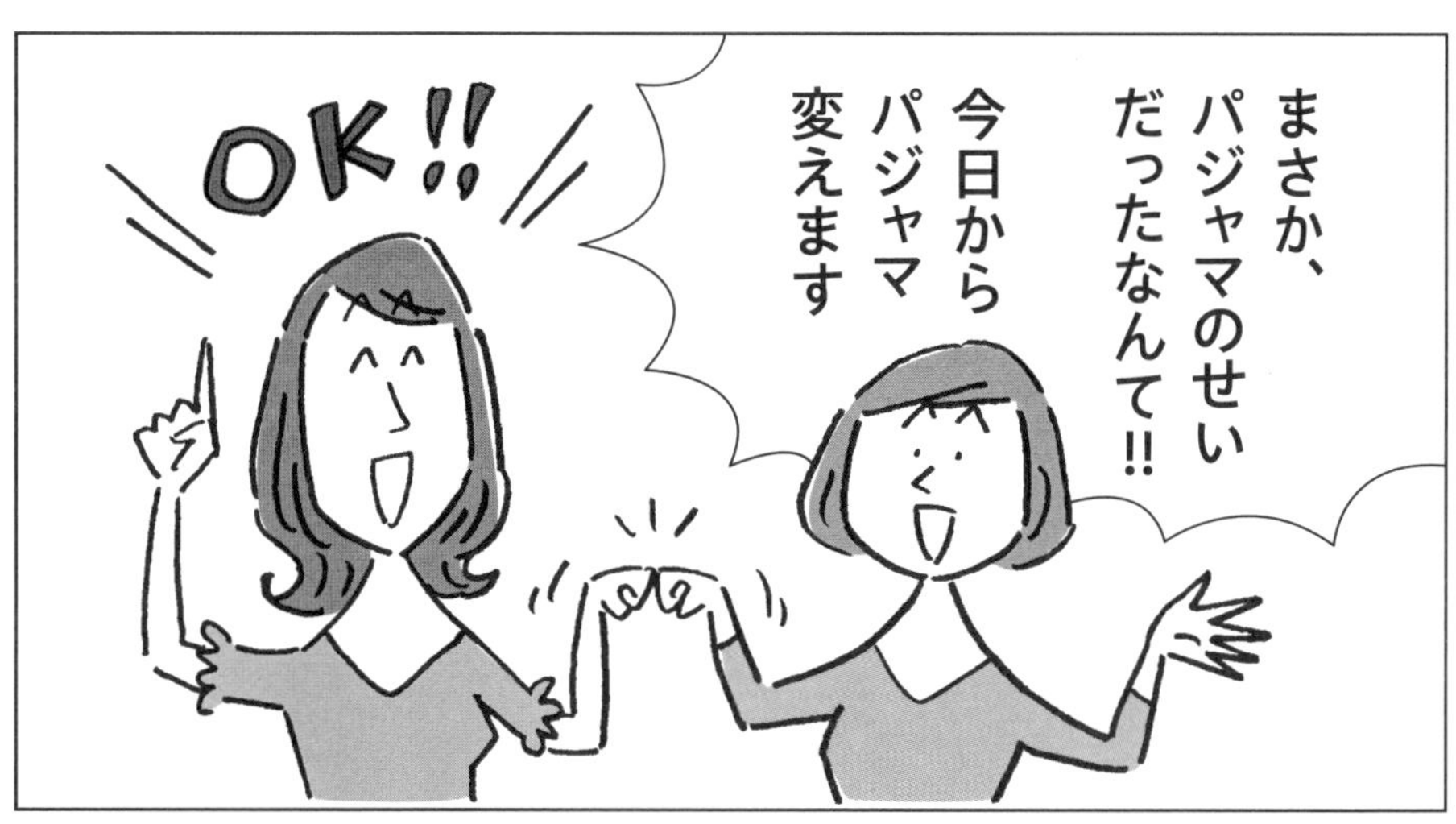
まさか、パジャマのせいだったなんて!!
今日からパジャマ変えます
OK!!

※首・肩痛の詳細は16ページ

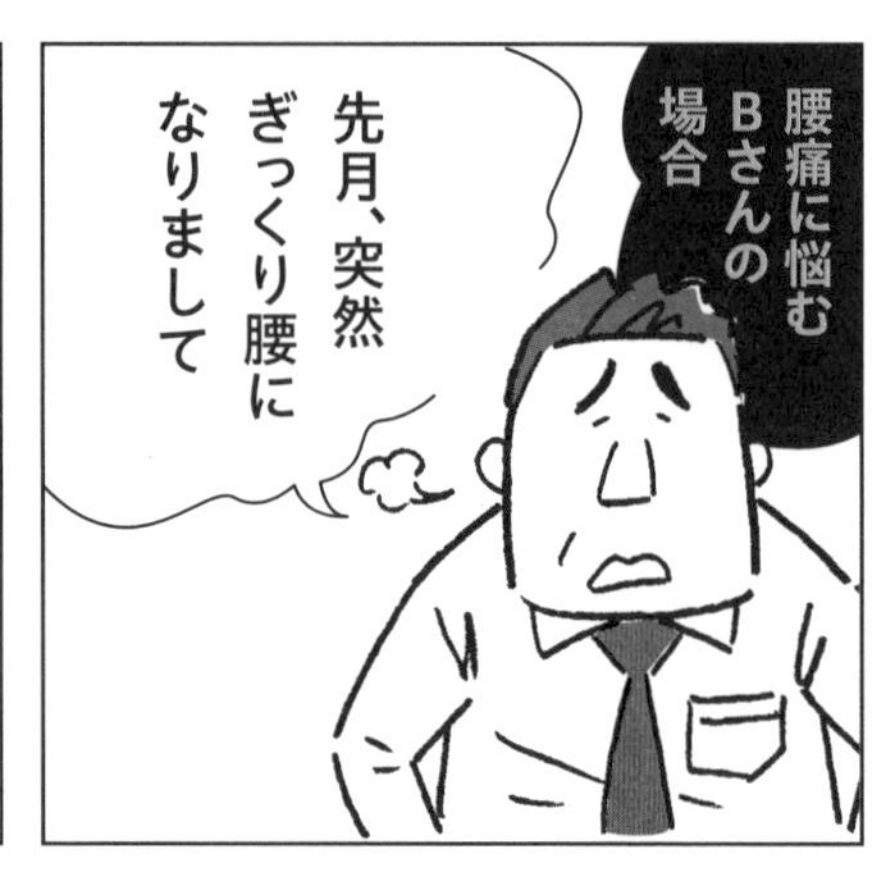
腰痛に悩むBさんの場合
先月、突然ぎっくり腰になりまして

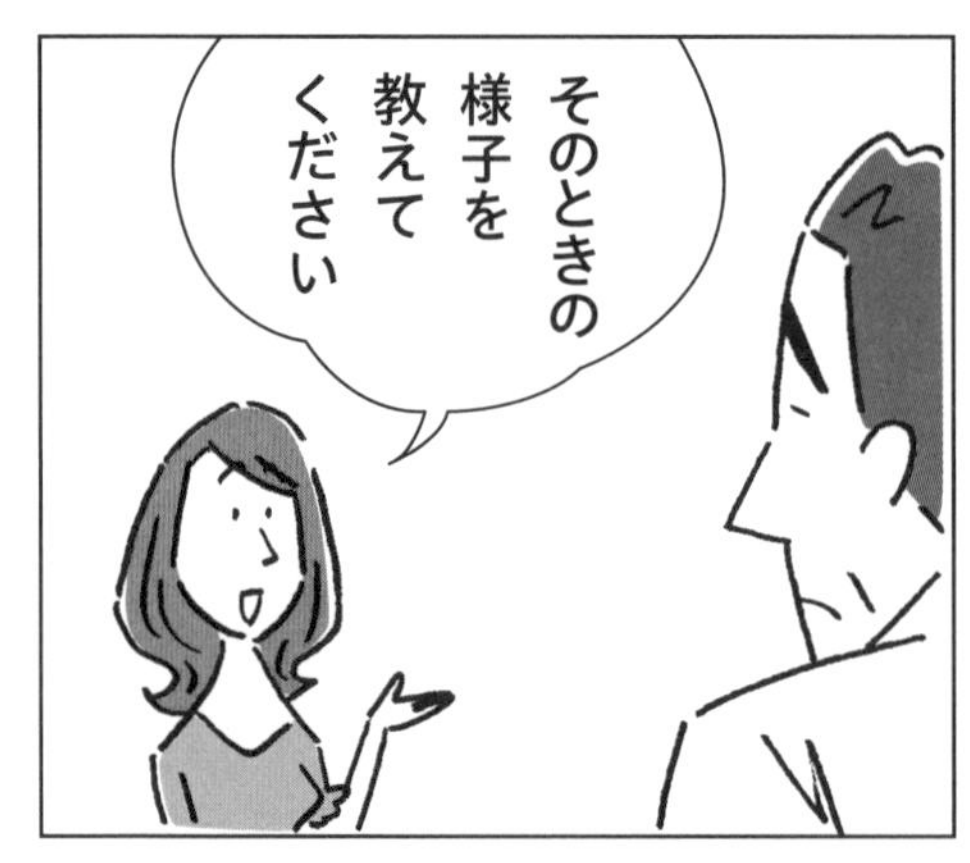
そのときの様子を教えてください

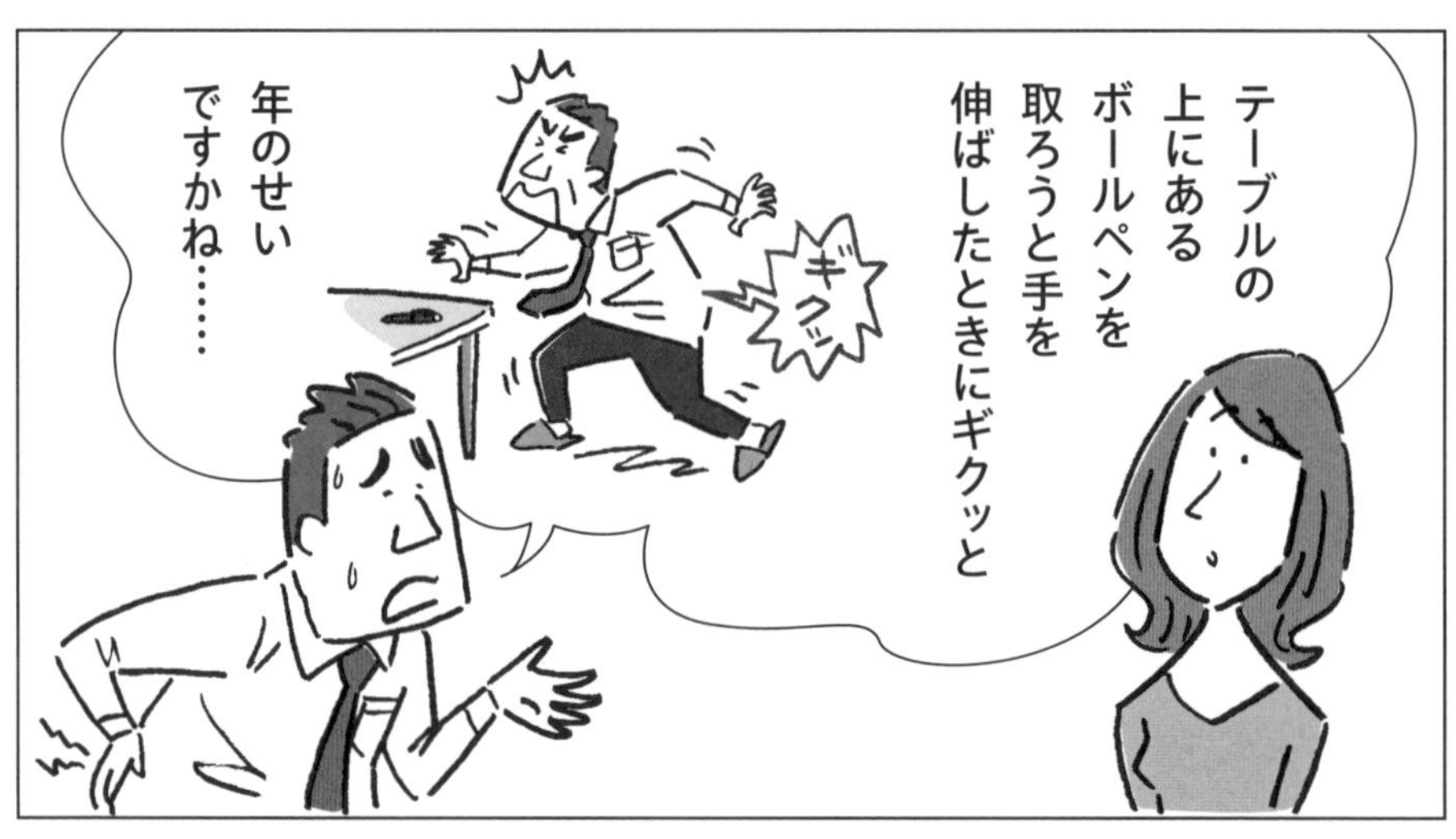
テーブルの上にあるボールペンを取ろうと手を伸ばしたときにギクッと
ギクッ
年のせいですかね……

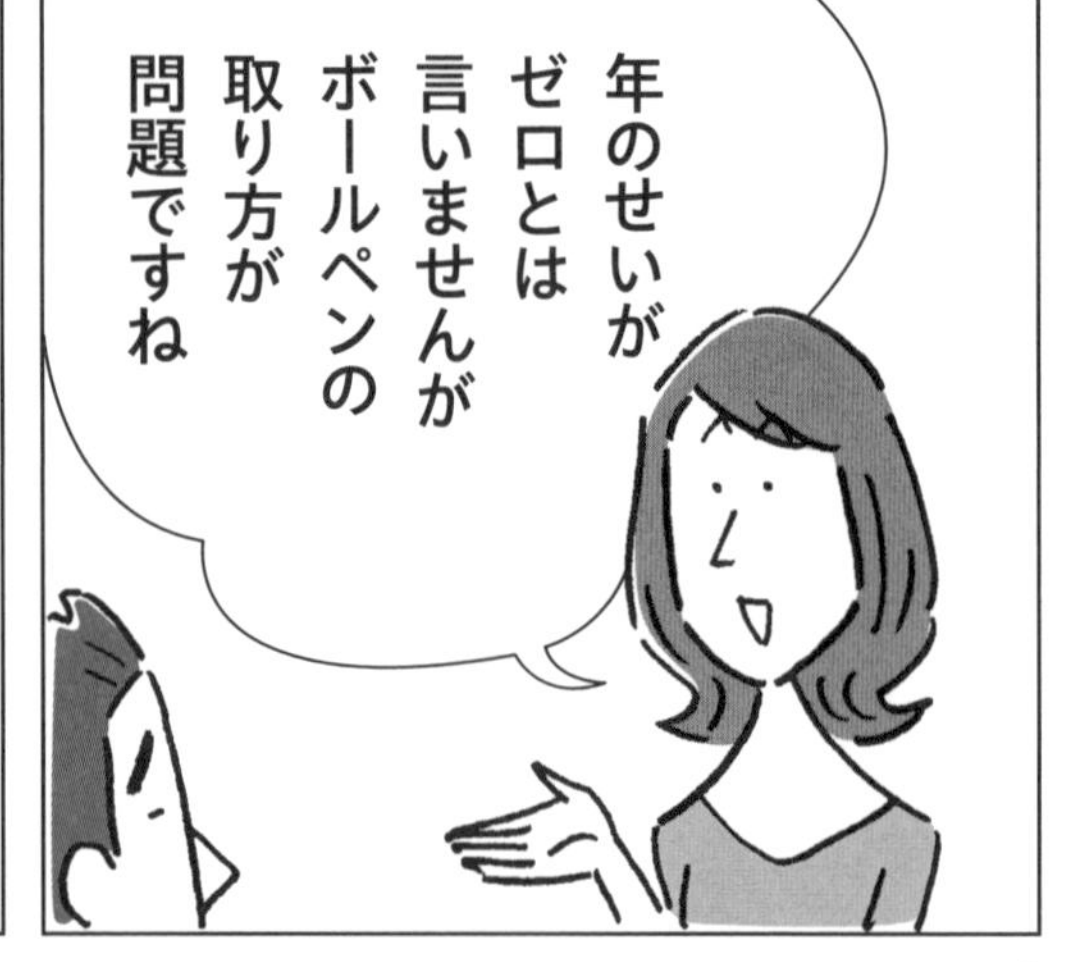
年のせいがゼロとは言いませんがボールペンの取り方が問題ですね

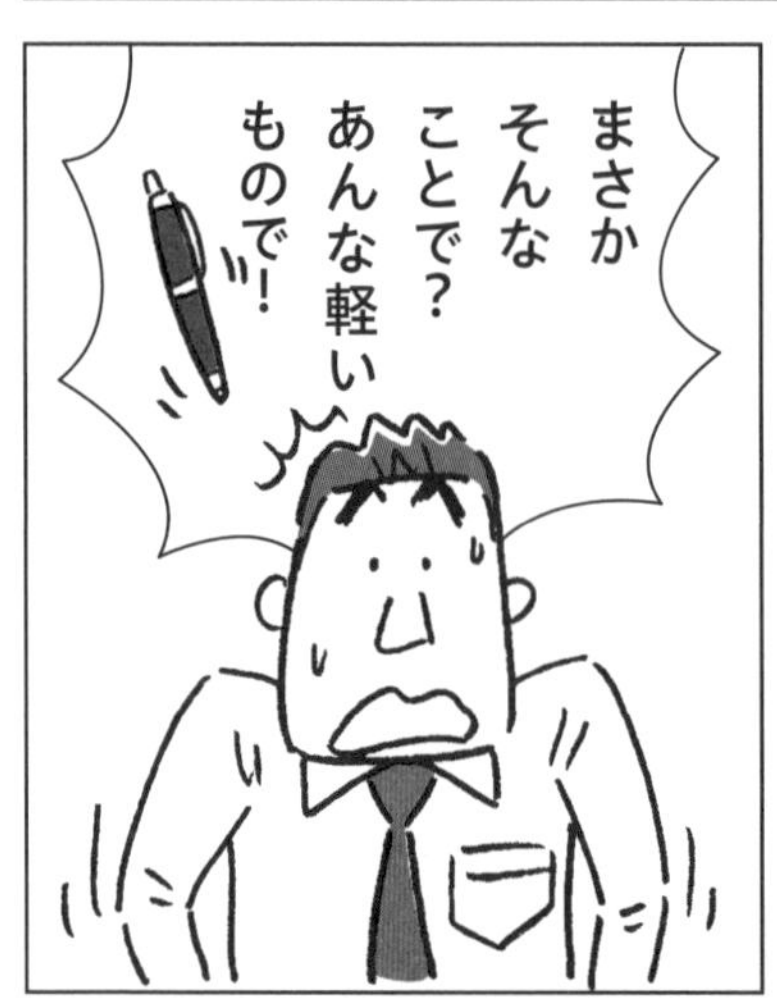
まさかそんなことで?あんな軽いもので!

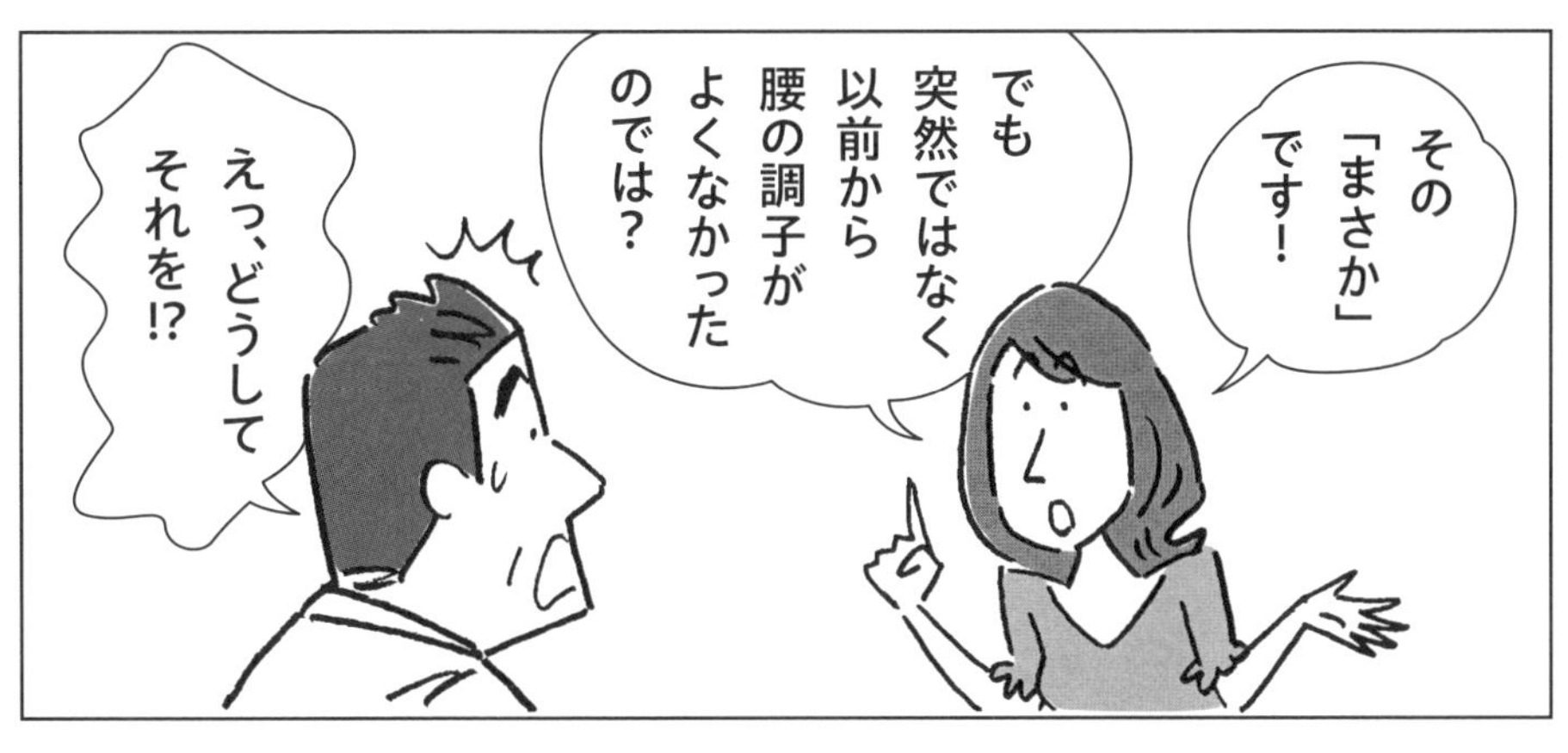
その「まさか」です！
でも突然ではなく以前から腰の調子がよくなかったのでは？
えっ、どうしてそれを!?

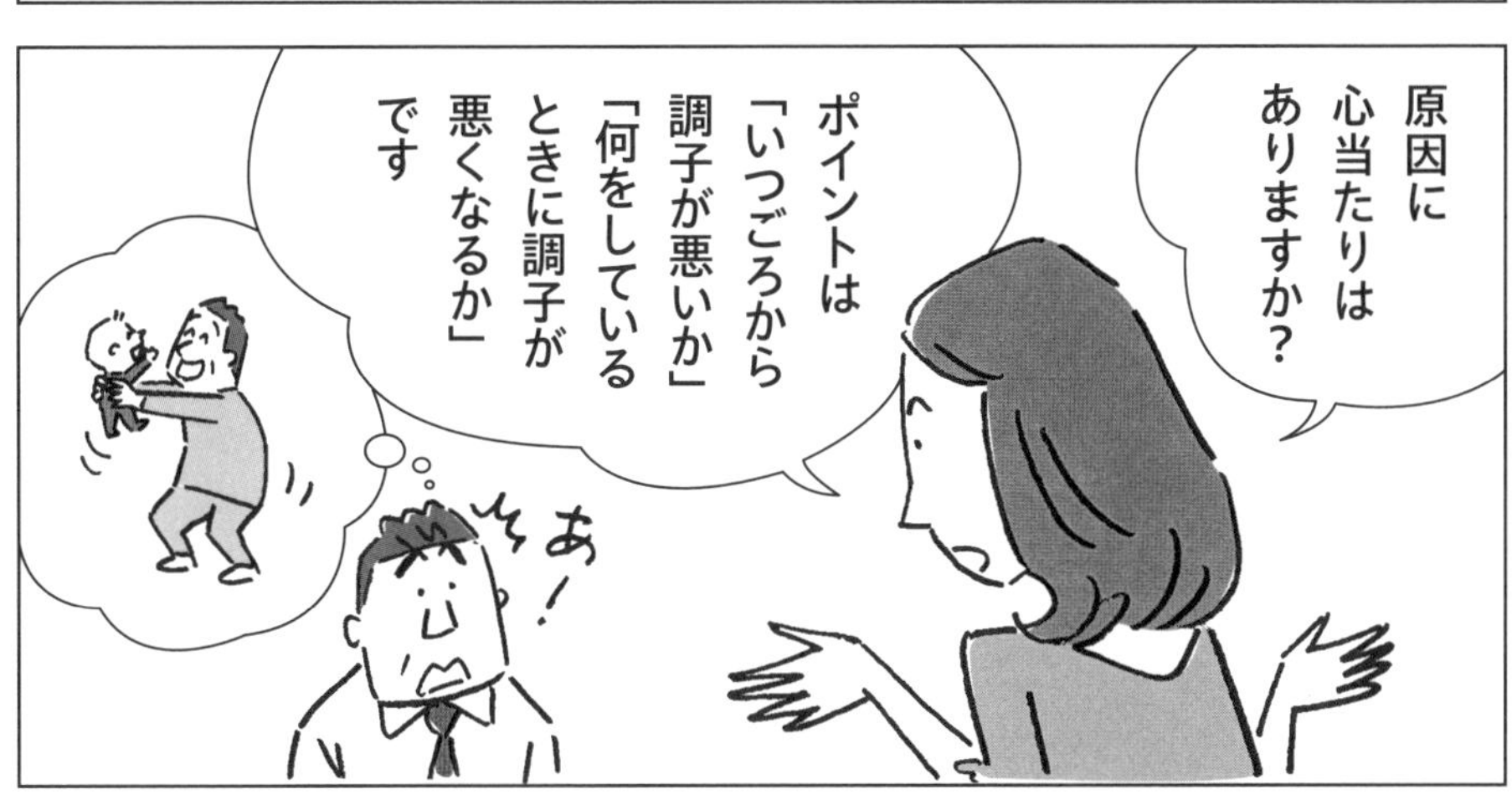
原因に心当たりはありますか？
ポイントは「いつごろから調子が悪いか」「何をしているときに調子が悪くなるか」です
あ！

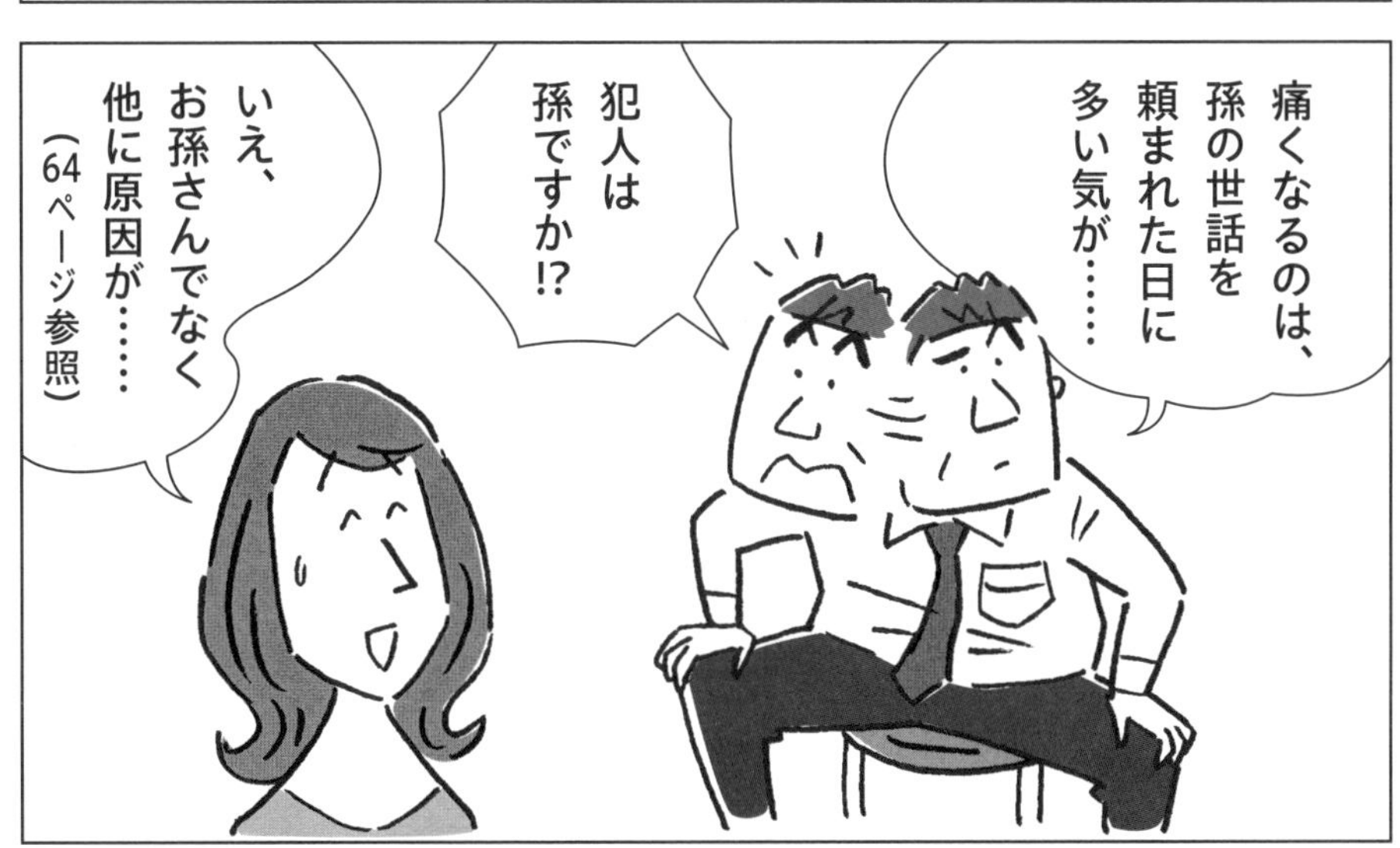
痛くなるのは、孫の世話を頼まれた日に多い気が……
犯人は孫ですか!?
いえ、お孫さんでなく他に原因が……（64ページ参照）

※腰痛の詳細は18ページ

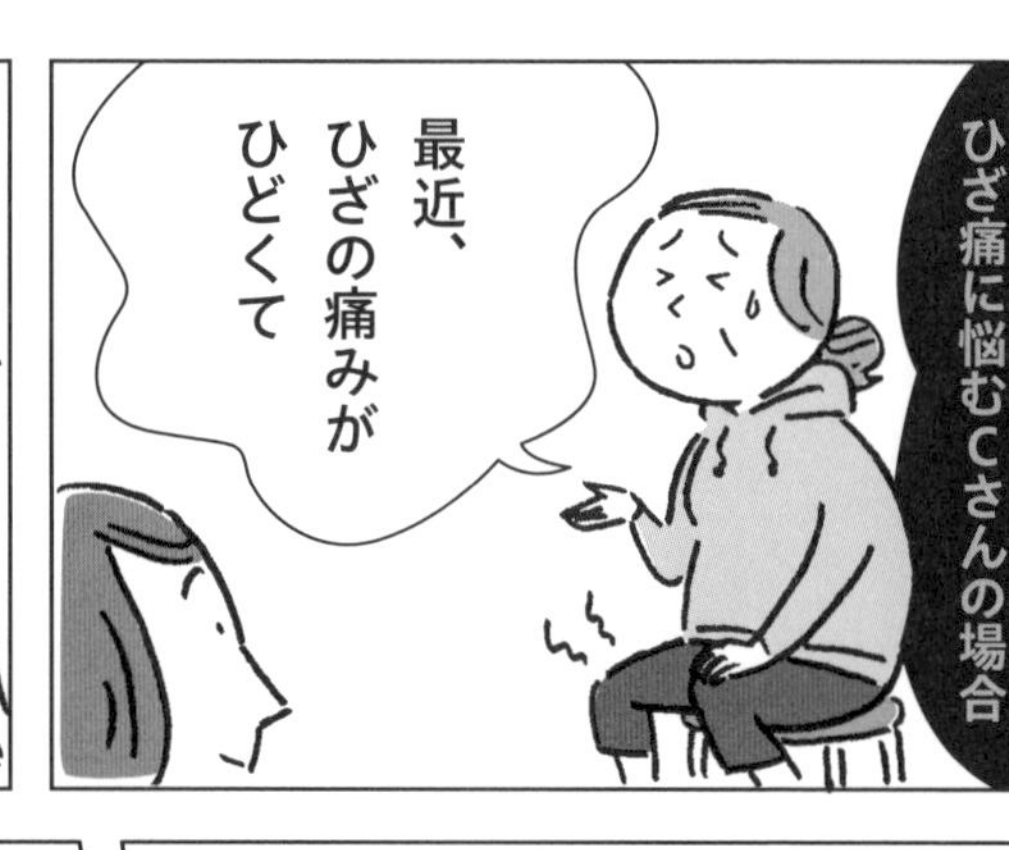
ひざ痛に悩むCさんの場合
最近、ひざの痛みがひどくて

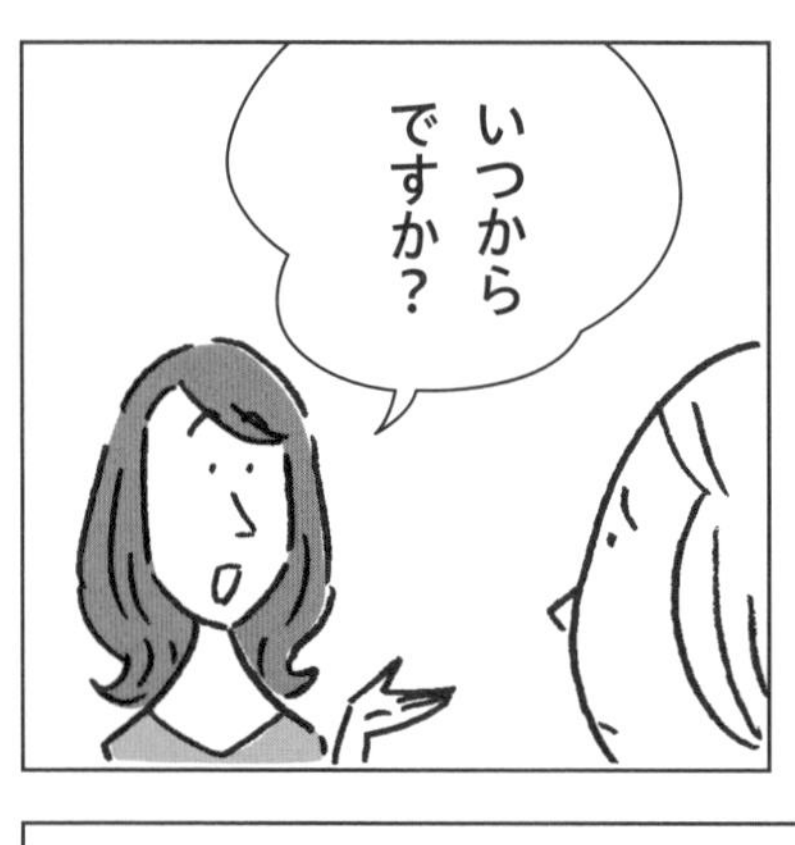
いつからですか？

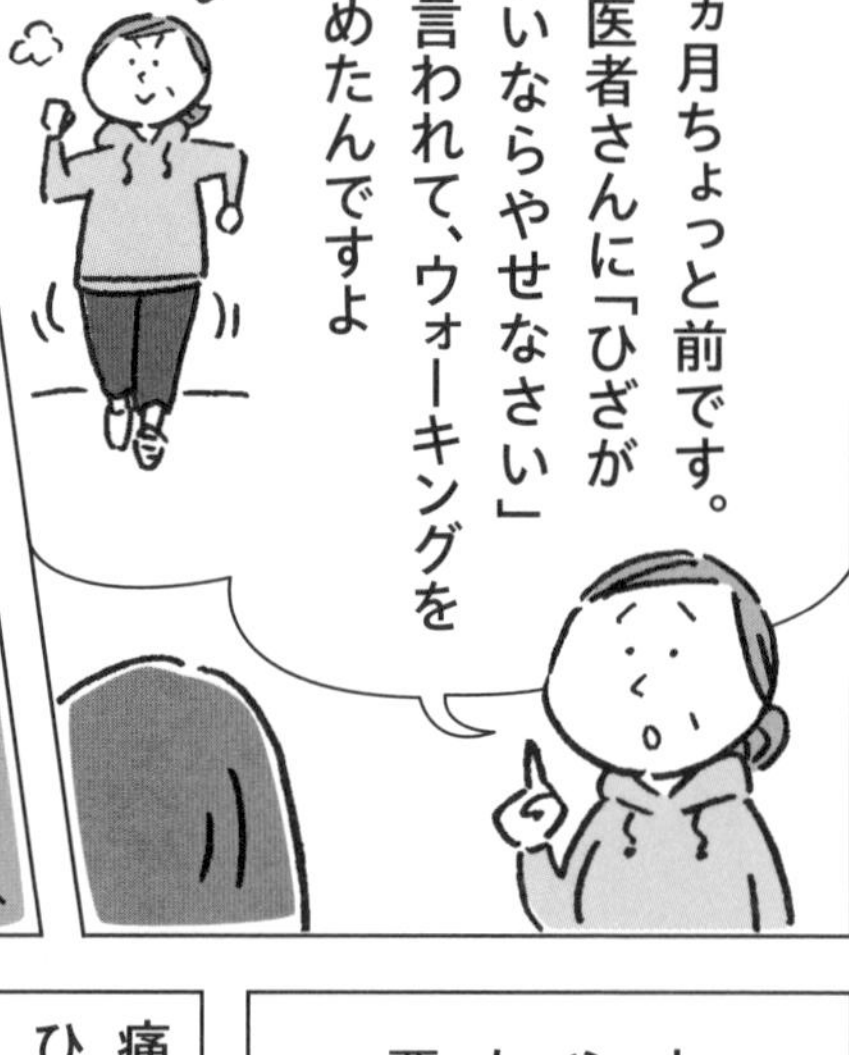
1ヵ月ちょっと前です。お医者さんに「ひざが痛いならやせなさい」と言われて、ウォーキングを始めたんですよ

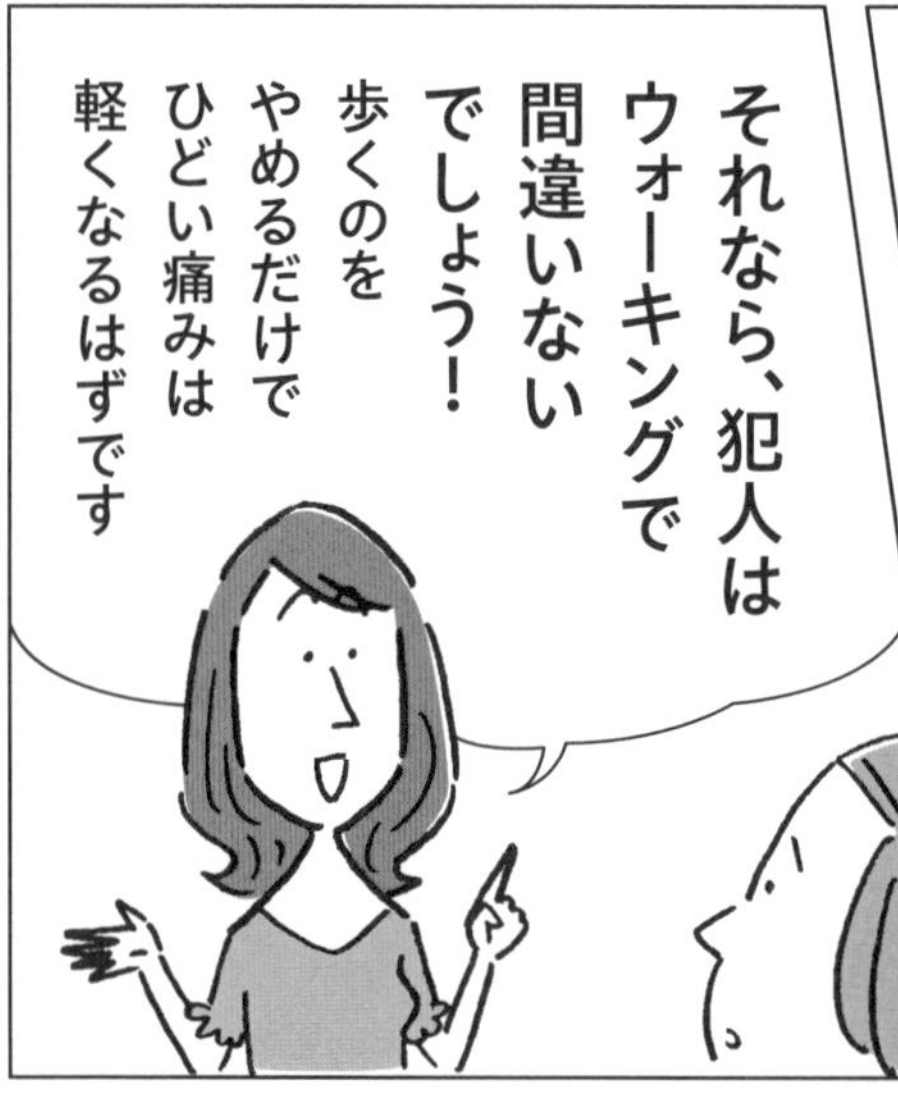
それなら、犯人はウォーキングで間違いないでしょう！
歩くのをやめるだけでひどい痛みは軽くなるはずです

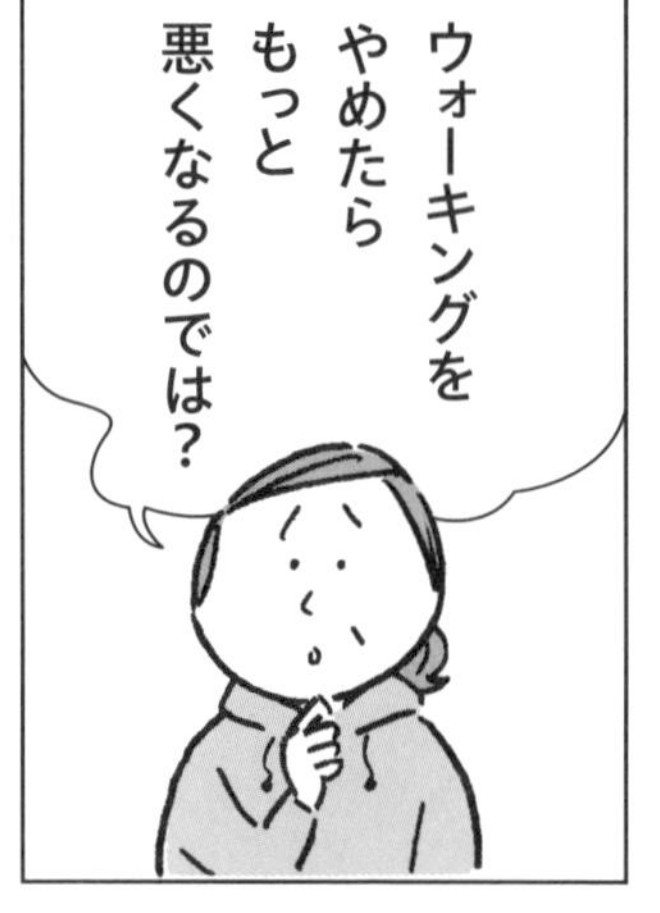
ウォーキングをやめたらもっと悪くなるのでは？

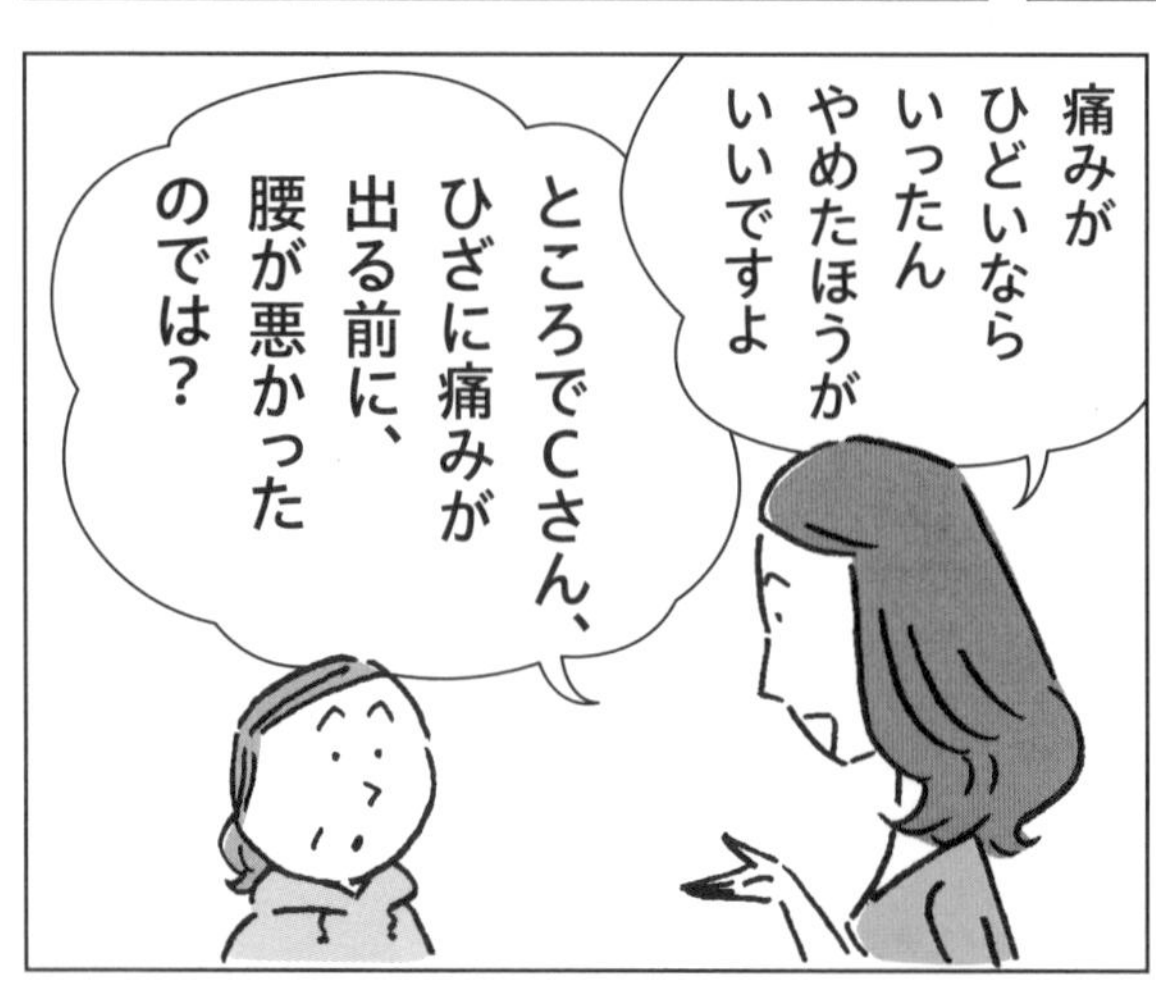
痛みがひどいならいったんやめたほうがいいですよ
ところでCさん、ひざに痛みが出る前に、腰が悪かったのでは？

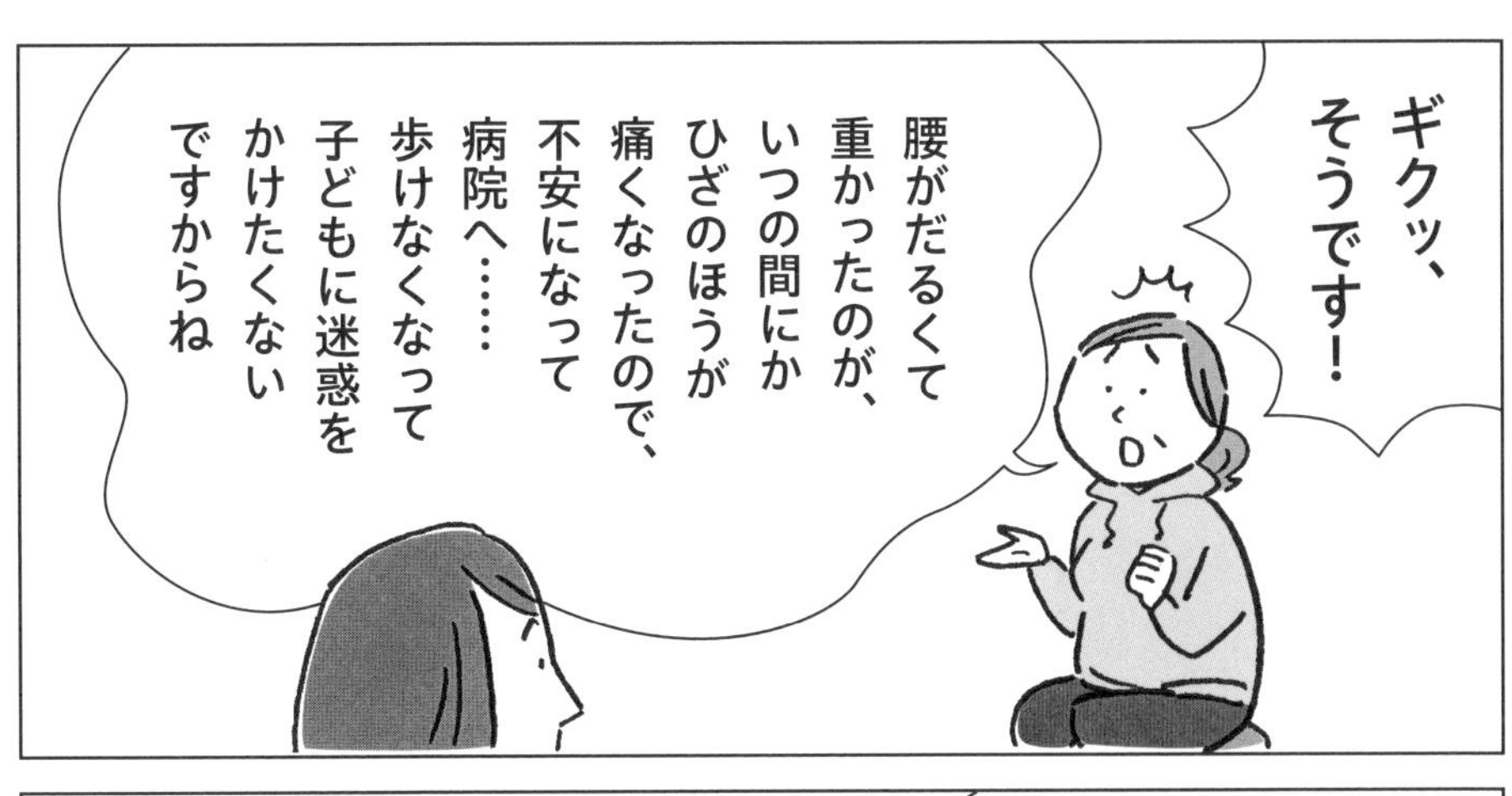
ギクッ、
そうです!
腰がだるくて
重かったのが、
いつの間にか
ひざのほうが
痛くなったので、
不安になって
病院へ……
歩けなくなって
子どもに迷惑を
かけたくない
ですからね

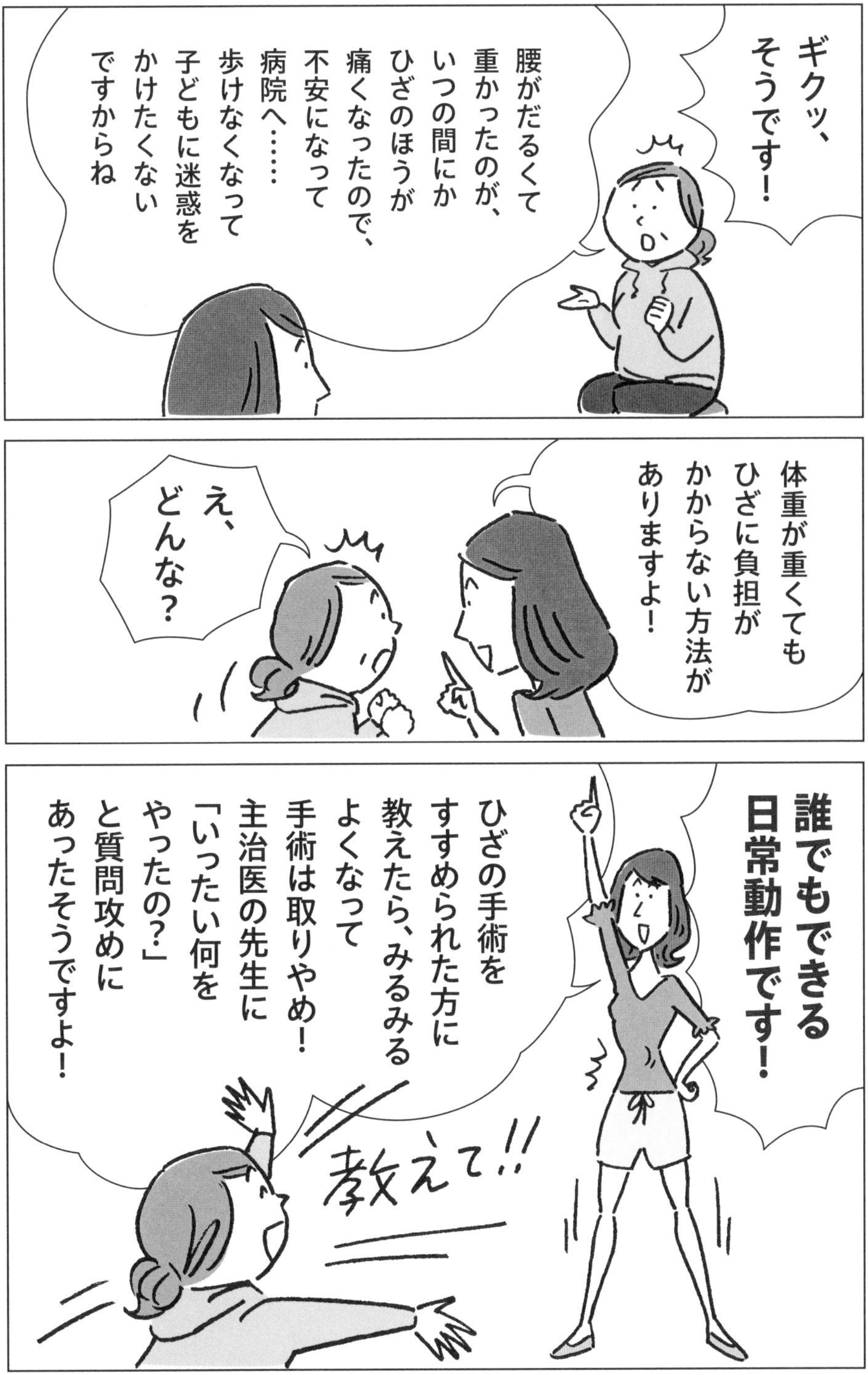

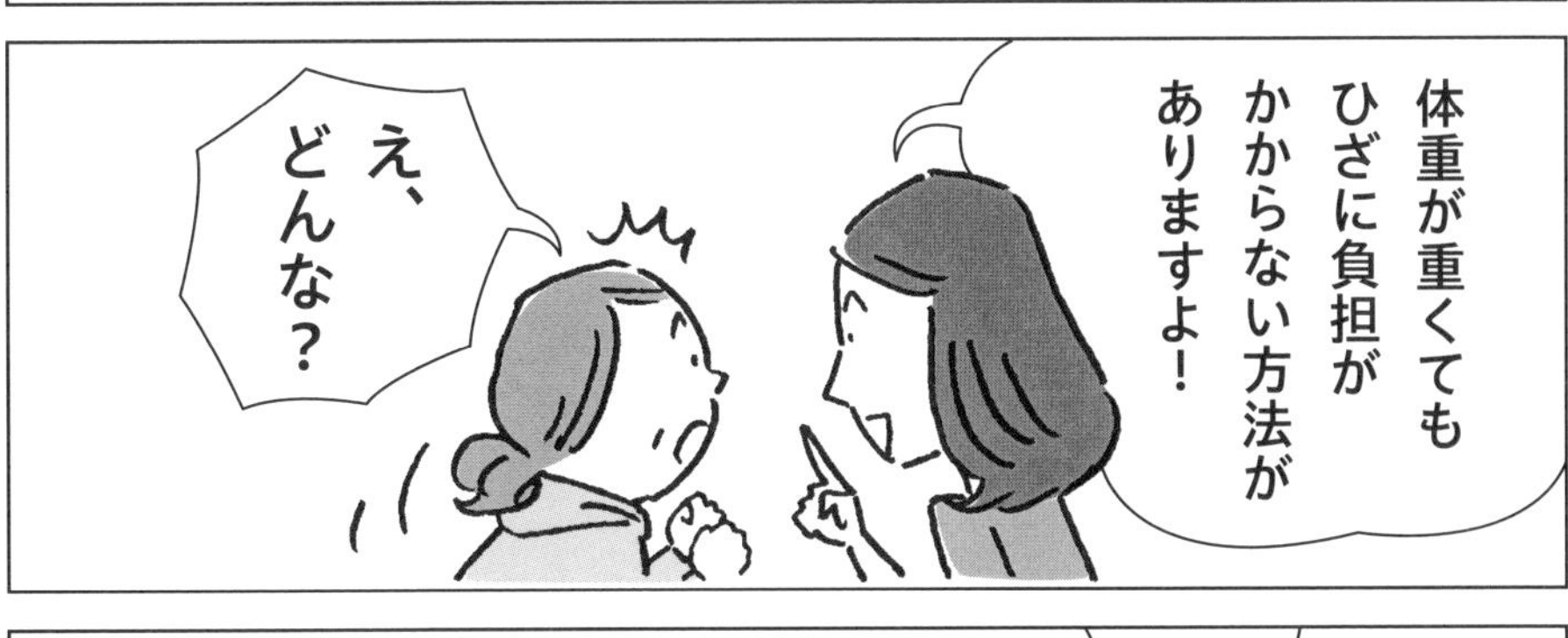
体重が重くても
ひざに負担が
かからない方法が
ありますよ!
え、
どんな?

誰でもできる
日常動作です!

ひざの手術を
すすめられた方に
教えたら、みるみる
よくなって
手術は取りやめ!
主治医の先生に
「いったい何を
やったの?」
と質問攻めに
あったそうですよ!

教えて!!

 ※ひざ痛の詳細は20ページ

はじめに

今ある痛みは、すぐ解消しよう!

はじめまして。健康運動指導士の植森美緒です。

私は20代の前半、やせたい一心で無理な運動を行ったせいで、ひどい腰痛に見舞われました。診断は椎間板ヘルニア。医師から手術する必要はないと言われたものの、痛すぎて生活が困難となり、整形外科を何軒もまわったり、高額な整体を受けたりしても、一向に治らない痛みに不安な日々を送りました。

偶然から生まれた「痛みが消える日常動作」

転機が訪れたのは、慢性化した腰痛と一生つきあうしかないのかと気落ちしていたある日のことです。暑さに耐えきれず腰痛用コルセットを外したときにコルセットで固定するときと同じようにお腹を引っ込めてみると、なんと腰の痛みがラクになり、どんどんとよくなったのです! この実体験が「痛みが消える日常動作」のもとになりました。

痛い人ほど今すぐに行ってみてください

筋肉を鍛える「運動」は、痛みがあるときは逆効果なので行えませんが、本書の「動作」は、痛いときにこそ効果を発揮します。

ですから痛い人ほど、今すぐに行ってみてください。

その場で痛みが消える、またはラクになる実感を得られます。

そして痛くない動作を積み重ねたその先には「どこも痛くない体」が待っています。

私の椎間板は今もつぶれたままですが、腰を保護する日常動作で痛みはなくなりました。

腰痛を克服しただけではありません。痛みをとるだけでなく、予防の方法も知っているので、将来に対しても体の痛みの不安を感じることがなくなりました。

何歳になっても普通に生活できる、体の痛みを気にせずにいつでも出かけられる。

それはけっして当たり前ではなく、とても幸せなことだと思います。

人生100年時代と言われる今、どこも痛くない体は、間違いなく大きな財産になるでしょう。痛みから解放される喜びをあなたにもぜひ知っていただきたいと思います。

植森美緒

頭の重みを上手に支えて、今ある痛みをすぐ解消!

痛みの9割は「頭」が原因

首・肩・腰・ひざの痛みは頭の重さから始まる

私たちの体はなぜ痛くなるのでしょうか?

体の痛みやこりを引き起こす本質的な問題が、じつは「頭」です。

成人の頭の重みは約6kgもあります。1リットルのペットボトル約6本分もの重さです。

そのこと自体はご存じの方もいらっしゃると思いますが、実感はあまりないのではないでしょうか。**その実感のなさにこそ、落とし穴があるのです。**

必要なのは、頭を上手に支える動作だった!

たとえば、凍結した路面を歩くときは、転ばないように意識して小さな歩幅で歩きます。持ち上げるものが重いとわかっていれば、意識してお腹に力を入れるでしょう。

ところが、頭が重いという実感は日ごろなかなかもちにくく、自覚のないままに体に負担をかけてしまうわけです。

痛いときと痛くないときがあるように、痛みは体に負担がかかっていることを訴える体のシグナルです。「頭を上手に支える動作」を行うだけで、痛みが消え、体がよくなっていく現実にあなたはきっと驚くでしょう。

痛くなる前に休ませることも大切

痛みと無縁の毎日を送るために、けっしてあなどってはいけないのが「疲れ」です。筋肉に負担がかかると疲れます。**疲れがたまると「だるさ」や「こり」として表れ、ひどくなると「痛み」に変化します。**

筋肉が弱った状態で負担がかかり続けると、さらに関節や骨にまでダメージが及びます。痛みの原因をもとから断つためには、疲れを生む動作に気をつけること。とくに**同じ姿勢で筋肉を固定しないようにし、疲れたら早め早めに休ませる**ことが痛みの予防になります。

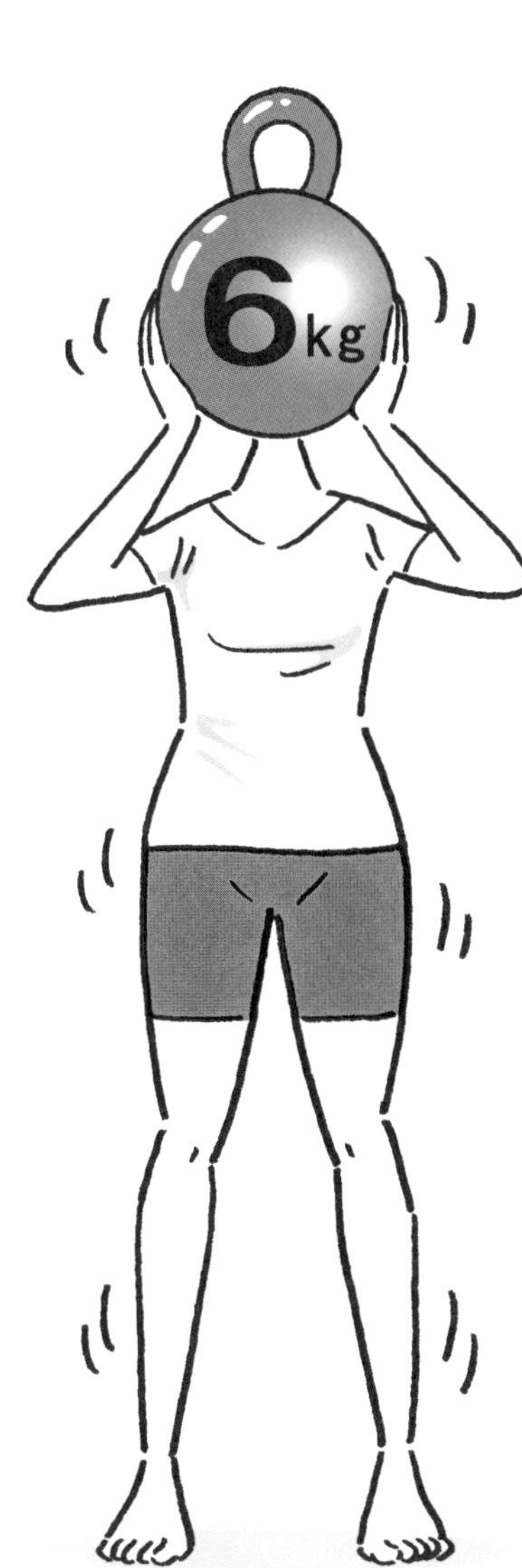
6kg

どこも痛くない体になる

頭の重みを支える立ち方

頭を支える立ち方

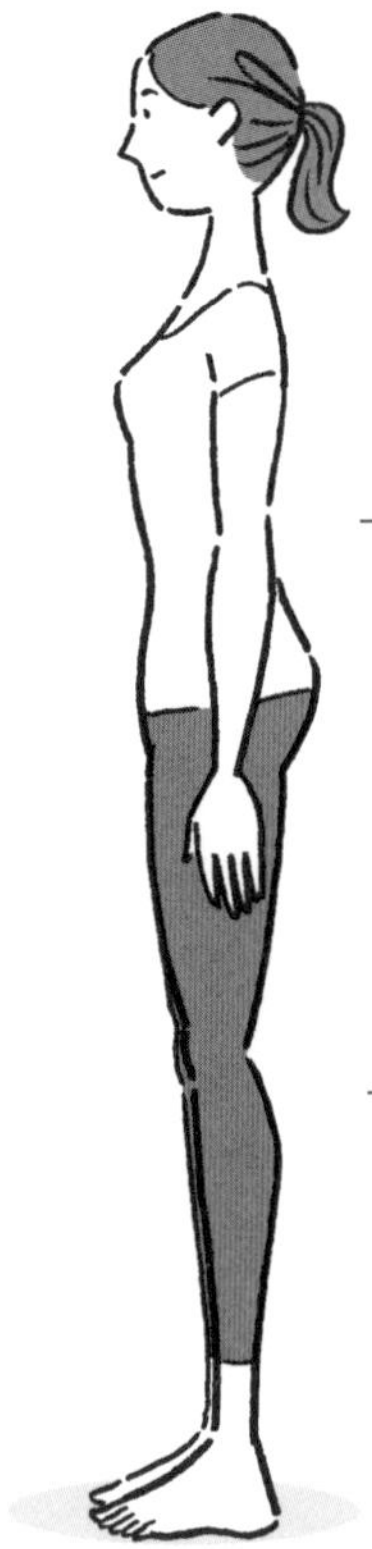

→頭の位置が高く、
背すじがまっすぐ

→頭の重みが全身に
支えられている

→ひざが伸びている

身長測定のように頭の位置を高くすると、重心が高くなり、関節の負担が軽くなります。

体にとって、力を抜いた状態はラクではない

力を抜いて立つほうがラクに感じるかもしれませんが、実際はそうではありません。

じつは、体の力を抜けば抜くほど頭は前に出て、首、肩、腰に重みの負担がかかります。するとひざは自然に曲がり、曲がったひざには体重がずっしりとかかります。

結果的に、ラクとは正反対の「痛み」が生まれてしまうのです。

力を抜いた立ち方

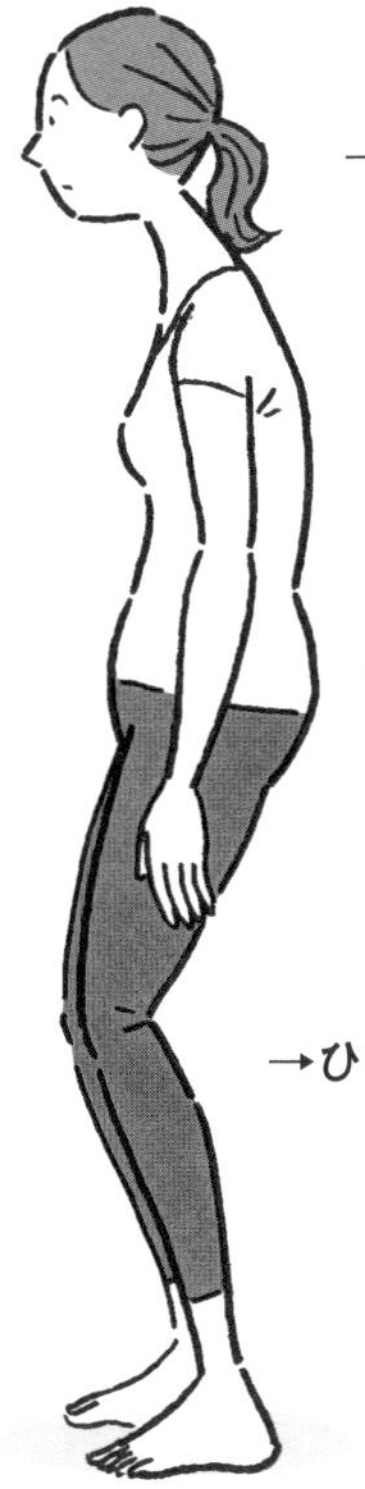

→頭の位置が低く、背すじが丸まっている

→頭の重みが肩・腰・ひざにずっしりかかる

→ひざが曲がっている

上半身の力を抜くほど頭の位置が低くなり、重心が下がって、関節の負担が大きくなります。

座っているときも、歩いているときも、どんなときも同じ

そしてこれは、立っているときだけの話ではないのです。座っているときも、歩いているときも、どんなときにも、重い頭の呪縛からは解放されません。

人によって痛い場所や痛みの度合いが違うのは、姿勢をふくめ、日常の動作の中での頭の支え方の違いがあるからです。

もし体のこりや痛みを感じたら、あごの角度を変えたり、背中を伸ばしたりして、頭の支え方を変えてみてください。

少し意識するだけでも、ラクになる実感を得られます。

これさえ知っていれば、どんなときも安心！

痛みが消える動作・心・得

心得1 疲れたら伸ばす、ゆらす

筋肉は疲れると硬くなり、血行が悪くなってこりや痛みを生みます。「伸ばす」「ゆらす」は血の巡りをよくして、痛くなる前の「疲れ」をとるのにとても効果的な動作です。

例 車の運転中、赤信号で止まる↓腰を左右にゆらす

心得2 痛くなる前に体勢を変える

同じ姿勢や動作をとり続けると、特定の部位に負担がかかってこりや痛みが生じます。疲れてきたら、ラクに感じる動作に変換することが肝心です。

例 背すじをまっすぐにして座る↓頬づえをつく↓脱力する↓背もたれを使い深く座る

心得3 痛みを感じたら頭を高くする

体のどこかにこりや痛みを感じたら、すぐに頭を高くしてみましょう。頭の重みを上に逃がして、体にかかる負担を軽減できます。

例
歩いているうちにひざが痛くなる↓頭の位置を高くすると、重みを上半身で支えられる（ひざへの負担が減る）

心得4 ラクな重心の位置を探る

痛みの強いところには、頭の重みが負担としてかかっています。重心を前後左右にさぐるように移して、痛みを感じない位置を見つけます。

例
腰の右側が痛い↓左足に重心をかけて立つ↓疲れてきたら、またラクな重心に移す

心得5 お腹を凹ませて体幹で支える

お腹を意識的に凹ませると、頭を体幹で支えられます。頭を前に傾けないとできない動作でも、お腹を使えば、関節を守ることができます。

例
何も意識せず顔を洗う↓お腹を凹ませて顔を洗う

心得6 支点を増やす

重い頭を支えるために、体を支えるところが増えるほど負担を小さくできます。具体的には、手をつく、杖をつく、お腹をつける、などがあります。

例
靴をはくとき、腰を曲げて中腰ではく↓壁にお尻をつけてはく

長時間のデスクワークに要注意

首・肩痛の原因と対策

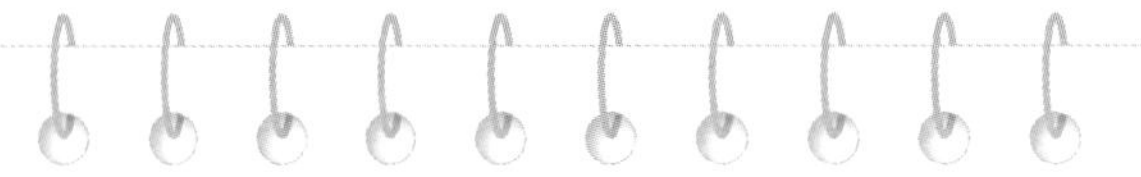

【おもな原因】

腕を前に出して作業する時間が長い
例）長時間のデスクワーク、スマホ操作など

【症状】

首・肩～背中のこりや痛み、
眼精疲労、頭痛、吐き気

【特徴】

血の巡りをよくするとラクになる

【おすすめの対策】

支点を増やす→60ページ

伸ばす→67ページ

頭の位置を高くする→93ページ

座るときの意識だけで違う！

肩こりは、腕を前に出して作業する時間が長い人に多いという特徴があります。腕を前に出すと、どうしても頭が前に傾きやすいからです。必ずしも猫背というわけではなく、とくに姿勢が悪いわけではない場合も多いので、姿勢と肩こりの関係を自覚しにくい傾向があります。ですから、座るときに頭を上手に支える意識をもつだけで、肩こりは格段によくなるはずです。

肩関節は複雑なつくり

肩関節は、腕の骨、肩甲骨、鎖骨の3つの骨が、回りの筋肉や靭帯で支えられています。他の関節より複雑で不安定な構造のため、大きく動

ダイニングチェアの座り方

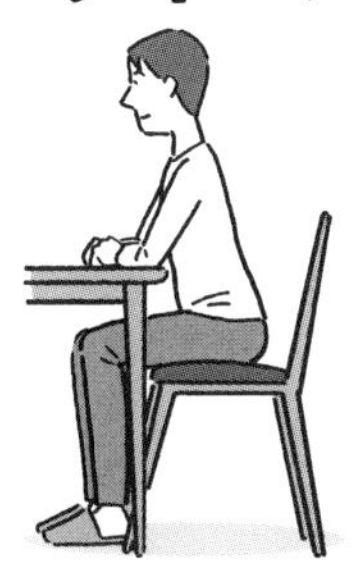

- 背もたれが木など硬い素材が多いので、体重をかけてよりかからない
- 腕をテーブルについて上半身を支える
- 背すじは伸ばすより、まっすぐにする感覚で
- 深く座るか、浅めに座るかは、そのときラクに感じる座り方でOK

ソファの座り方

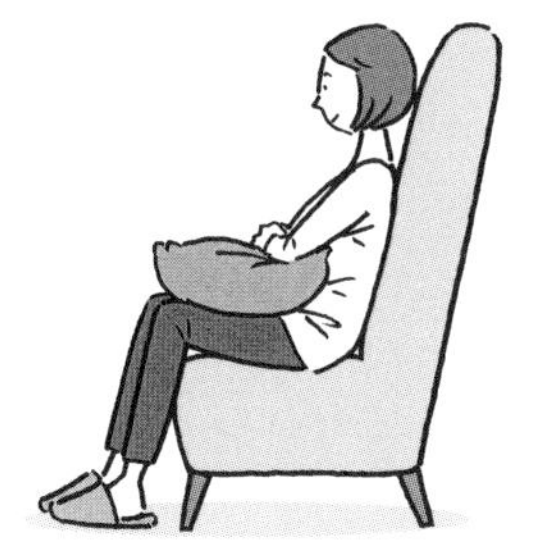

- 太ももの上にクッションを置き、その上に腕をのせて頭を支える
- ソファの形によっては足をソファに乗せてしまう
- 背もたれが高く、頭まで支えるタイプがベター

オフィスチェアの座り方

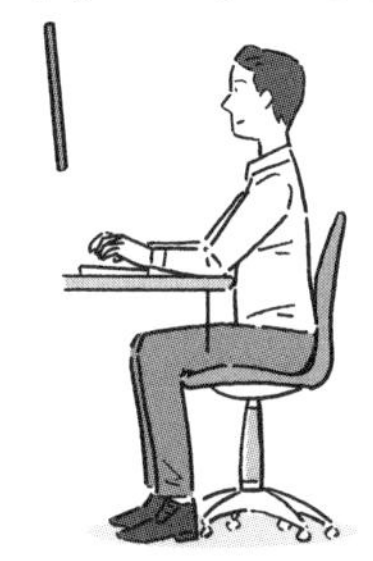

- 足裏に体重をかけ、脚でも頭を支える。ときどき体を大きく前か後ろに倒す
- パソコン画面は、正面か少し上がベター
- 脇を締めて、腕は体の近くに

かすことができる半面、偏った動作ではこりが生じやすいのです。

首こり、四十肩・五十肩は？

肩こりが首からきていることもあります。首はできるだけ同じ角度で固定せず、こりを感じたらすぐにあごを前に出したり引いたりと、首がラクに感じる角度に調整してみてください。首と肩はつながっているので、肩こりの予防にもなります。

四十肩・五十肩については、症状が一生続くことはないので、元気を出してください。「痛くてもがんばって動かすべき」という考え方もありますが、私は、痛みがつらくない範囲で筋肉をほぐす動作や、首や肩、背中の負担を小さくする動作を行うのがよいと思います。

同じ体勢で固まり続けると危険信号

腰痛の原因と対策

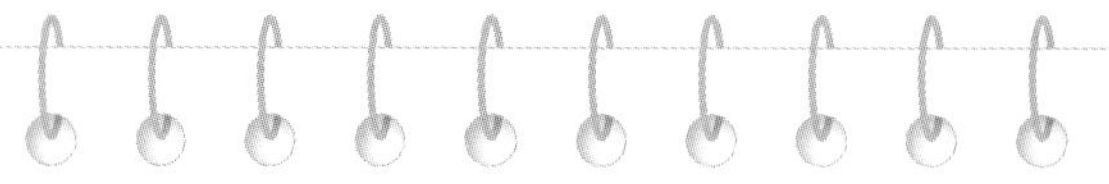

【おもな原因】
同じ姿勢で固定する、
腰に負担のかかる環境や動作の連続
例）体に合わない椅子やキッチン台、介護など

【症状】
だる重い感覚や鈍い痛み、
鋭く強い痛みなど

【特徴】
痛い場所や痛み方が変わることもよくある

【おすすめの対策】
支点を増やす→40ページ

お腹で支える→79ページ

ゆらす→116ページ

腰を治せば首・肩痛やひざ痛がよくなる

腰は人体の要といっても過言ではありません。その証拠に、腰に強い痛みがあると、日常生活はままなりません。

痛みがそこまでひどくはない場合でも、腰に力が入りにくいと、頭を十分に支えきれず、結果的に首こりや肩こりを引き起こしたり、ひざに負担をかけることになります。

腰に痛みがなくても、普段から腰が疲れやすい人は要注意なのです。

腰を丸める動作が危険

腰痛の原因としてもっとも多いのは、私が「丸め腰」と呼んでいる状態で、頭が前に出て腰が丸まった姿

○ 結果的には痛みが出ずラクな座り方

× ラクなようで痛みにつながる座り方

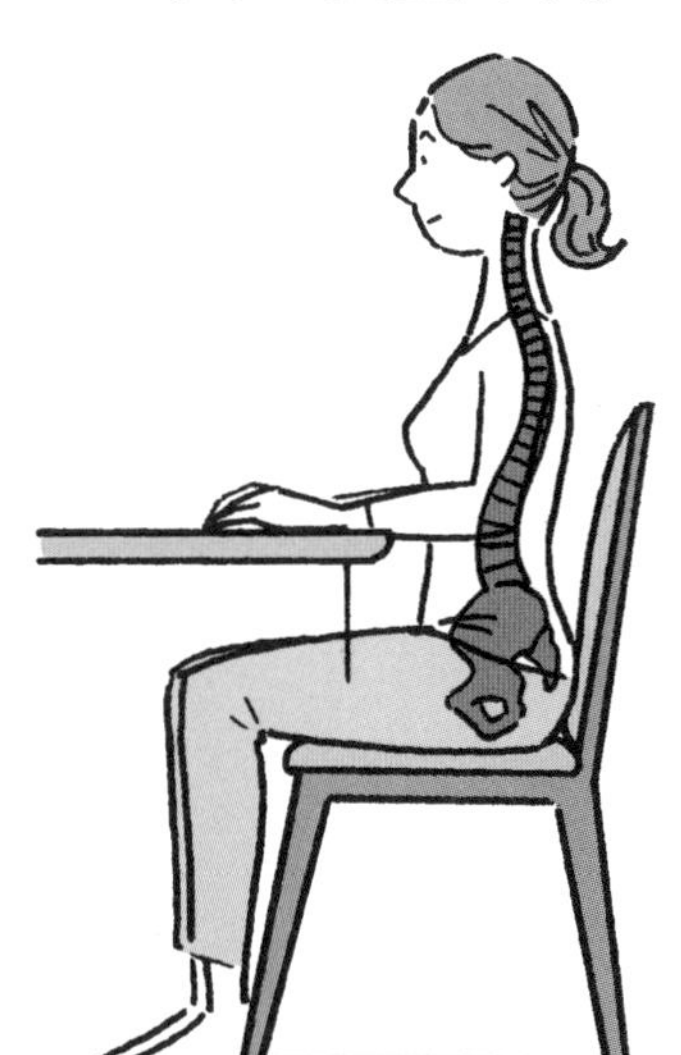

骨盤が立った状態だと、頭を無理なく高い位置で支えることができる。

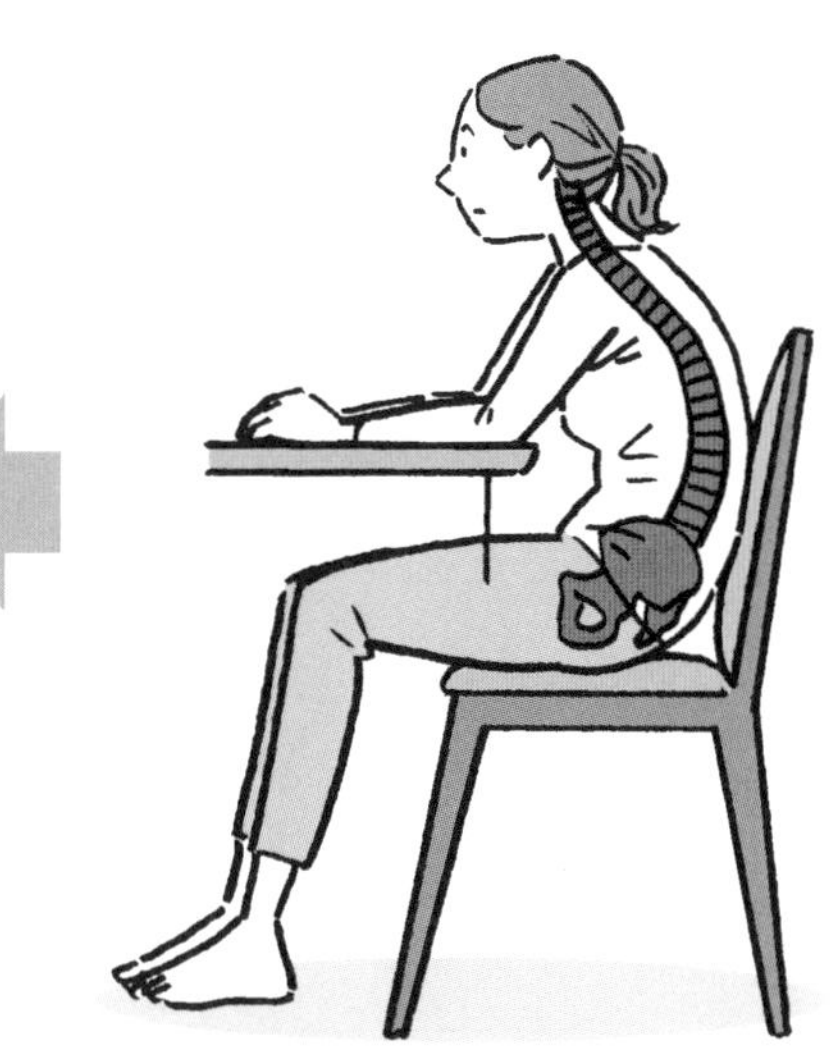

骨盤が後ろに傾くことで背中が丸まり、体の背面に負担をかけている。なお、姿勢を固定しないために、ときどき脱力する動作として行うのはOK。

勢や動作です。ぎっくり腰を起こすのも、たいていが「丸め腰」の動作です。

それとは逆に、腰がそった姿勢や動作による「そり腰」も腰の疲れや痛みを引き起こします。極端に腰がそっている自覚はなくても、胸を前に突き出すだけで腰に痛みが走る人は、そり腰傾向と考えられます。

ラクになる日常動作を積み重ねていこう

腰が痛いと思っていたら、いつの間にかひざが痛くなっていたなど、症状が変わることも珍しくはありません。

大切なのは、その時々の体の声に耳を傾け、痛くない動作、ラクになる動作を積み重ねることです。

上半身の筋力低下が引き金になる

ひざ痛の原因と対策

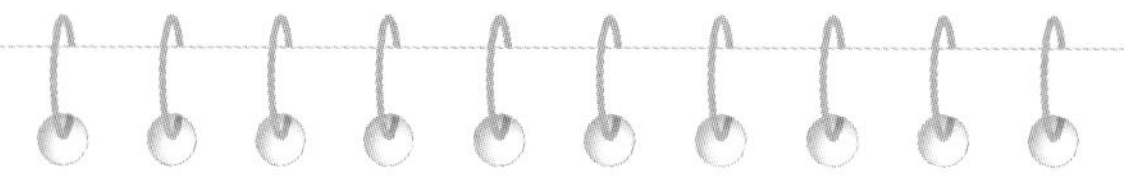

【おもな原因】
上半身の筋力の低下で、
ひざに負担がかかっている
例）40代以降、とくにご年配に多い

【症状】
立つとき、階段の上り下り、
長めに歩いたときに痛くなる

【特徴】
ズキンとした痛みや、
ひざが抜けるように力が入らないこともある

【おすすめの対策】

支点を増やす→80ページ

ひざキック→100ページ

貧乏ゆすり→101ページ

足の力だけではなく、上半身の力を使って歩く

ひざを守るためには、じつは頭を支える上半身の力が必要です。上半身の力が使えるか使えないかでは、歩くときにひざにかかる重みはまったく変わってきます。

たとえば高いところのものを取るなど、手を上に伸ばす動作では、背中とお腹の筋肉を両方使って上半身を大きく伸ばす必要があります。ところが普段の生活を思い返しても、手を上に伸ばす動作はほとんどありません。そのため気づかないうちに上半身の力は衰えていくのです。

恐ろしいことに、上半身の筋力が低下することは、将来の「転倒」リスクにもつながります。

○ 頭を上半身で支えてひざに重心をのせない

× 上半身の力を抜くとひざに負担が集中

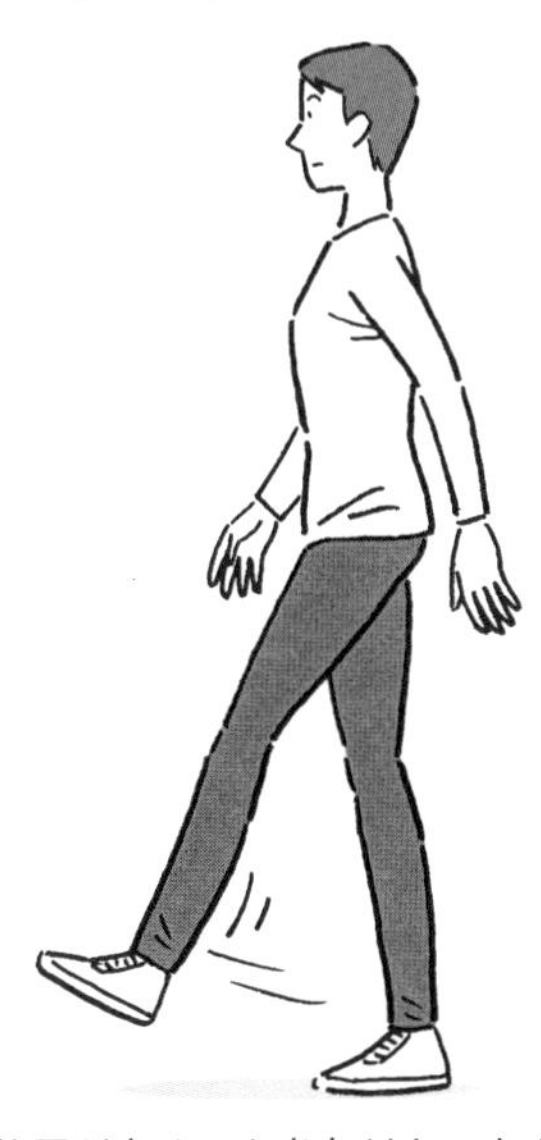

頭の位置が高く、上半身がまっすぐに伸びて腰の位置が高い。重心が高いので体重は上半身と腰で支えて、ひざの負担は少ない。

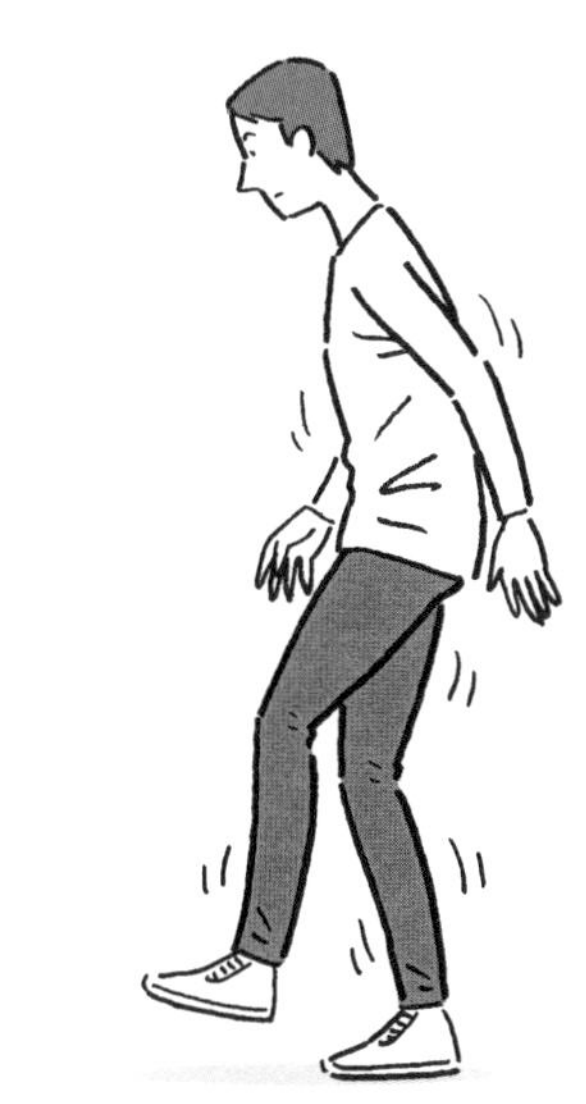

頭の位置が低く、背中が丸まっているせいで腰が落ちている。重心が低く、体重がずっしりとひざにかかっている。

頭と腰が落ちてくると、歩くときに足を大きく前に出しにくく、ぐらつきます。そうすると怖いので、前足をすぐつき、歩幅が小さくなり、足の筋力が低下します。ご老人特有の「ひざが曲がったまま歩く小さな歩幅のすり足」には、このような流れでなっていくのです。

転倒リスクを回避

すり足になると小さな段差でもつまずいて転びやすくなりますので、上半身を上手に使いながらひざの負担を小さくする動作を心がけてください。

何もしなければ上半身の力は衰えていくばかりなので、日常動作で意識することがとても大切です。

ガマンしないで、使えるものは何でも使おう！

激痛対策SOSグッズ

タオル

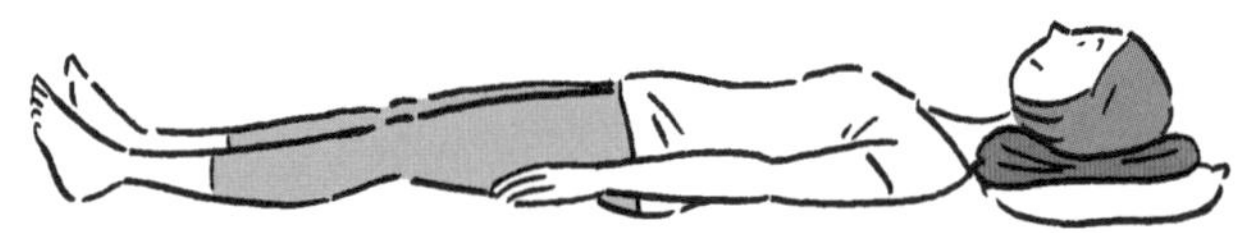

寝起きに首や肩にこりを感じる人は、首の後ろのすき間を埋めるなど、タオルで枕の高さを調整してみましょう。腰やひざが痛い場合も、たたんだタオルを腰の下、足首の下などに敷いて寝てみてください。

傘、フローリングワイパー

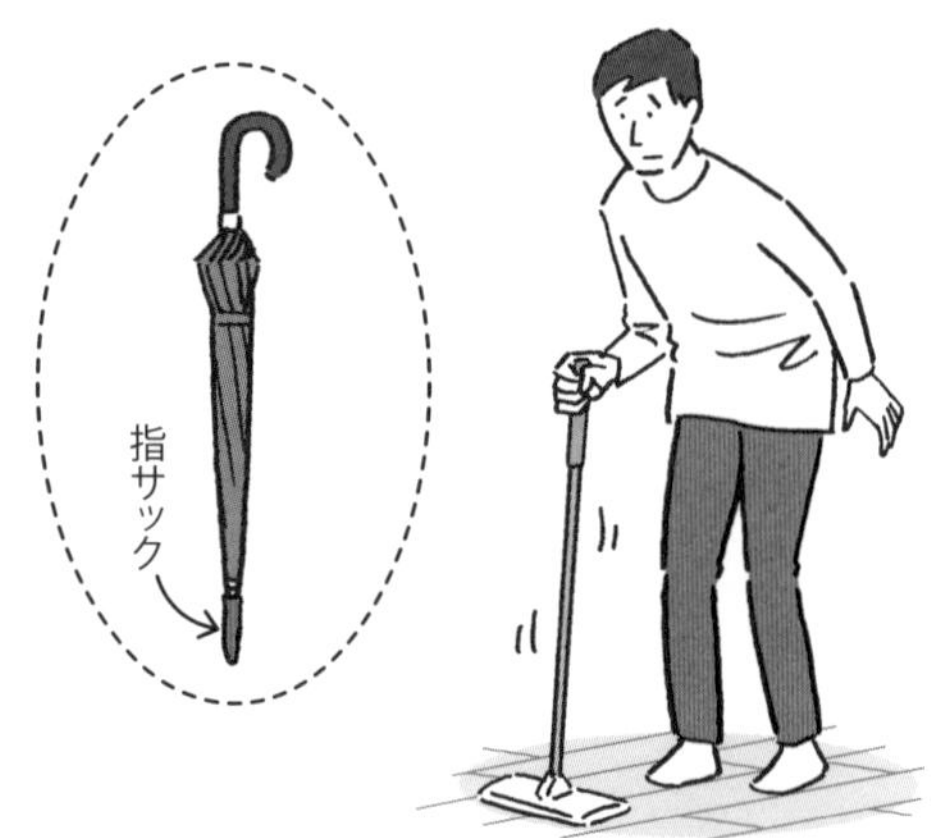
指サック

痛みがつらいとき、家の中で歩くときや立ち上がるのに、杖代わりに使えます。体重をかけすぎるとすべりやすく、本体が折れる可能性があるのでご注意ください。傘の先端にSサイズの指サックを二重にはめるとすべりにくく、室内の床の傷防止にもなります。

腰痛用コルセット

患部を固定することで、着用している間は痛みがかなりラクになります。腰の痛みで日常生活に支障があるときや、腰に負担がかかる動作のときに使うといいです。惰性で使い続けていると、体幹の筋力が低下して再発しやすくなるので、必要なときだけ使うようにしてください。

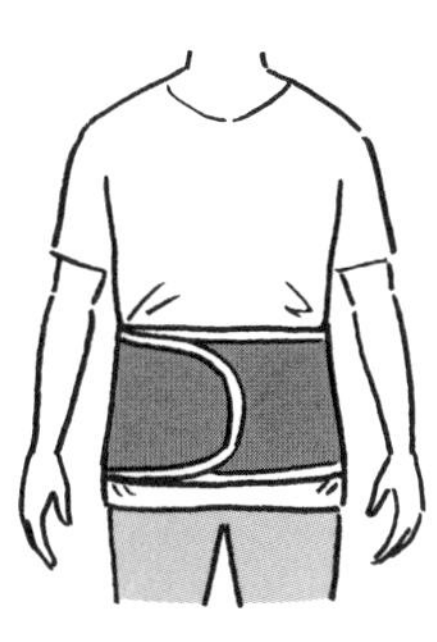

リュックサック

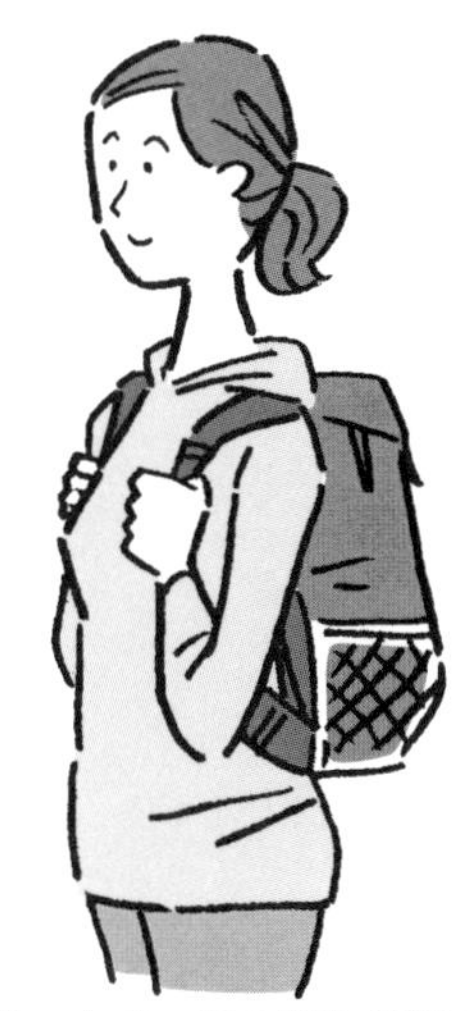

荷物を持つとき、腰の痛みが強いならキャスターバッグがベターですが、リュックサックも重心が安定してラクに持てます。荷物は極力体に密着させて、高い位置で持つのがポイントです。

杖

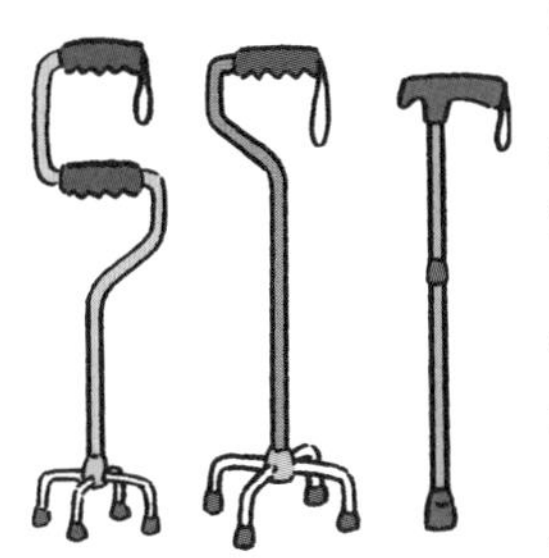

「杖はお年寄りっぽくてイヤ」と言う人もいますが、痛みがあるときは気にせずに使いたいです。杖を使ってひざや腰をいたわる動作を心がけるうちに、杖が必要なくなることもあります。

マリンシューズ、すべり止めつき靴下

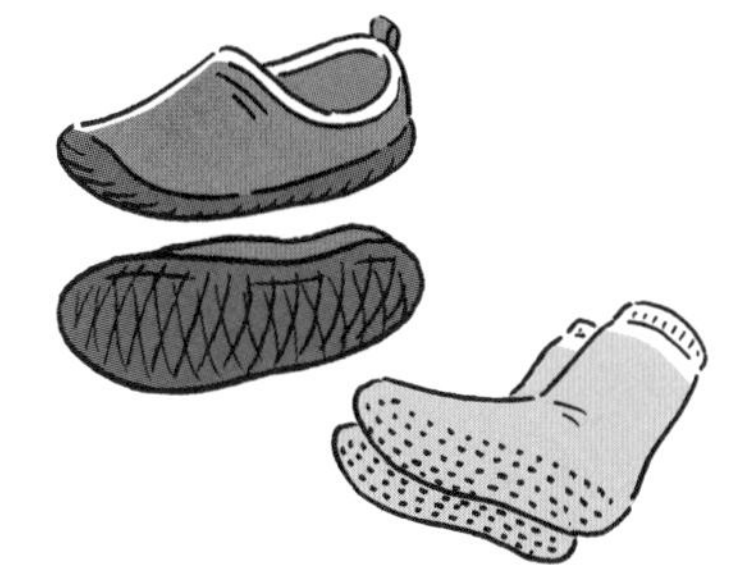

育児や介護など、負担がかかる動作が多い場合は、ルームシューズではなく足裏がギザギザでゴム製のマリンシューズを使うことをおすすめします。すべり止めつき靴下も有効です。

＼ STOP! ／

スリッパ、靴下

畳やフローリングの部屋の場合、スリッパや靴下は思いのほかすべりやすくて、じつはよくありません。足の指に力が入らず、無意識のうちに足もとが不安定になるため、じわじわと負担がかかります。使用をやめるだけで腰やひざの痛みがなくなる可能性もあります。

頭の重みを実感しよう

もしあなたの体が魚肉ソーセージでできていたら⁉

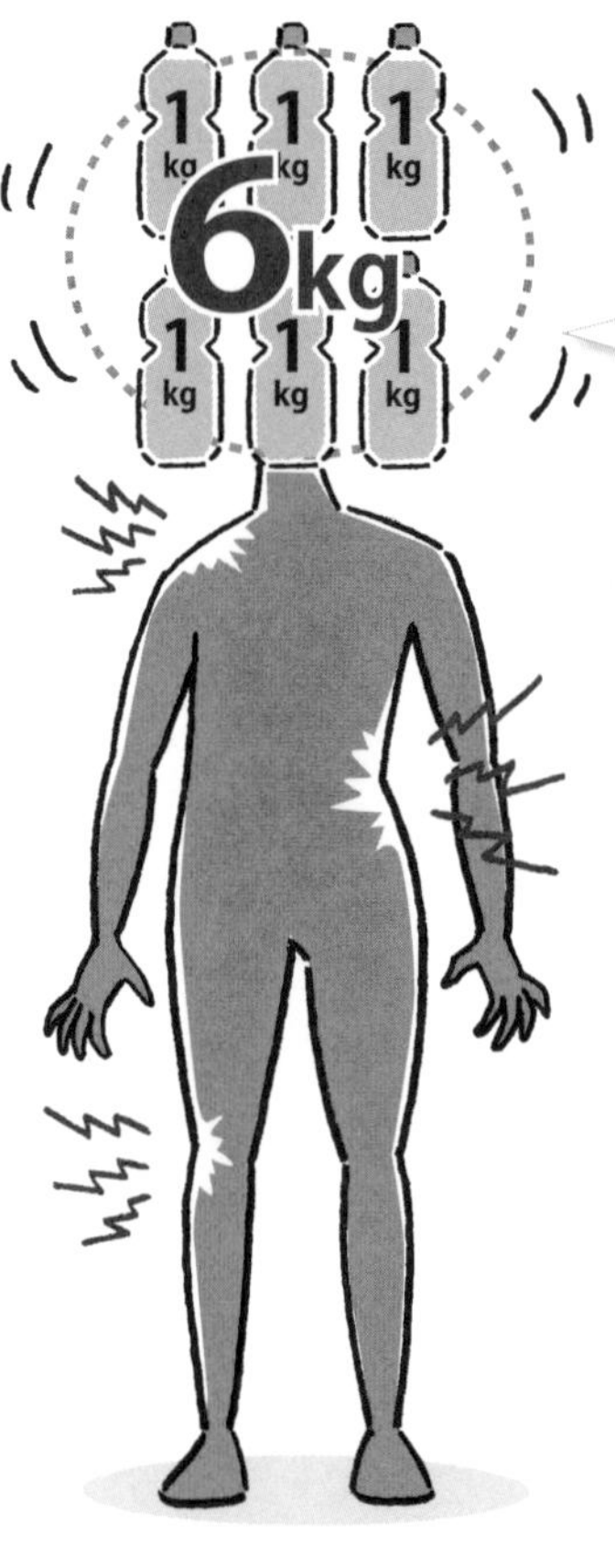
1kg
6kg
頭は約6kg！
負担が集中したところが
悲鳴をあげる！

全身でバランスをとれたら、どこも痛くならない

ここでは、頭の重みが実際にどのように体に負担をかけるのか見ていきましょう。「なぜ魚肉ソーセージ？」と思われるかもしれませんが、いちばんイメージしやすいので、どうかおつきあいください。

人の頭は約6kgもあり、とても重いです。しかし、全身でバランスをとって上手に支えられたら、特定の部位に負担が集中することなく、どこも痛くなりません。

では、頭が前に出るとどうでしょ

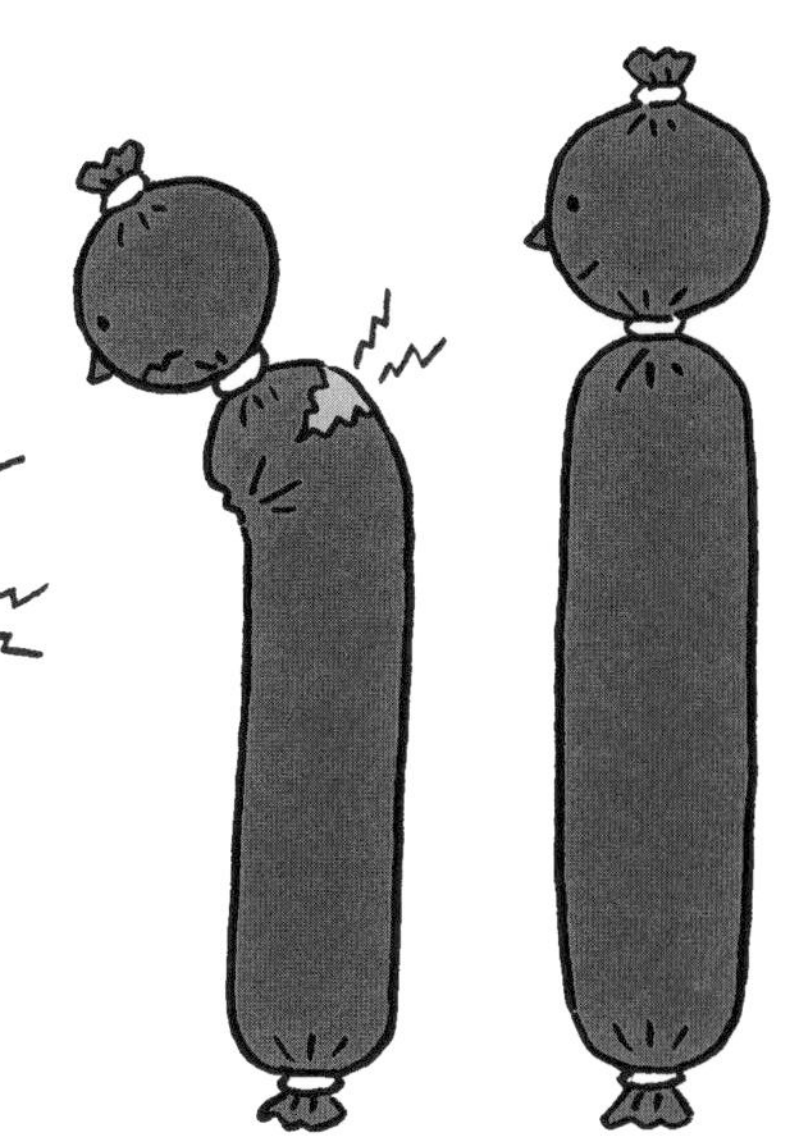
頭を全身で
上手に
支えているから
疲れない
首が前に
出ていると、
首～肩が
ビリビリ!
頭が前に
出ていると、
肩～背中が
ビリビリ!
腰を
丸めていると、
背中～腰が
ビリビリ!

う？　実際の人間は、頭が落ちたり、体がちぎれたりしませんが、もし魚肉ソーセージだったら、「頭が前に出る→ちぎれてしまう」という物理的な負荷がかかります。

負担をなくせば、痛みが消える

幸いにも人の体は魚肉ソーセージほど弱くはないです。でも考えてみてください。たとえ強靭なワイヤーでも、重量という負担がかかり続ければ、いつかは切れてしまいます。

そうならないために、疲れる前に頭を支えなおし、ラクな動作を取り入れることを心がけてください。負担をなくすことで、体の痛みは消えるのです。

イラストでわかる
肩・腰・ひざの痛みが消える
日常動作大図鑑

Contents

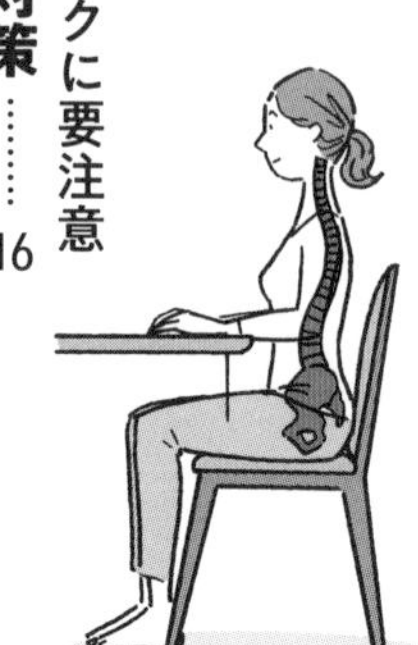

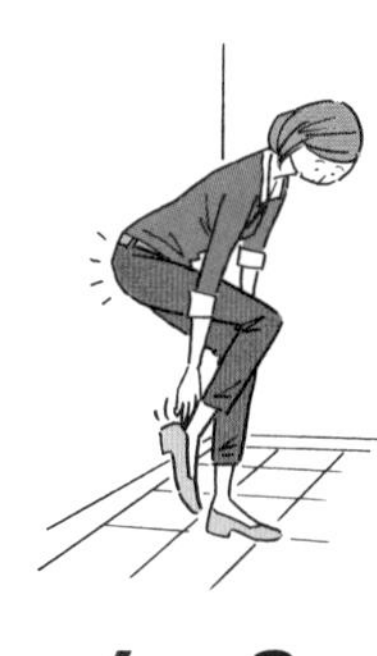

第2章 痛みが消える家事の日常動作

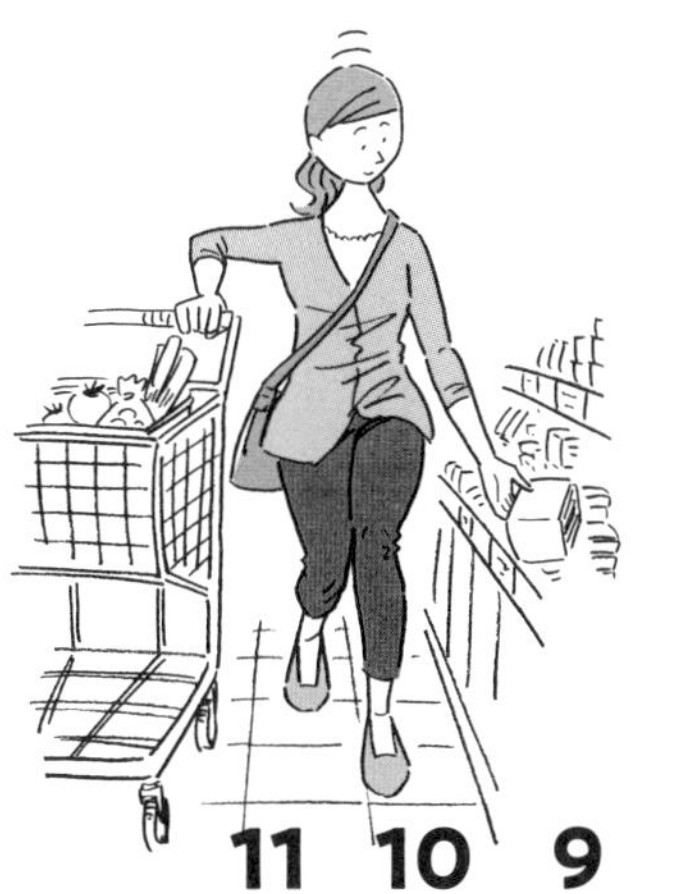

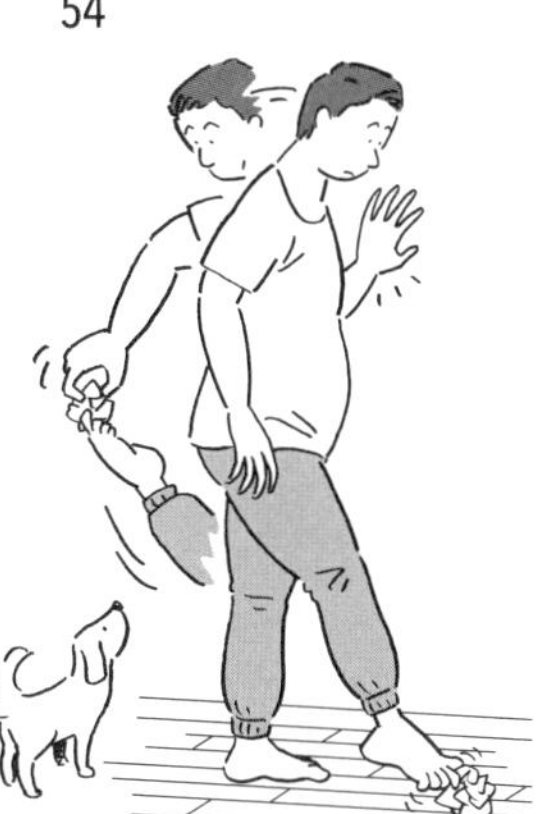

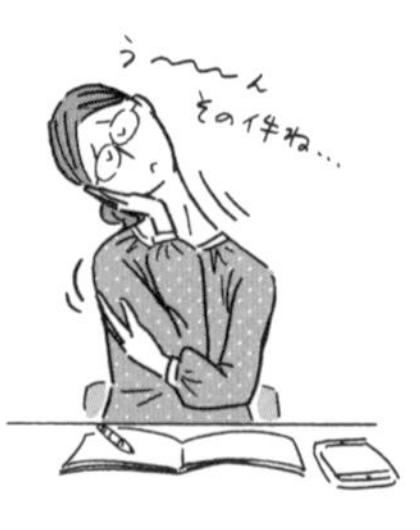
う〜〜〜ん
その件ね…

第3章 痛みが消える 仕事の日常動作

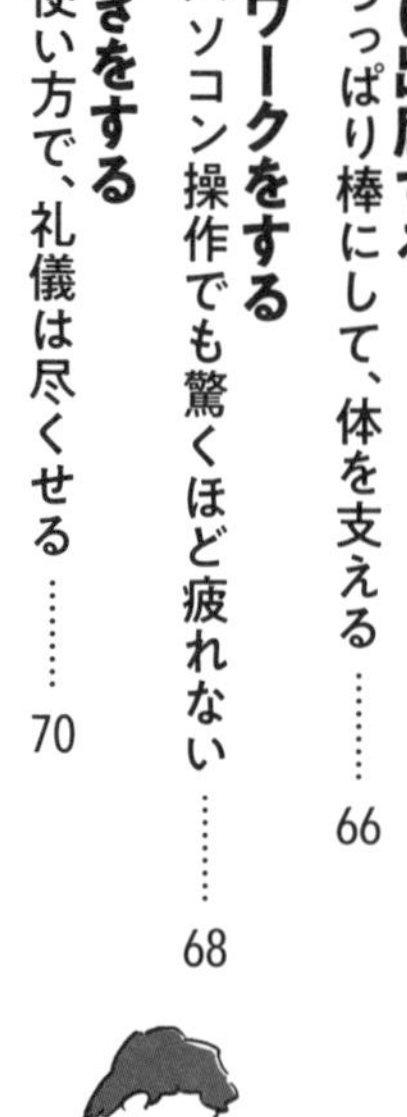

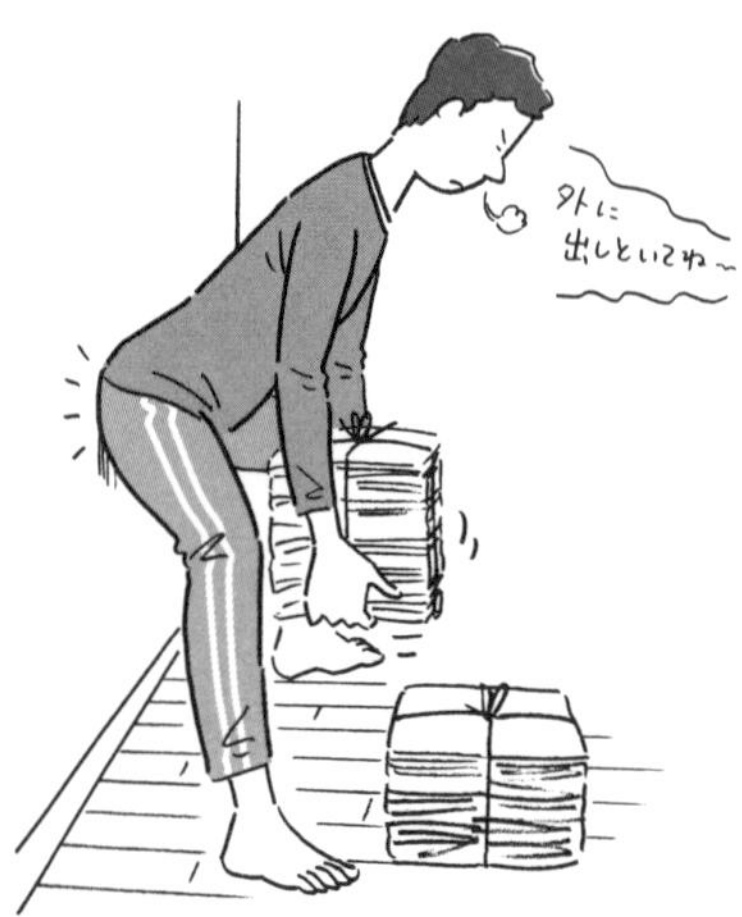
外に
出しといてね〜

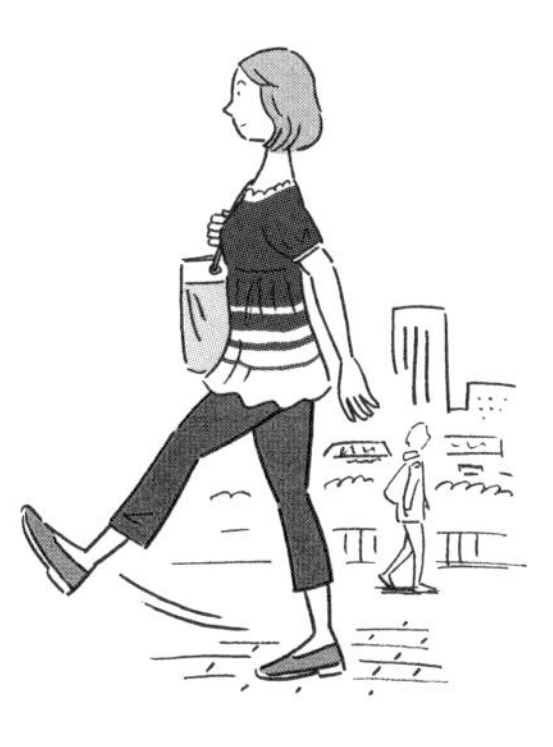

第4章 痛みが消える移動の日常動作

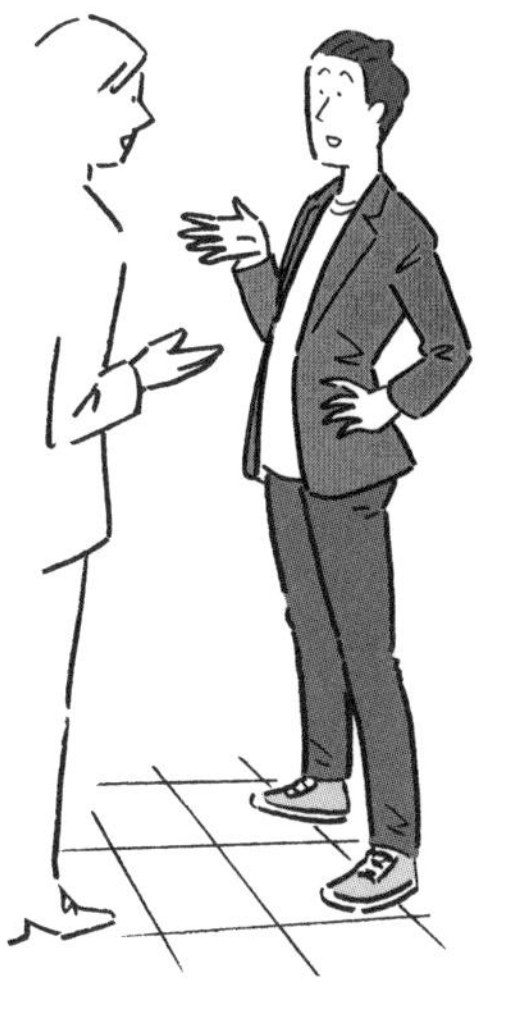

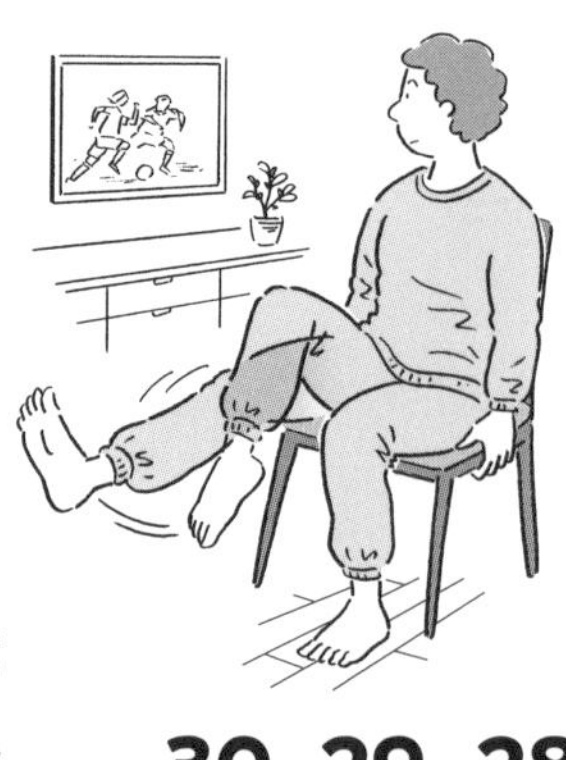

第5章 痛みが消えるリラックスタイムの日常動作

第6章 痛みが消える寝るとき、起きるときの日常動作

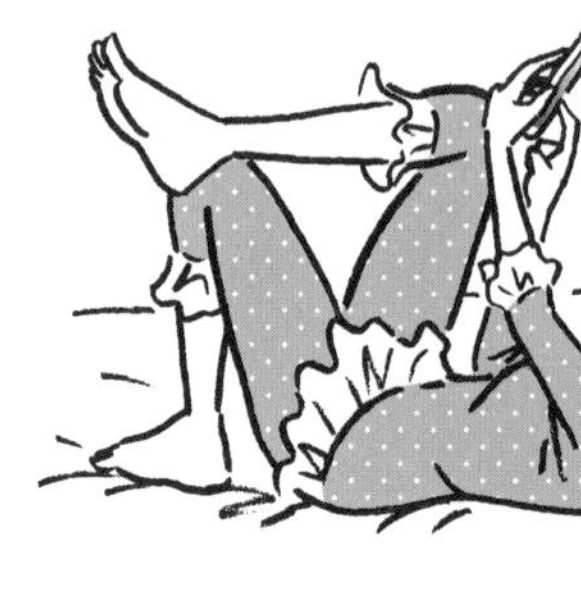

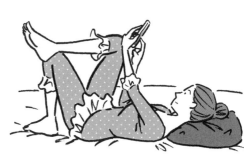

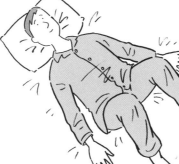

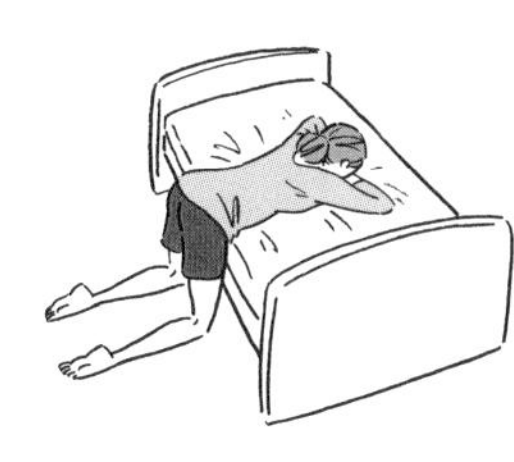

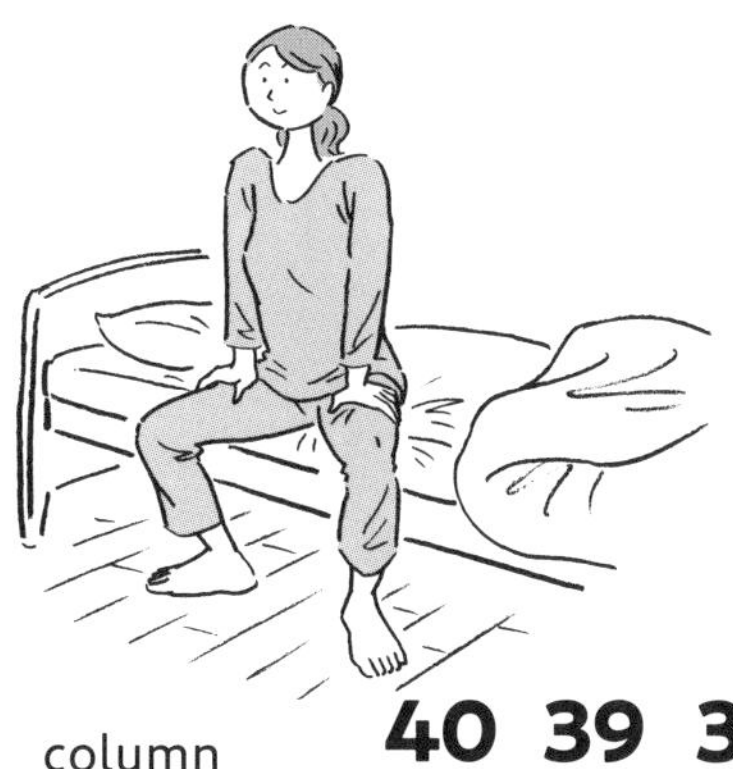

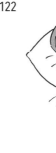

本書の動作の選び方・行い方

首・肩　腰　ひざ

- 本書の動作は「首・肩」「腰」「ひざ」の痛みのある部位ごとに、3つに分かれています。
- 該当する部位が赤くなっています。

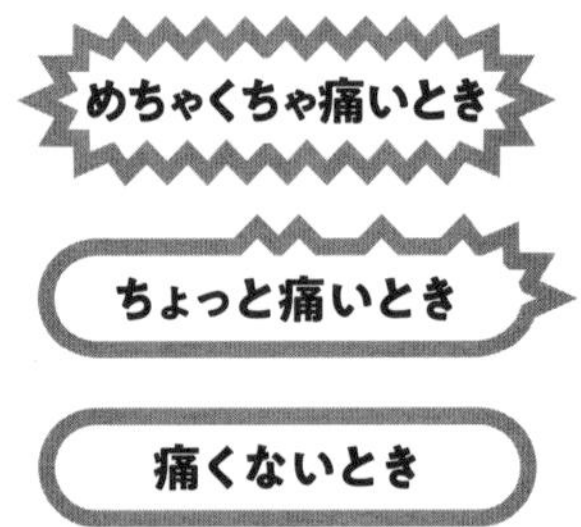
めちゃくちゃ痛いとき
ちょっと痛いとき
痛くないとき

- 痛みの度合い別におすすめの動作を提案していますが、絶対的なものではありません。痛みがラクになる動作、気持ちいいと感じる動作を選んでください。
- 時間や回数に決まりはありません。ラクに感じなければ行わなくていいし、気持ちがよければ積極的に行うことをおすすめします。
- １日のなかで、痛みやこりを感じやすい状況をピックアップしています。ご自分に痛みが起こりやすい状況から優先してお試しください。

ご注意

- **生理的にイヤな感覚がある、痛みが増すと感じるなどの動作は行わない**ようにしてください。
- 行う環境や体型、痛みの程度も人によりますから、本の通りにできなくても大丈夫です。大切なのは、本と同じ動作をすることではなく、「痛みを感じずに動作すること」です。
- 安静、または本書の動作を行っていても痛みがよくならない場合は、痛みの原因が内科的な疾患の可能性もあります。すみやかに医師にご相談ください。

第1章

痛みが消える
朝
の日常動作

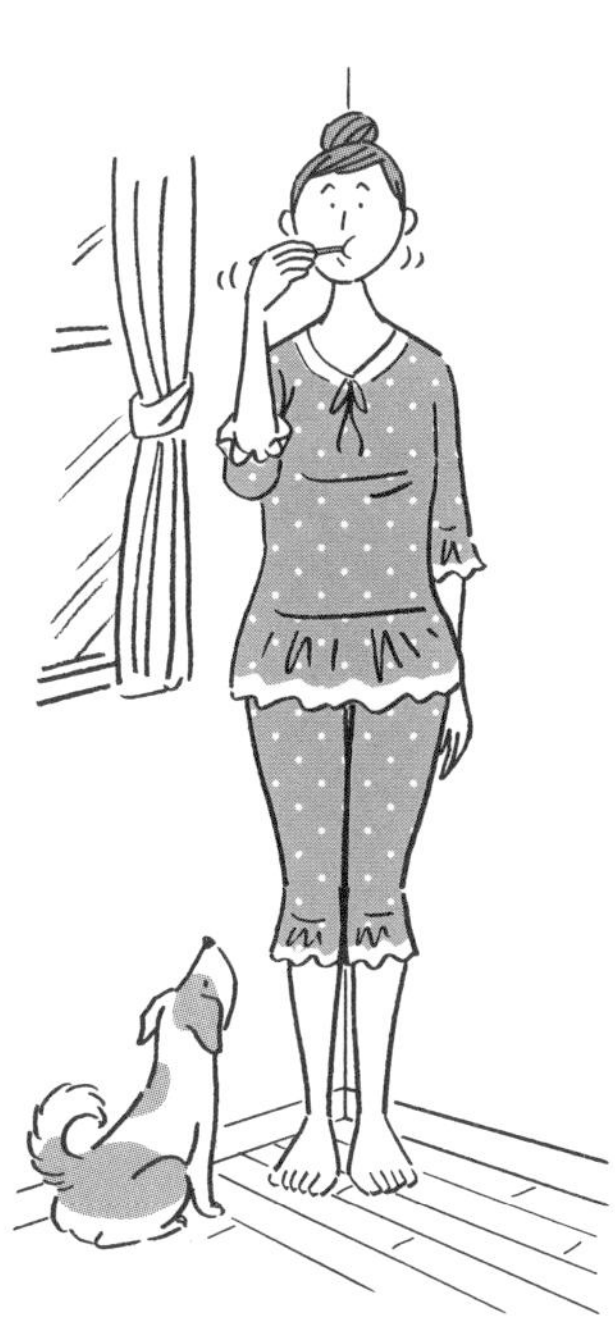

痛みが消える
日常動作
1

顔を洗う

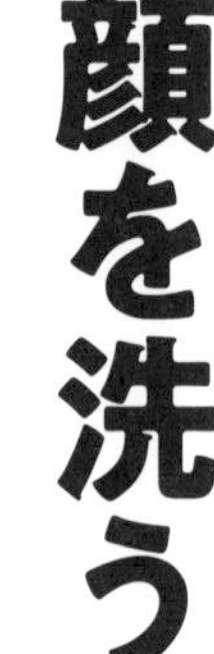

首・肩　腰　ひざ

めちゃくちゃ痛いとき

横向きに立ち、
腰のつらいほうを
洗面台側に

お腹、腰、脚を
洗面台に
押しつける

片ひじか
両ひじで支えて
顔を洗う

頭を全身で支えれば腰にくる洗顔も大丈夫

痛みが消えるポイント

洗面台に全体重をかけるイメージで

腰の痛みが強いときは、無理しない程度に洗面台に密着して体重をかけてみてください。

重たい頭をひじをついてしっかり支えるのがポイントです。

体格や洗面台の形状などで行いやすいポジションは変わります。イラスト通りに行うことより、痛みを感じない体勢を重視しましょう。

痛みが消えるポイント

キッチンの流し台で洗顔する

一般的に洗面台は低めの位置にあり、腰やひざに負担がかかります。キッチンの流し台のほうが少し高いのでラクです。洗面所での朝シャンをやめたら慢性腰痛が消えた女性もいます。

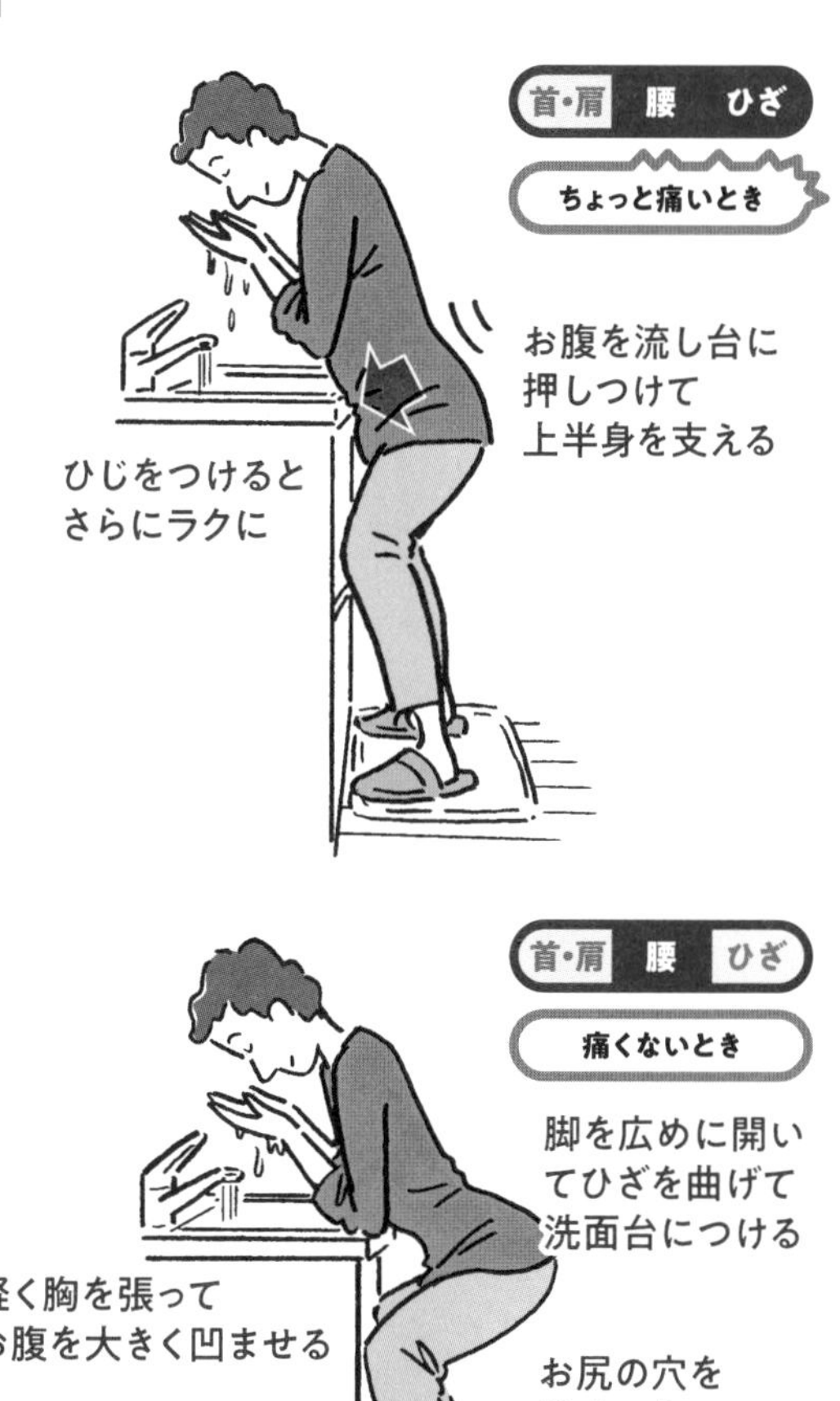
首・肩 腰 ひざ
ちょっと痛いとき
お腹を流し台に押しつけて上半身を支える
ひじをつけるとさらにラクに
首・肩 腰 ひざ
痛くないとき
脚を広めに開いてひざを曲げて洗面台につける
軽く胸を張ってお腹を大きく凹ませる
背中は丸めない
お尻の穴を後ろに向ける

痛みが消えるポイント

洗顔動作で丈夫な足腰をつくる

きついと感じたら無理をせず、ひざを伸ばして強度を下げます。腰を大きく落とすことよりも、最後までお腹を凹ませ続けることが重要です。

洗顔をあきらめてホットタオルで顔をふく選択を

腰の痛みは顔を洗う動作によって再発しがちです。どうしてもつらい場合は、洗顔をあきらめ、電子レンジで温めたホットタオルで顔をふきましょう。

とくにぎっくり腰を起こした当日は、普段通りのルーティンよりも徹底的に腰をいたわることを優先してください。

痛みが非常に強いときは、無理は禁物で安静第一です。

痛みが消える
日常動作
2
歯をみがく

首･肩　腰　ひざ

めちゃくちゃ痛いとき

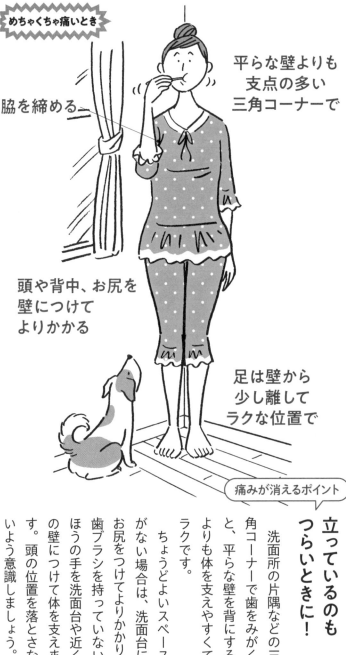

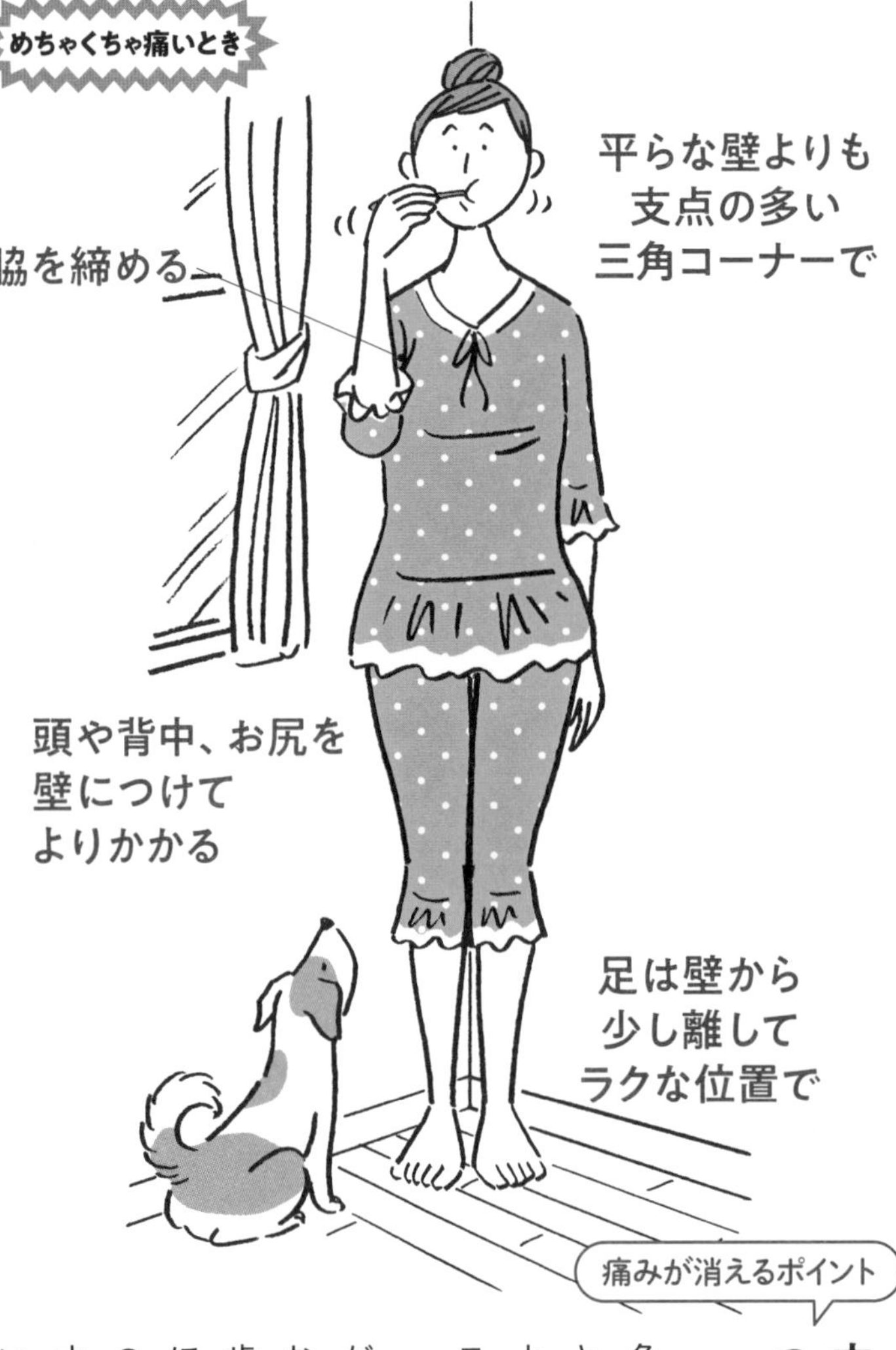
平らな壁よりも
支点の多い
三角コーナーで
脇を締める
頭や背中、お尻を
壁につけて
よりかかる
足は壁から
少し離して
ラクな位置で

壁をフル活用して、頭を支える

痛みが消えるポイント

立っているのもつらいときに！

洗面所の片隅などの三角コーナーで歯をみがくと、平らな壁を背にするよりも体を支えやすくてラクです。

ちょうどよいスペースがない場合は、洗面台にお尻をつけてよりかかり、歯ブラシを持っていないほうの手を洗面台や近くの壁につけて体を支えます。頭の位置を落とさないよう意識しましょう。

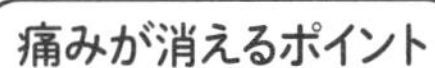

痛みが消えるポイント

頭を壁から離さない

まっすぐに立つとつらく感じる場合は、かかとを壁から離してみてください。このとき、お尻を壁につける、つけないかは、ラクなほうでOK。

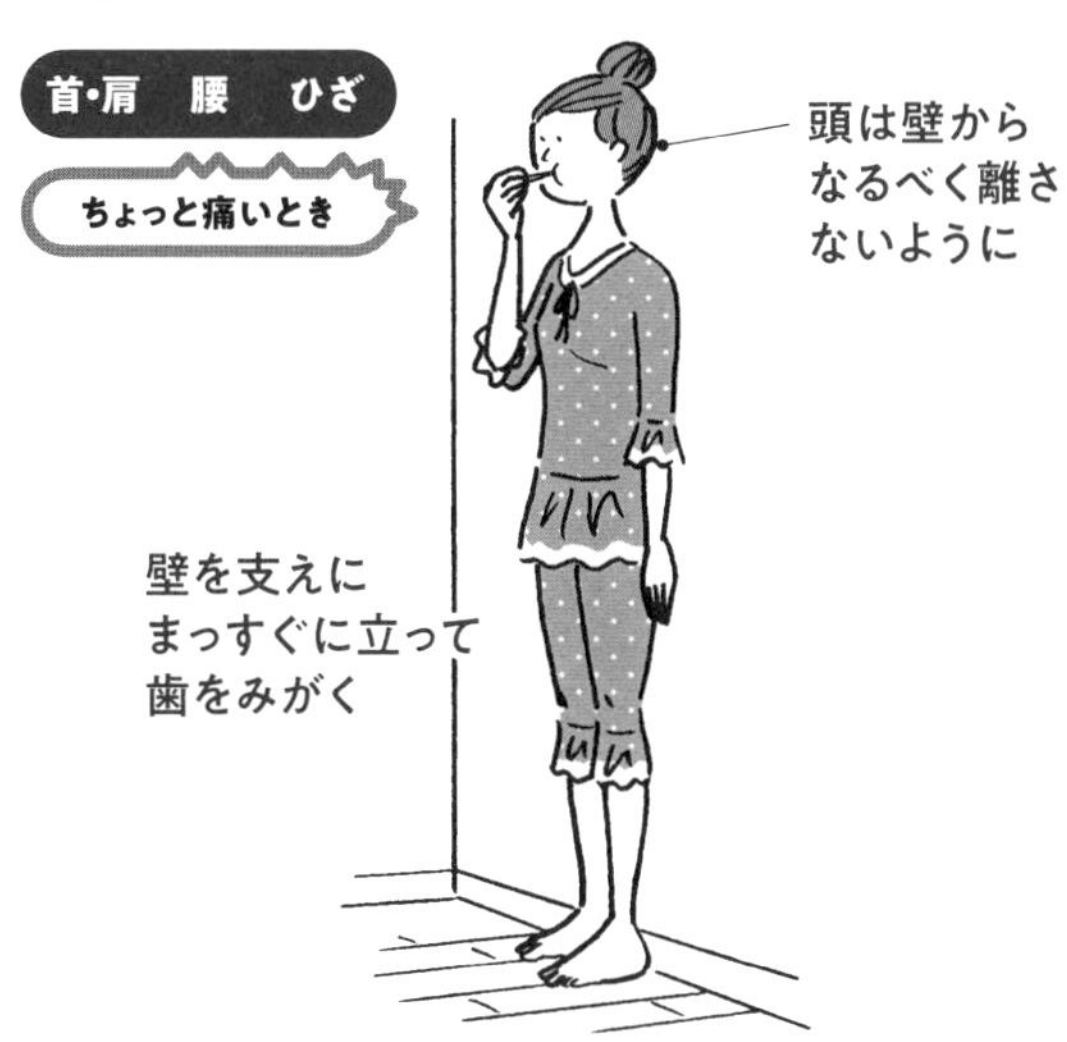
首・肩　腰　ひざ
ちょっと痛いとき
頭は壁からなるべく離さないように
壁を支えにまっすぐに立って歯をみがく

痛みが消えるポイント

猫背やお腹ぽっこりも改善！

日々の習慣にすれば姿勢が改善しお腹も凹みます。疲れ気味ならまっすぐに立つだけでOK！元気なときは思いっきりお腹を凹ませましょう。

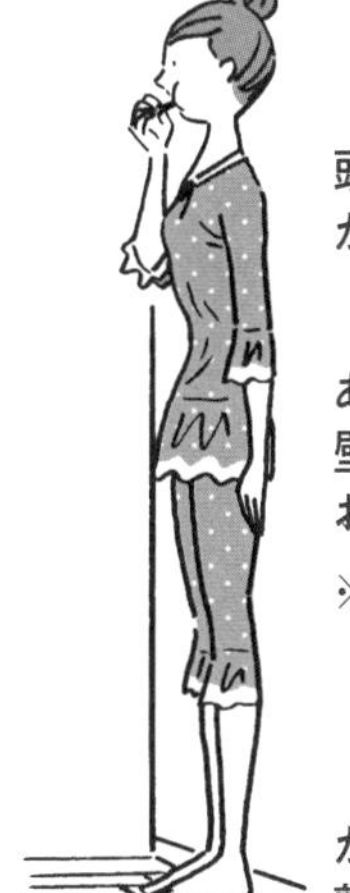
首・肩　腰　ひざ
痛くないとき
頭と肩の後ろ、かかとを壁につける
あいているほうのひじで壁を強く押し、お腹を凹ませる
※左右同様に行う
かかとが壁から離れると効果減

歯みがきタイムを有効に使おう

私も行っていますが、運動を続けられない人におすすめしたいのが、歯みがきタイムを姿勢づくりの時間にあてること。わざわざ運動するよりもずっと続けやすいです。マイペースで、体を壁に押しつけながら歯をみがいていきましょう。

見た目はとても地味ですが、腰痛、肩こり、ひざ痛など、痛みのない若々しい体づくりに間違いなく有効です。

着替える

首・肩　腰　ひざ

めちゃくちゃ痛いとき

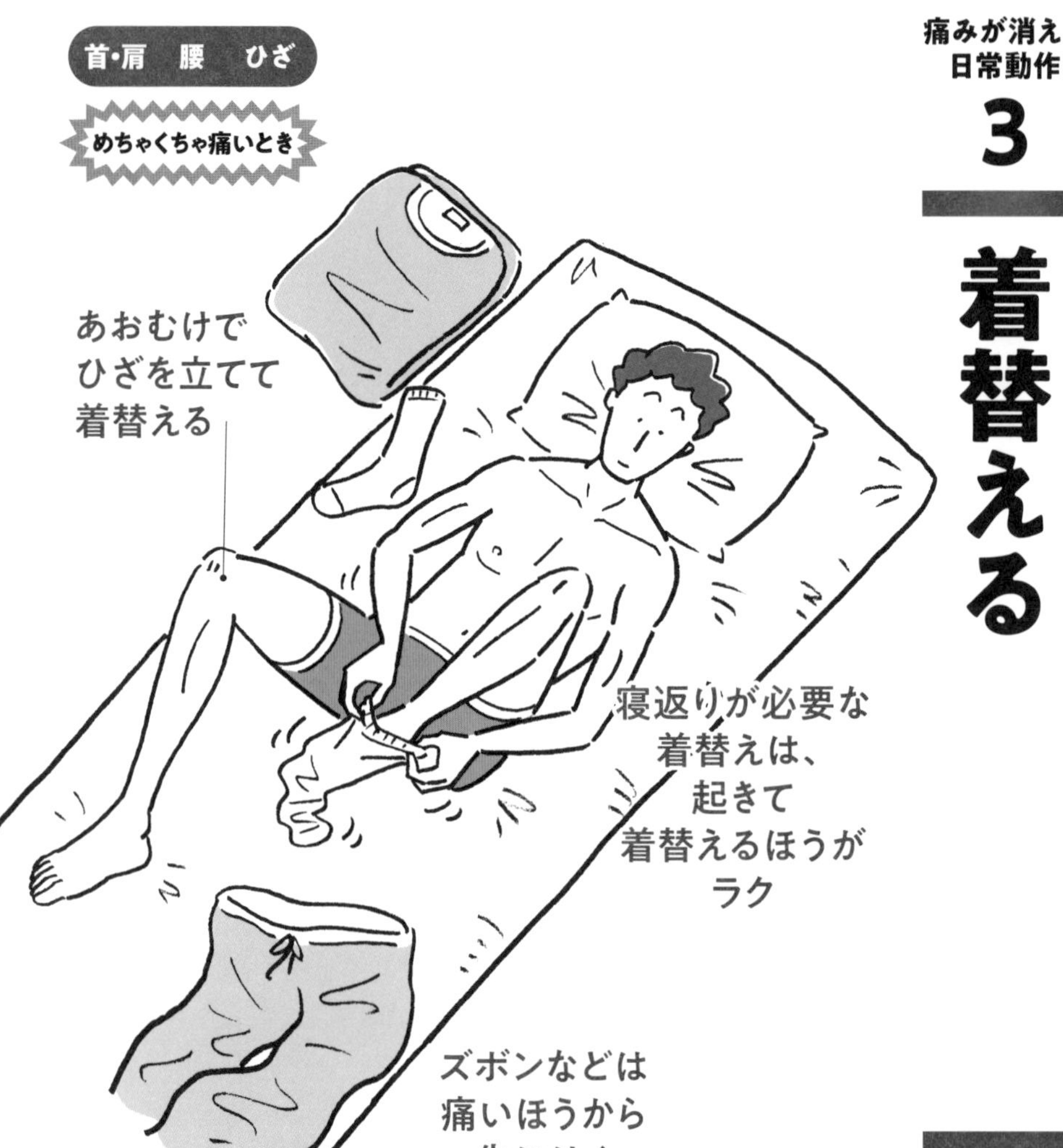
あおむけで
ひざを立てて
着替える
寝返りが必要な
着替えは、
起きて
着替えるほうが
ラク
ズボンなどは
痛いほうから
先にはく

寝たままのほうが、ラクに早くはける

痛みが消えるポイント

靴下をはくのもコワくない

座って、あるいは立って行う着替えは、頭の重みが腰への負担になります。とくに靴下やパンツの着替えは、布団の上で寝て行うほうがラクです。

あおむけの状態がつらい場合は、痛いほうを天井側にして横向きで着替えます。

寝る前、枕元に着替えを用意しておくのもかなり重要なポイントです。

痛みが消えるポイント

壁を使えば着替えもはかどる

壁に頭やお尻をつけているにもかかわらず、片脚で立ったときに痛みを感じる場合は、椅子に座って着替えをするほうがよいです。

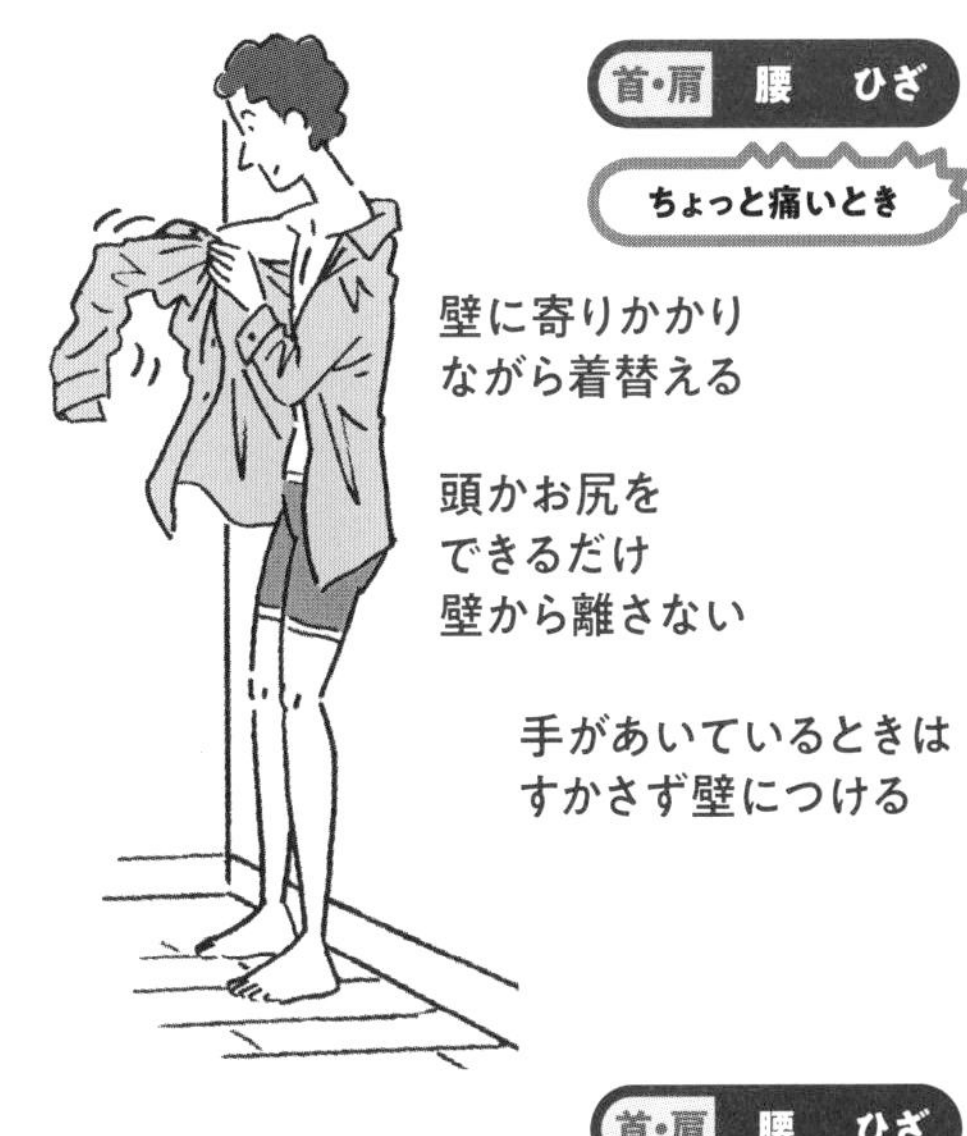
首・肩
腰
ひざ
ちょっと痛いとき
壁に寄りかかりながら着替える
頭かお尻をできるだけ壁から離さない
手があいているときはすかさず壁につける

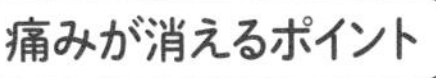
痛みが消えるポイント

背もたれのある椅子を使う

悩ましい靴下やパンツ類は、床に座ってではなく椅子に座ってはくほうがラク。背もたれのない椅子は壁際に置いて、壁を背もたれ代わりに使います。

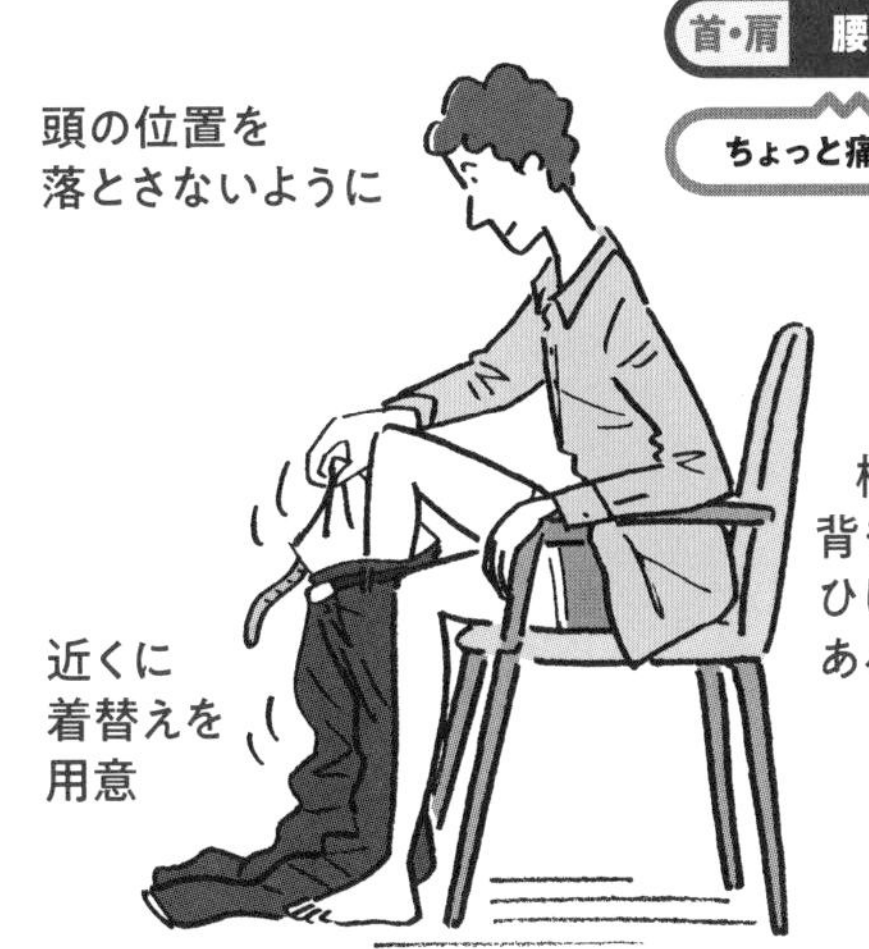
首・肩
腰
ひざ
ちょっと痛いとき
頭の位置を落とさないように
椅子は背もたれやひじ置きのあるものを
近くに着替えを用意

伸縮性のある衣類を選ぼう

私は昔、腰が痛くてパンツをはき替えるのに四苦八苦し、出かける前にぐったりと疲れ果ててしまったことがあります。衣類が伸びるかどうかが1日の始まりを左右するので、腰が痛いときは伸縮性のある衣類を選びましょう。

つらい動作は気力と体力を消耗します。早くよくなるためにも、腰やひざのコンディションに応じた着替え動作を選ぶようにしてください。

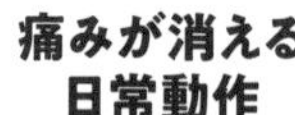
痛みが消える
日常動作

首・肩　腰　ひざ

めちゃくちゃ痛いとき

4 靴をはく

頭や肩を
壁やドアに
押しつけて
支える

体を靴に近づける
のではなく、
足を体に引き寄せる

ドアノブの根元を
しっかりと握る

扉が開いたら
危険なので、
カギをかけて行う

ドアノブや壁を頼れば、かがまずに靴がはける

痛みが消えるポイント

ドアノブを命綱のように握る

腰やひざの状態が悪いと、靴をはこうとしゃがんだが最後、立てなくなることがあるのでご注意を！

つかまるものがない場所でしゃがむ動作はとてもリスキーなのです。

散歩中に犬のうんちを拾った後、どうしても立ち上がれず、知らない人に助けてもらった経験が私にはあります。

痛みが消えるポイント

靴をはく動作は腰やひざに大きな負担

靴をはくときのように、明らかに大きな負担がかかる動作では、腰やひざを守ることをけっして忘れないようにしてください。

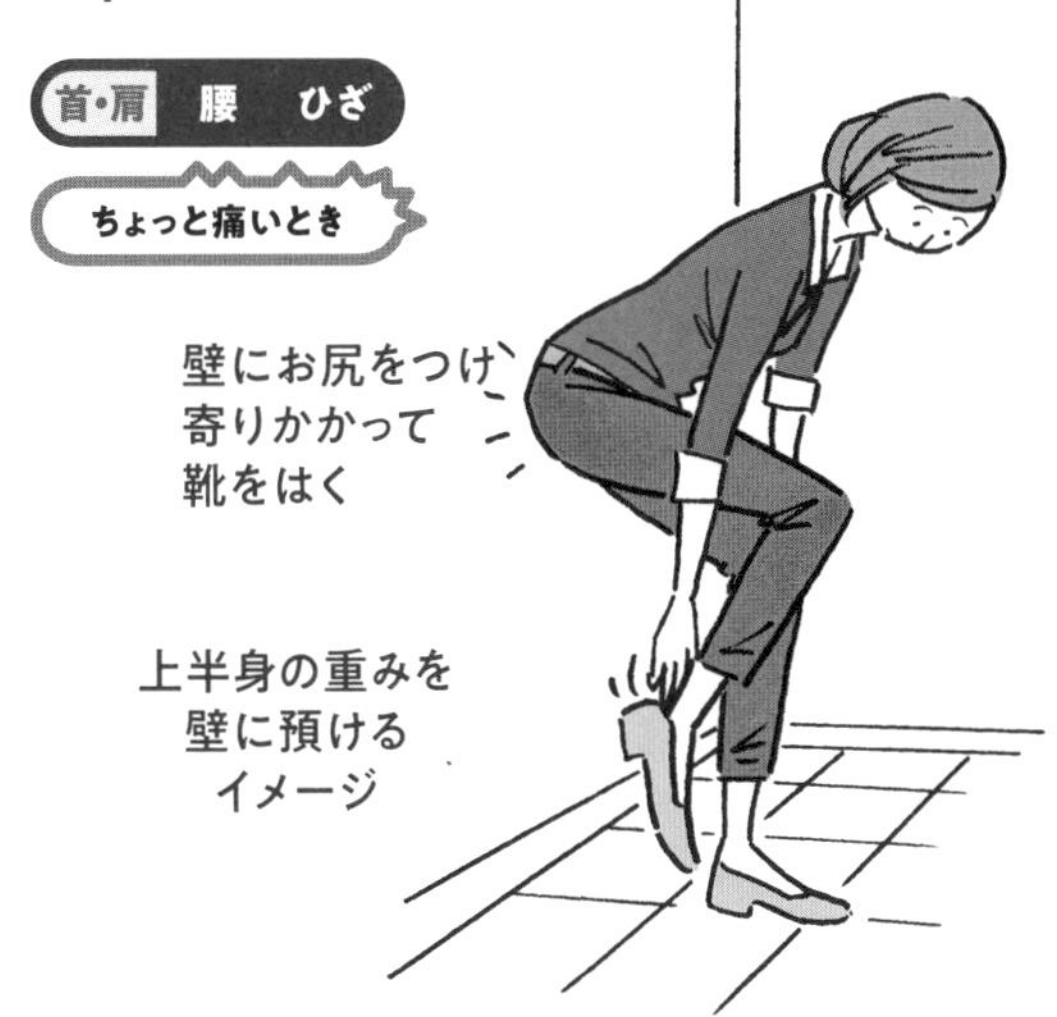
首・肩 腰 ひざ
ちょっと痛いとき
壁にお尻をつけ寄りかかって靴をはく
上半身の重みを壁に預けるイメージ

痛みが消えるポイント

さりげなく手をつく動作が腰やひざを守る

私は痛みがないときでも、靴をはくときは必ず壁などに手をつくか、寄りかかるようにしています。腰痛やひざ痛の予防の効果も非常に高い動作です。

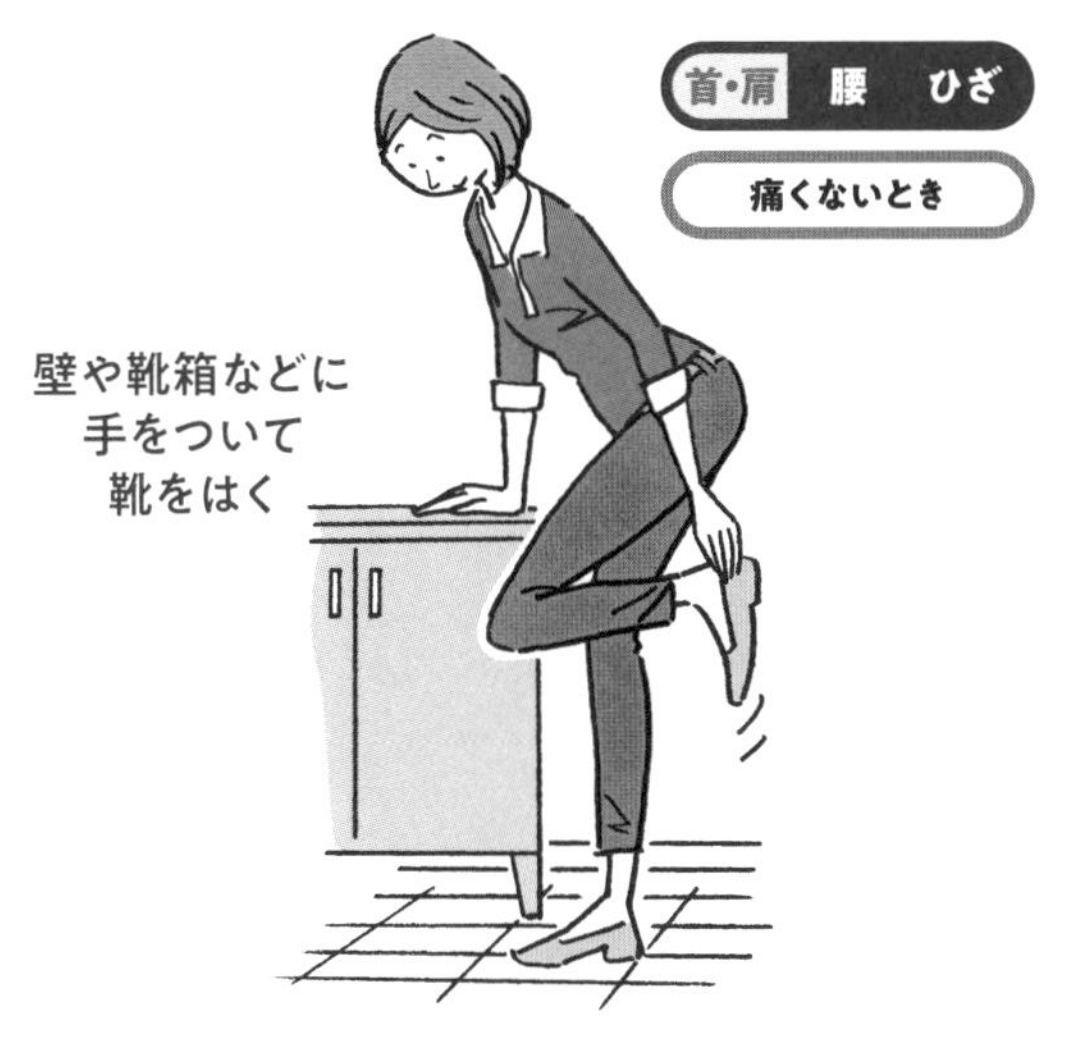
首・肩 腰 ひざ
痛くないとき
壁や靴箱などに手をついて靴をはく

長い靴ベラが便利

腰やひざが痛くなりやすい人は、長い靴ベラを用意しておくことをおすすめします。靴をはく際にラクなだけではありません。靴ベラに靴をひっかけて引き寄せることができ、かがまずに立ったまま靴がはけるのです。100円ショップでも売っていますのでぜひ！

ご高齢の方は、手すりの設置、椅子を置くなど環境を整えることもご検討ください。

column

寝ているときすら危険！“頭の重み”にご用心

「枕が変わると寝付けない」「よく眠れない」という方は少なくないでしょう。

横になると肩や腰、ひざのつらさは激減しますが、枕が合っていないと首に負担をかけることになります。

細い首に約6kgもある頭の重みがかかる形になるのですから、枕のせいで安眠できなくても無理はありません。

枕は頭を支えるものですが、枕を使う目的は首の負担を軽減させるためなのです。

起きたときに首〜肩にこわばりを感じる方は、枕に頭をのせる位置を奥にしたり、手前にしたり、タオルで高さを調整したり、場合によっては枕を外すなどして寝心地を比べてみてください。

寝たときに「首がラク」と感じる、それがあなたにとって最良な枕の使い方になるはずです。寝ているときも上手に頭を支えましょう。

第2章

痛みが消える 家事 の日常動作

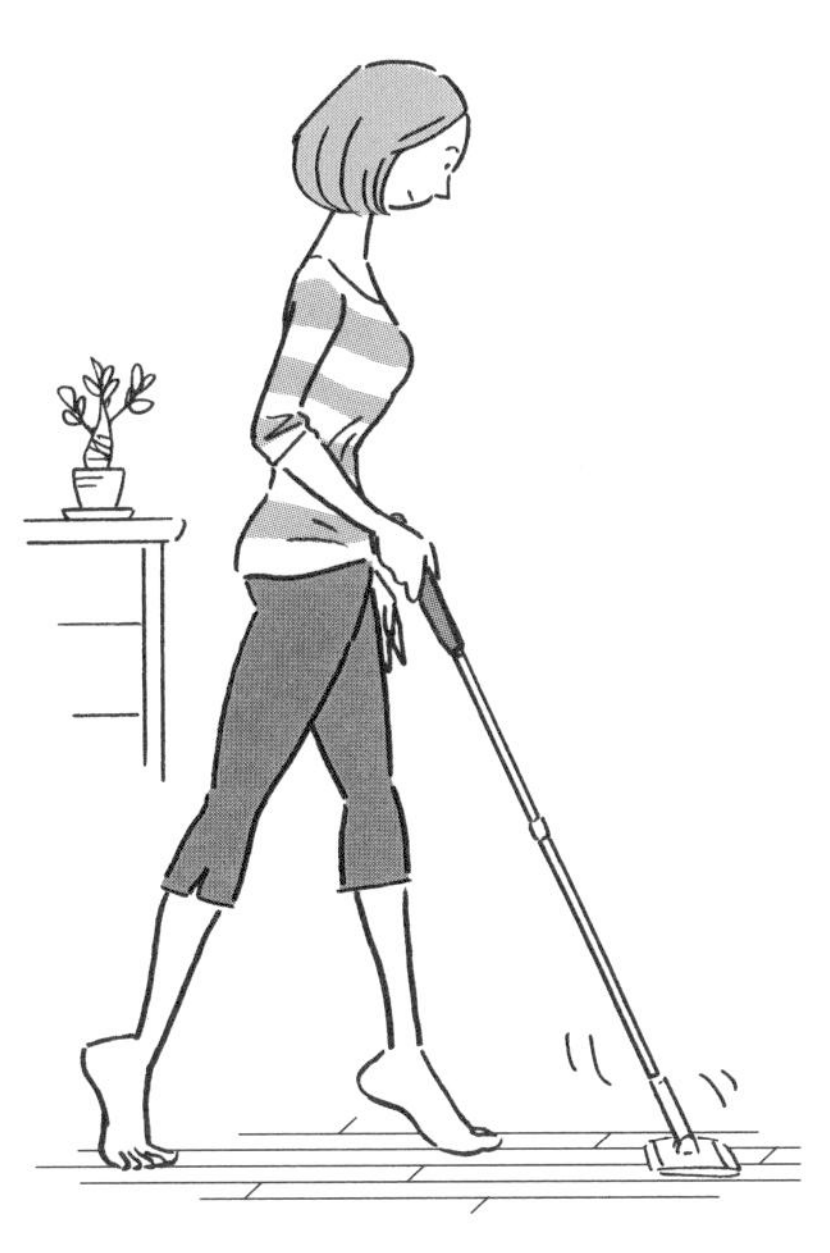

首・肩　腰　ひざ

ちょっと痛いとき

痛みが消える日常動作

5

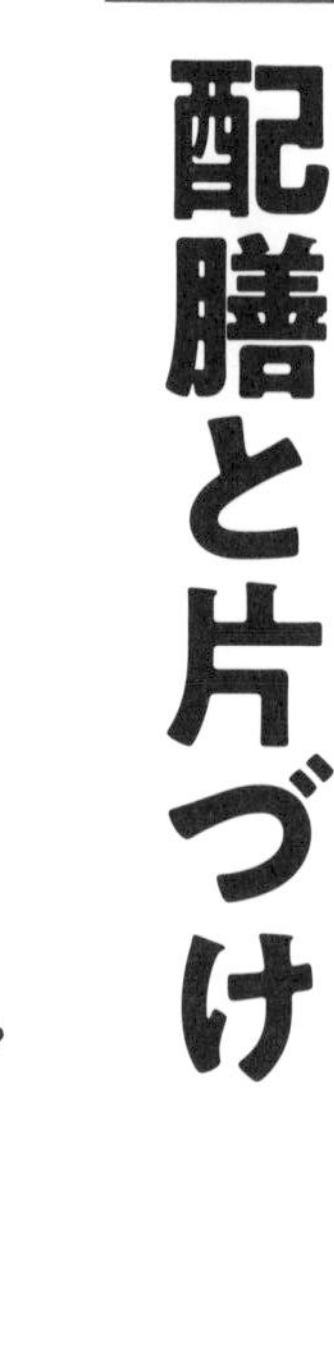
配膳と片づけ

テーブルに片手をつくだけで、安心・安全

体を前傾させる前に片手をテーブルについて支える

できればお腹も凹ませる

痛みが消えるポイント

油断せずに手をつこう

少しでも痛みや違和感があるとき、前に傾く動作では、必ず手で支えるくせをつけましょう。

痛みの克服に必要なのは、なんてことはない日常動作の積み重ねです。

支点を増やすのは関節を長持ちさせる基本動作です。どんなものでも雑に扱うと早くダメになり、大事にすれば長持ちします。体も同じです。

痛みが消えるポイント

テーブルに体をつける

腰の痛みがひどいときは、体をわずかに前傾させるだけで頭の重みが腰に響くので、垂直方向に腰を落とします。必ず手とお腹をついてテーブルで支えましょう。

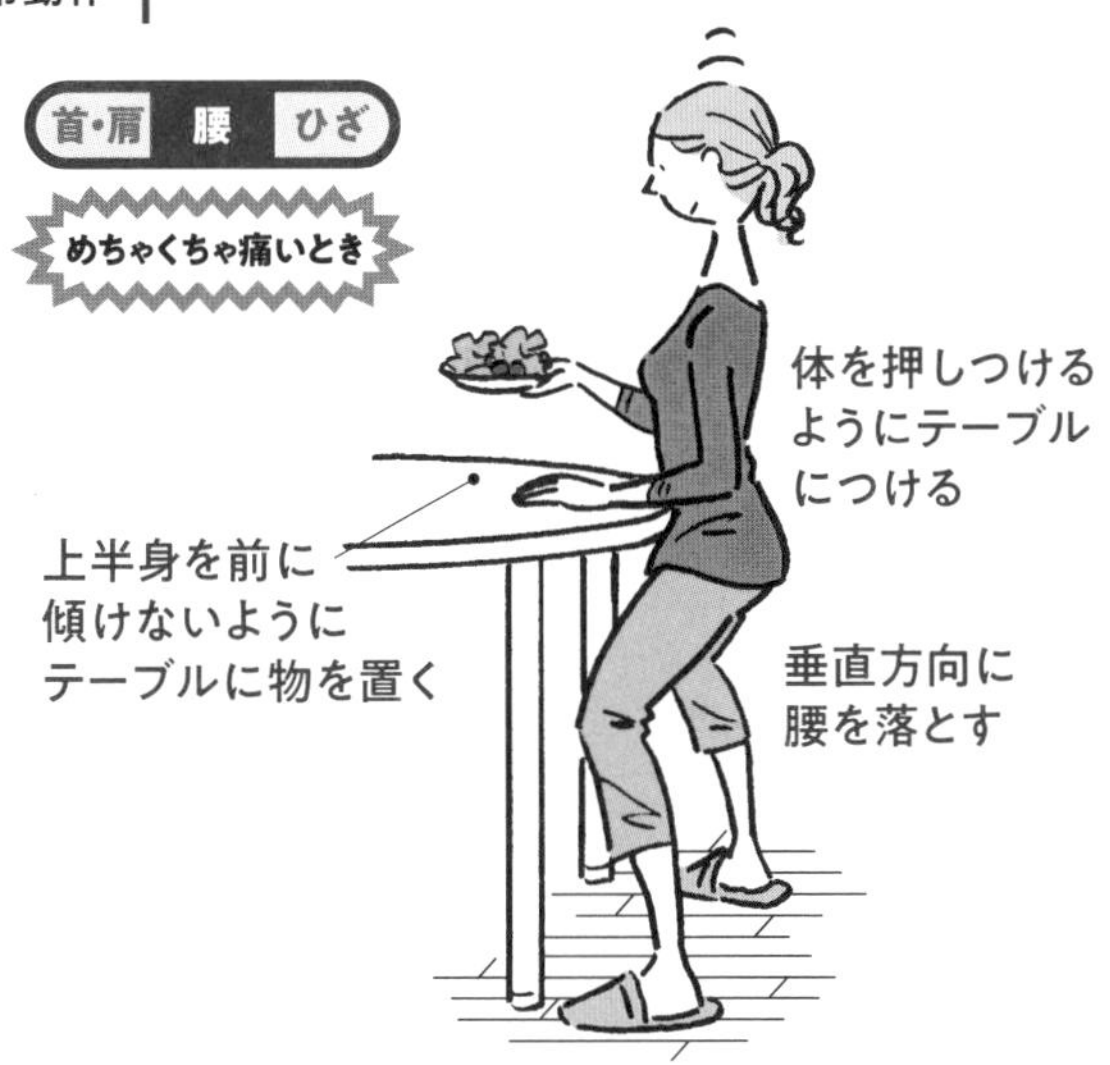
首・肩 腰 ひざ
めちゃくちゃ痛いとき
体を押しつけるようにテーブルにつける
上半身を前に傾けないようにテーブルに物を置く
垂直方向に腰を落とす

痛みが消えるポイント

お腹に負荷をかけて腰痛予防！

お腹を大きく引っ込めるほど、腰やひざを守る筋肉を強化します。ただし、ひざに少しでも痛みを感じたら片脚で立つのは避けます。

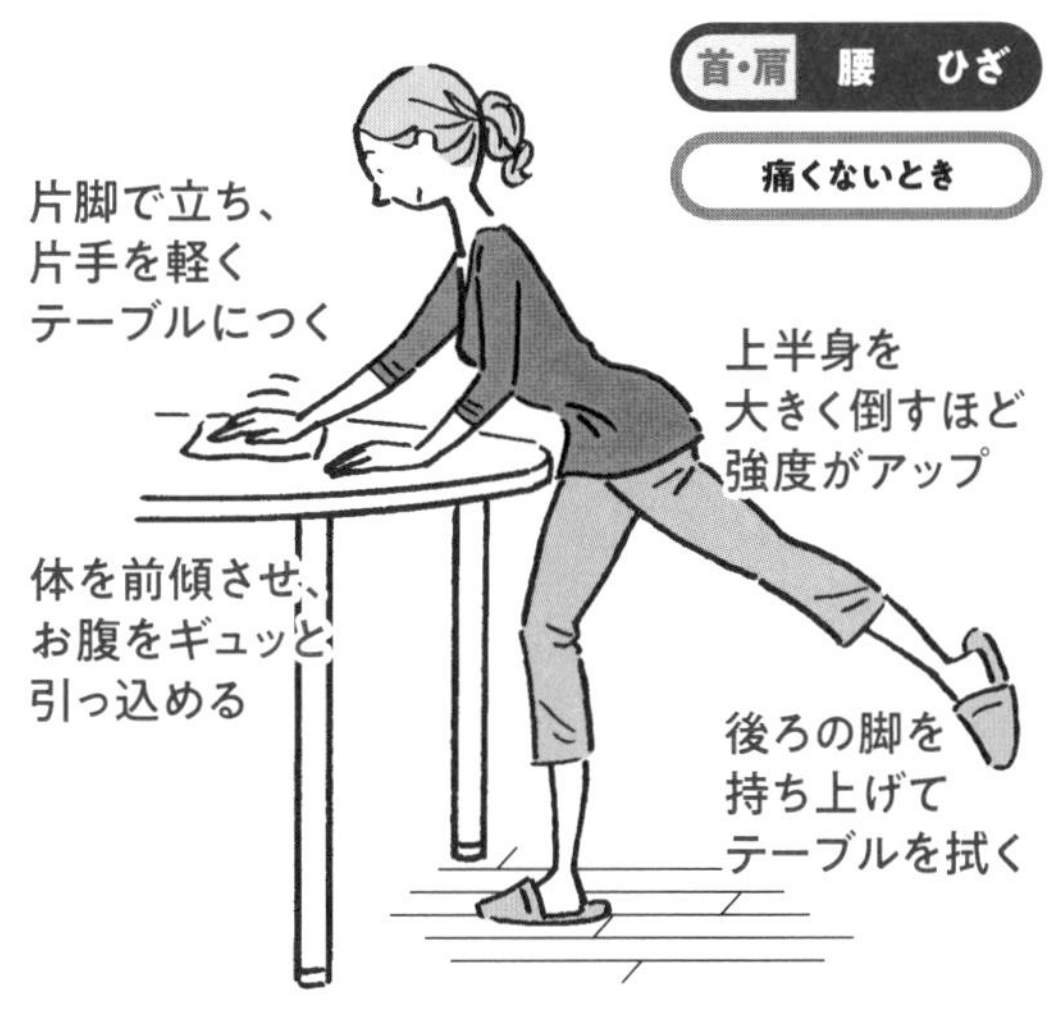
首・肩 腰 ひざ
痛くないとき
片脚で立ち、片手を軽くテーブルにつく
上半身を大きく倒すほど強度がアップ
体を前傾させ、お腹をギュッと引っ込める
後ろの脚を持ち上げてテーブルを拭く

和室よりも洋室のほうが腰にやさしい

こたつなど低めのテーブルで、物を置いたり片づけたりするのは、腰の負担が大きく、思いのほか危険な動作になります。

長年、腰痛に悩む方のなかには、和室で食事や寝起きをする人もいると思いますが、中腰の動作が多い和室よりも洋式の生活スタイルのほうが、ひざや腰の負担は圧倒的に小さくなります。長年の腰痛だからとあきらめずに生活スタイルを見直すことも大事です。

首・肩　腰　ひざ

めちゃくちゃ痛いとき

痛みが消える日常動作

6 冷蔵庫の出し入れ

腰が痛いときは、脚の筋肉でかばう

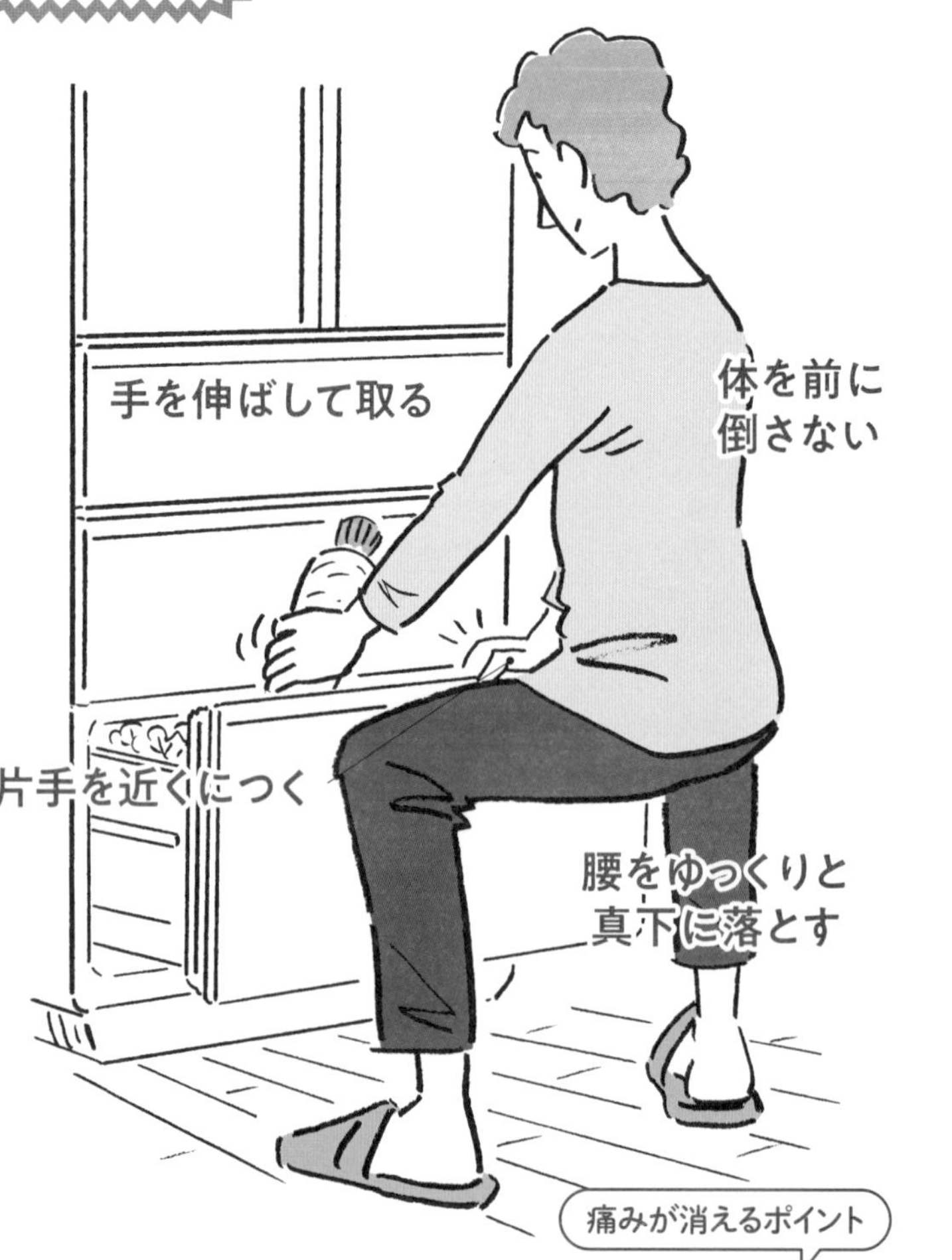

手を伸ばして取る
体を前に
倒さない
片手を近くにつく
腰をゆっくりと
真下に落とす

痛みが消えるポイント

「手をつく」「お尻をつく」

痛くて腰を曲げられないときは、頭の重みを腰ではなく脚で支えるべく、腰を真下に落として出し入れします。

そのほかにも、壁や流し台などにお尻をつく手もあります。

痛みを強く感じて手がどこにも届かない場合は、潔く一旦あきらめるのも、いわば英断です。時を待ちましょう。

痛みが消えるポイント

首・肩 腰 ひざ

ちょっと痛いとき

食器棚などはできるだけ近づく

立って前方に両手を伸ばすのは、上半身の前傾をともなうため腰に痛みを生じやすい動作です。腰が疲れ気味のときも、面倒でも片手で支えて腰痛発症を防ぎましょう。

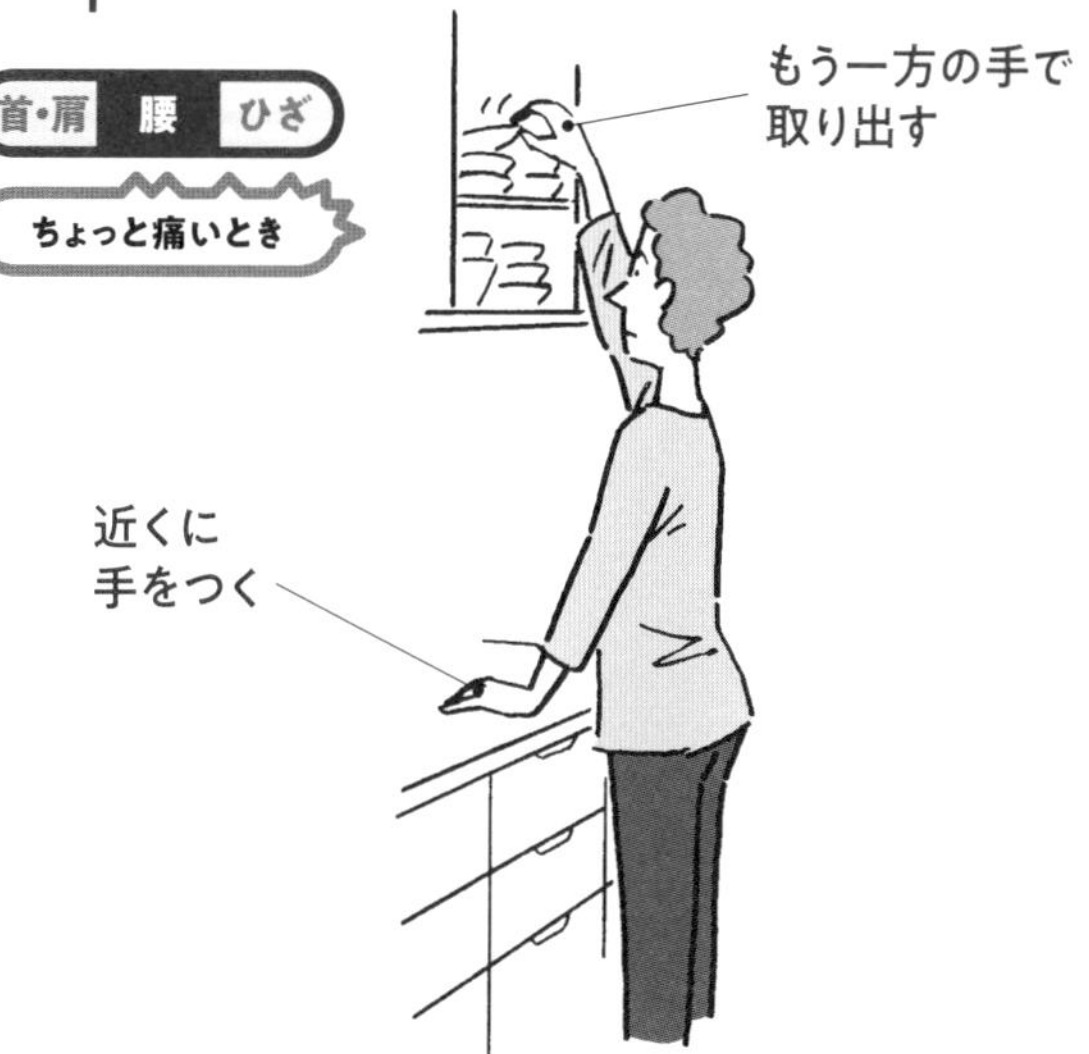
もう一方の手で
取り出す
近くに
手をつく

こんな動作に注意!

リスク特大!

もっとも注意すべきなのは、背中を丸めて中腰で物を持つ動作です。

頭、上半身、物の重みが一挙に腰にかかるからです。

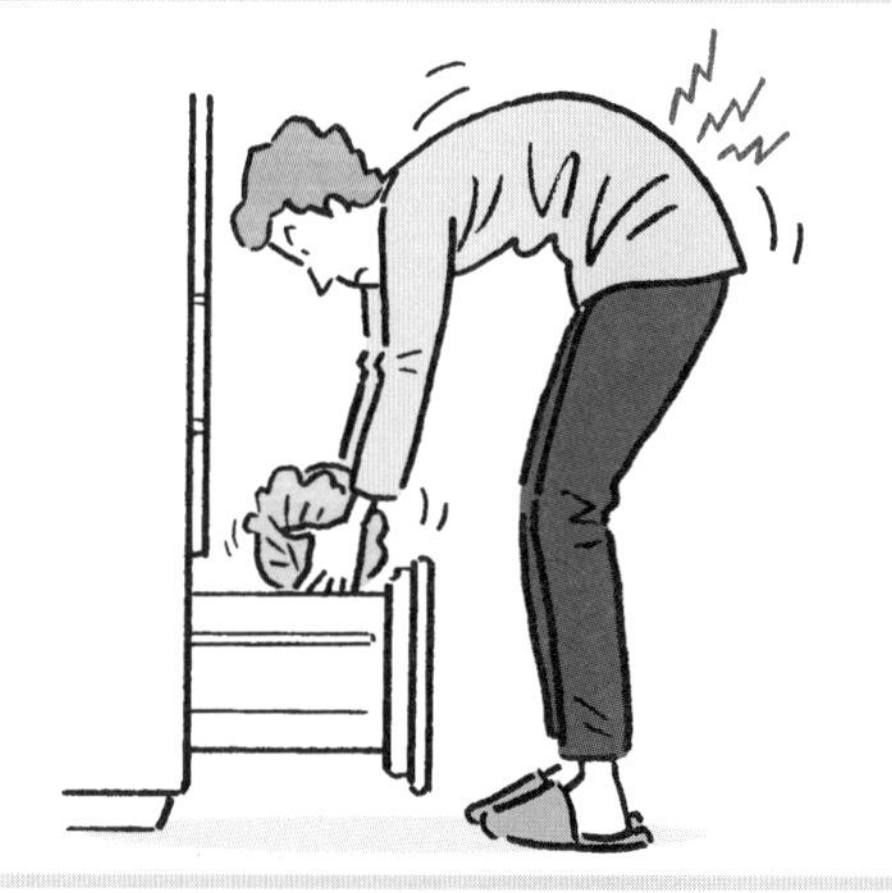

腰は前に引っぱられる動きに弱い

何かを手に取ったり持ち上げたりする動作は、物の重さにかかわらずご用心です!

学生時代の「背筋力」のテストを思い出してください。腰を丸めていると、驚くほど力が入らないのです。ウエイトリフティングでも絶対に腰を丸めたりしません。

腰は本来、体を後ろにそらす動きが得意で力持ちなのですが、前に引っぱられる動きにはめっぽう弱いのです。

痛みが消える日常動作

7 食器を洗う

首・肩　腰　ひざ

めちゃくちゃ痛いとき

お腹、太もも、ひざを流し台に押しつけて体重をかける

片脚を後ろに引いて立つ

キッチン台に、全身の重みをゆだねる

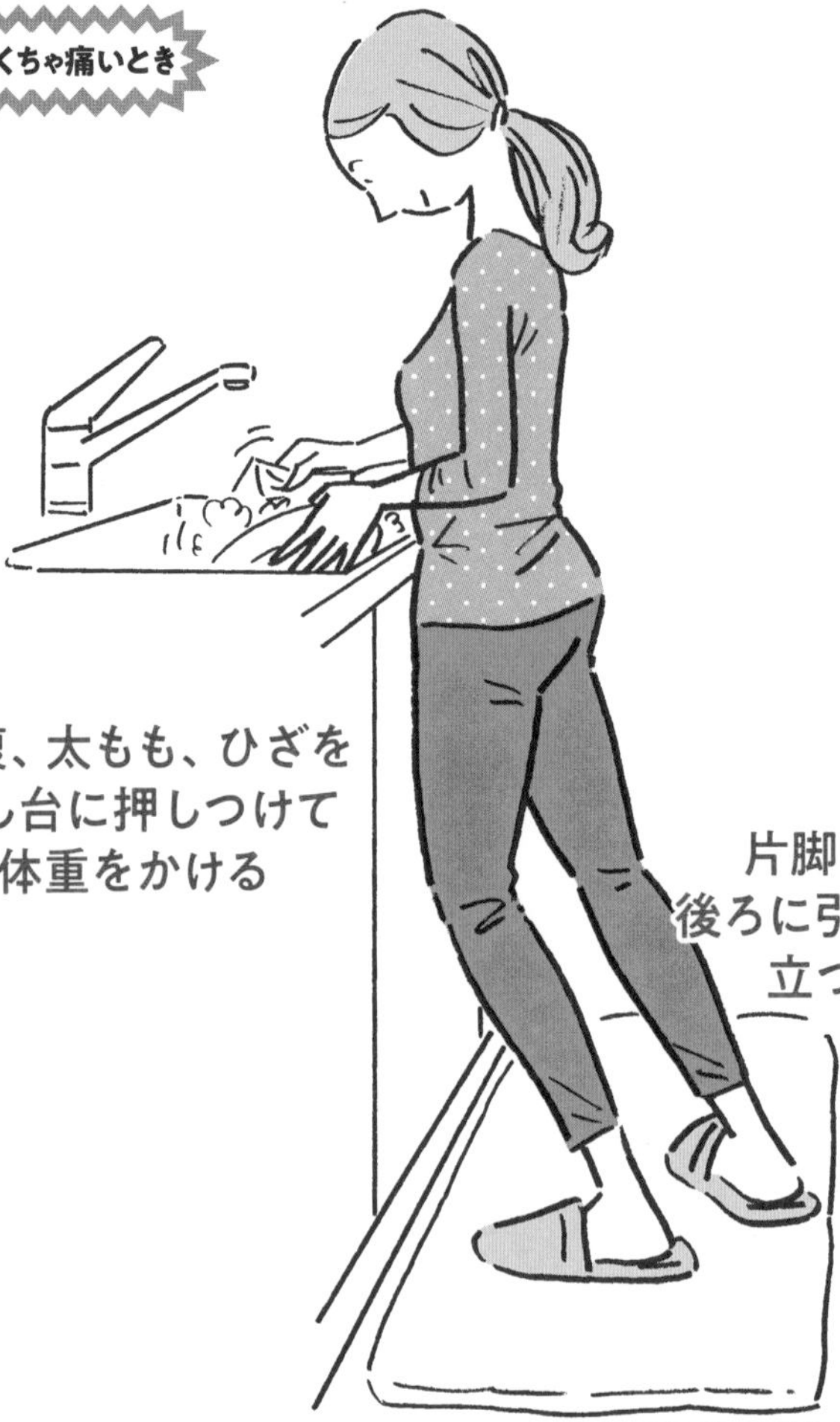

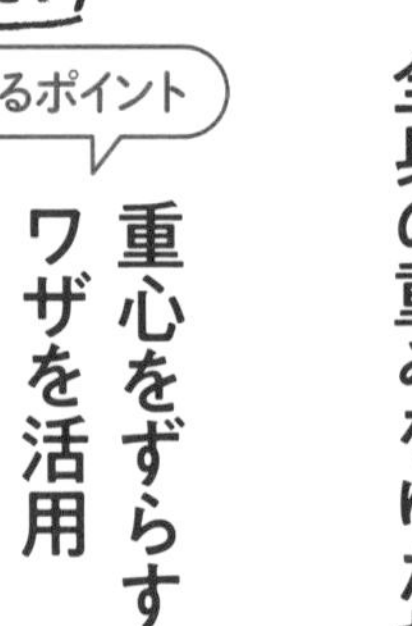

痛みが消えるポイント

重心をずらすワザを活用

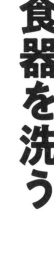

キッチン台の高さや身長などによってはお腹、太もも、ひざ、すべてをつけなくてOKです。

長時間になるときは、疲れる前に脚をずらします。ときどき、流し台に両手をついて体を持ち上げて腰を伸ばすのもなかなか気持ちがよいです。

とにかくキッチン台を頼ってラクな感じに体重をかけましょう。

痛みが消えるポイント

痛くない立ち方の基本は体重分散

流し台にお腹を押しつけて立つだけですが、普通に立つのと比べると段違いにラク。体重のかけ方を加減し、できるだけ下を向かずに目だけを下に向けます。

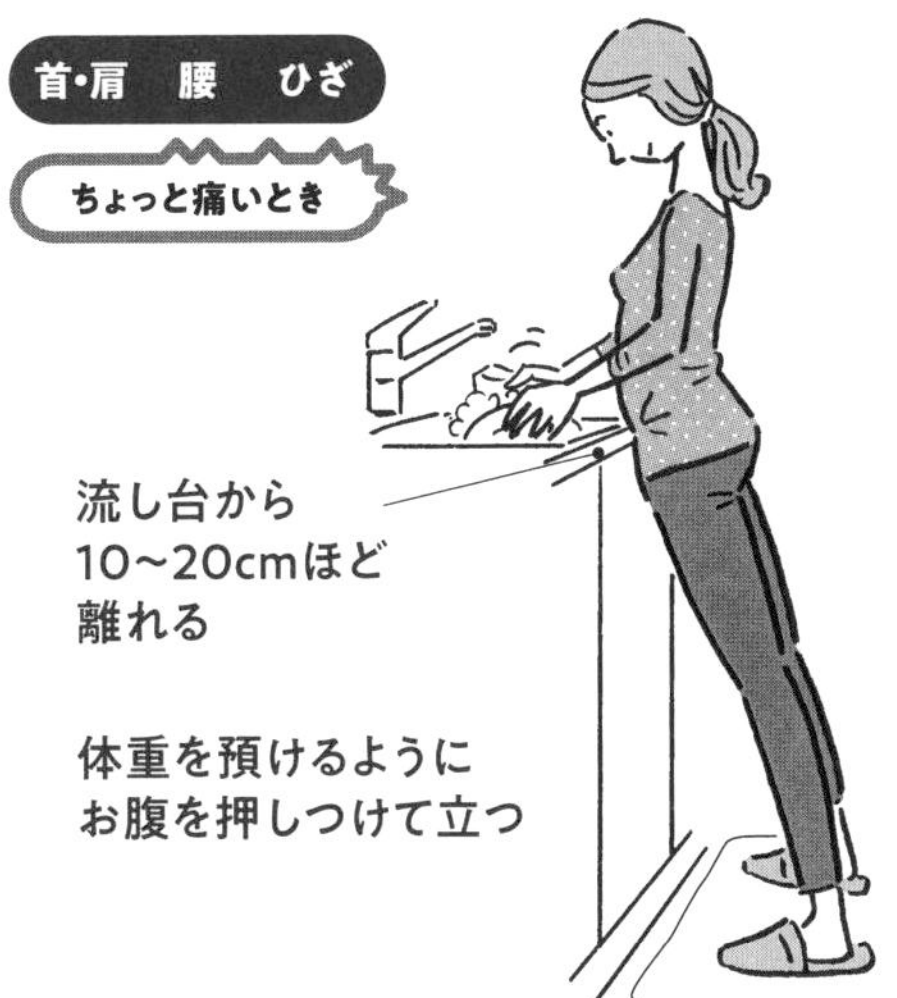
首・肩　腰　ひざ
ちょっと痛いとき
流し台から
10～20cmほど
離れる
体重を預けるように
お腹を押しつけて立つ

痛みが消えるポイント

ひざと腰にやさしいスクワット動作

太ももをキッチン台につけて支えながら行うので、ひざ関節にやさしいスクワット動作です。慣れてきたら、無理なく少しずつ深めに腰を落としていきたいです。

首・肩　腰　ひざ
痛くないとき

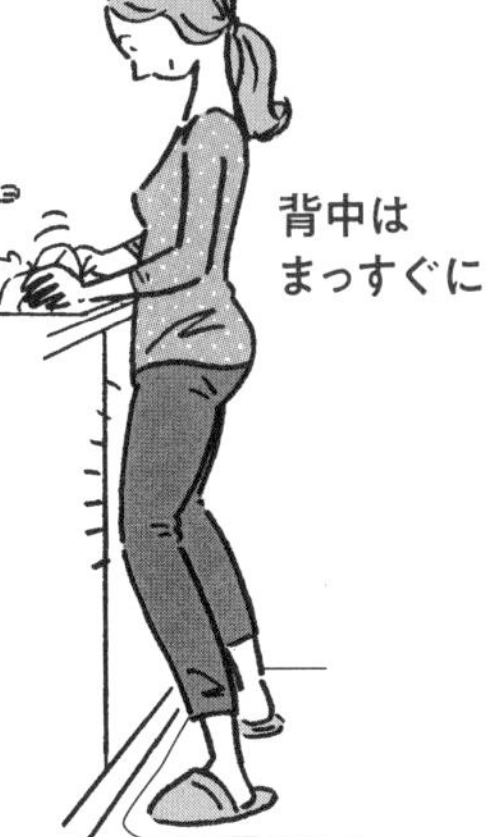
背中は
まっすぐに
流し台に太ももを
つけて腰を落とす
できればお腹も
凹ませる
足を肩幅よりも
かなり広めに開く

痛いからと動かさないでいると悪循環に

下半身にじんわり負荷をかけ続けるスクワット動作は、歩いているうちにひざや腰が痛くなる人におすすめです。痛いからと動かさないでいると、関節が動きにくくなり、さらに筋力の低下を招いて悪循環に陥ってしまいます。

痛みをガマンして動くのは絶対に避けたいですが、痛みを感じない範囲で負荷をかけて動くことはとても大事です。

首・肩　腰　ひざ

めちゃくちゃ痛いとき

痛みが消える日常動作

8

落ちた物を拾う

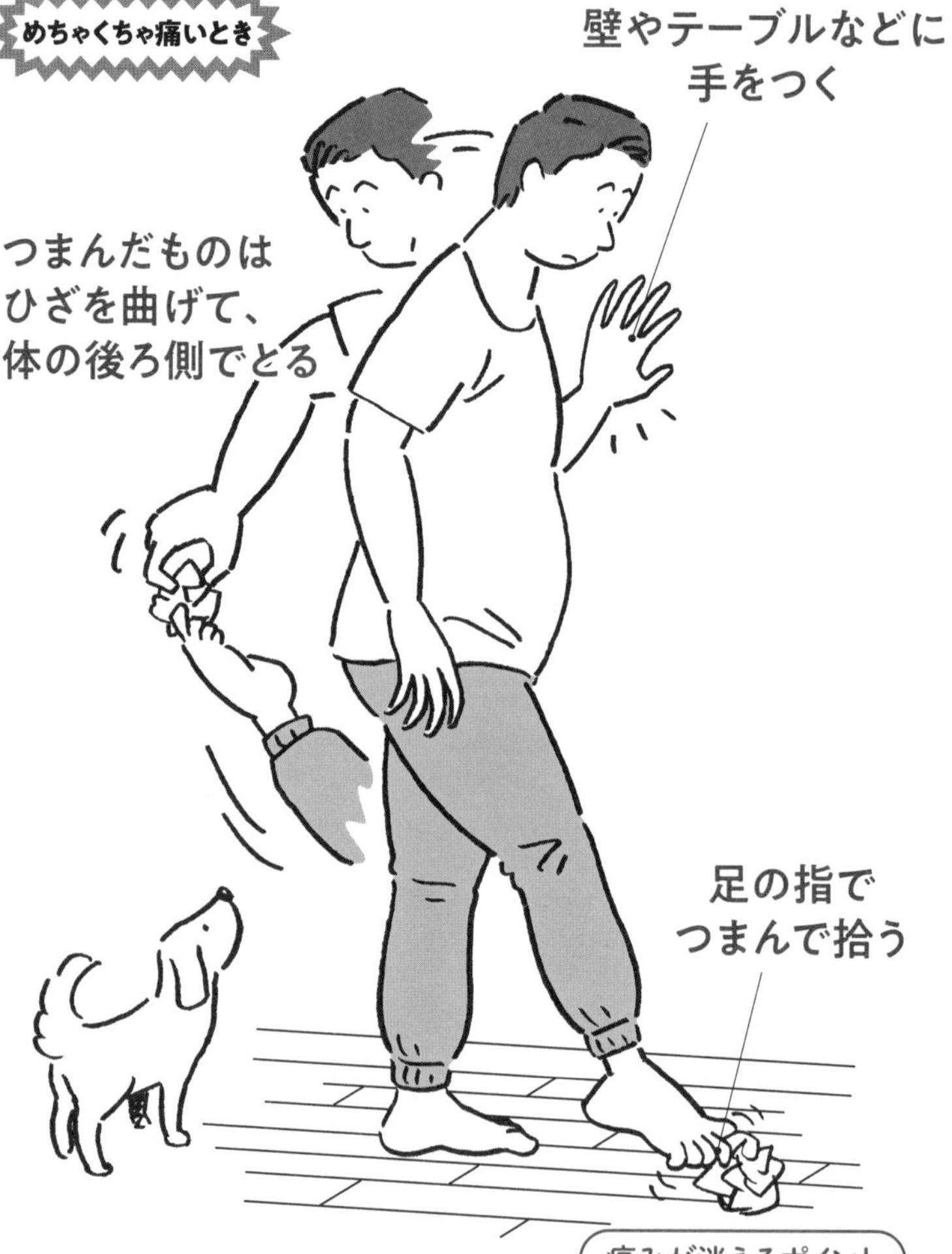

壁やテーブルなどに
手をつく
つまんだものは
ひざを曲げて、
体の後ろ側でとる
足の指で
つまんで拾う

足の指で拾うのは、手抜きではなく合理的

痛みが消えるポイント

ここは行儀よりも実益を重視で！

足指でつまんで拾うのはラクなだけでなく、足指も刺激できるという意味でもおすすめの動作。腰が疲れ気味のときにも行ってみてください。

ほかにも、傘にひっかけながら拾い集めたり、ほうきなどで1か所に集めてからまとめて拾うと、何度も腰を落とさずにすみ腰をいたわれます。

痛みが消えるポイント

脚を後ろに上げて腰やひざの負担減

プロゴルファーは、ゴルフクラブを杖のようについて支えながら、片脚を後ろに上げボールを拾います。腰やひざの負担が小さな動作なので、ぜひ取り入れましょう。

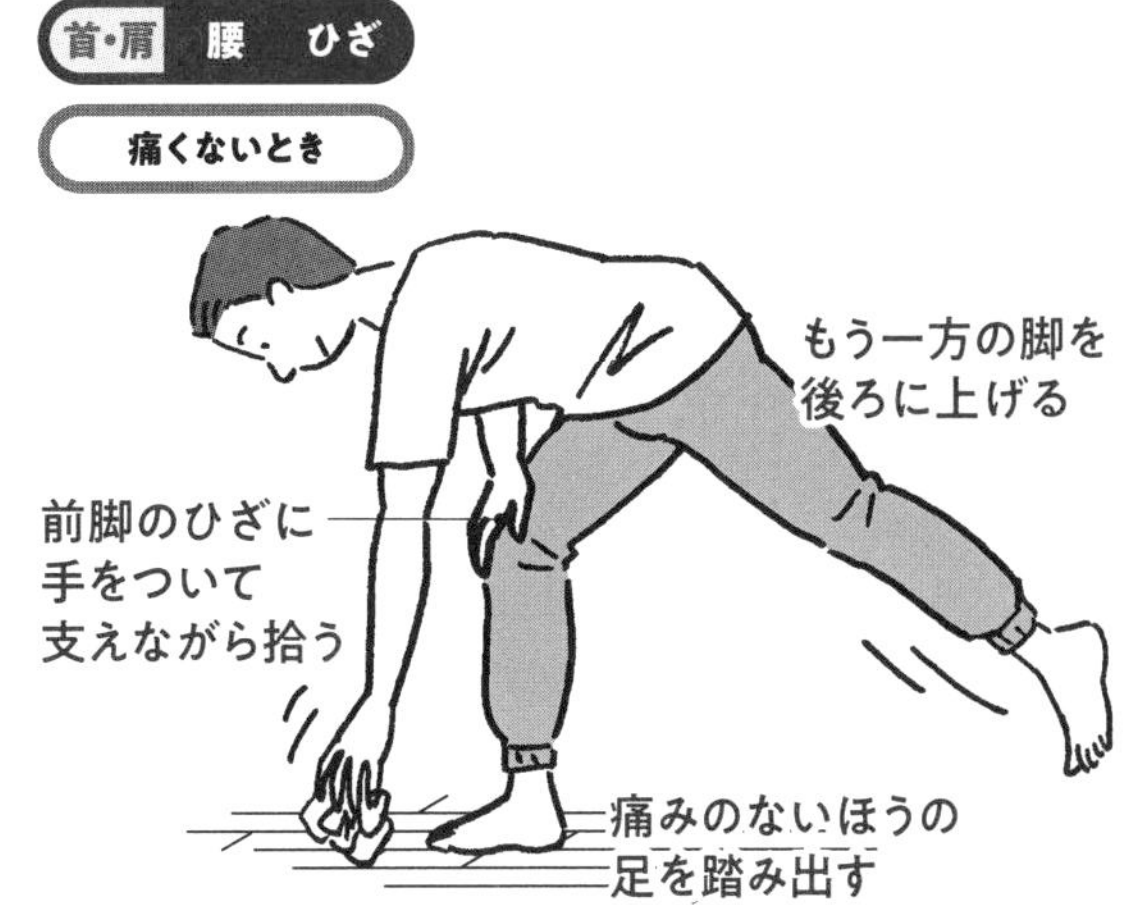
首・肩
腰
ひざ
痛くないとき
もう一方の脚を
後ろに上げる
前脚のひざに
手をついて
支えながら拾う
痛みのないほうの
足を踏み出す

痛みが消えるポイント

腰ではなく脚を使う拾い方

脚の筋力に頼って腰を落として拾います。

近くに支えになるものがあれば、太ももよりもそちらで支えるほうがラクです。

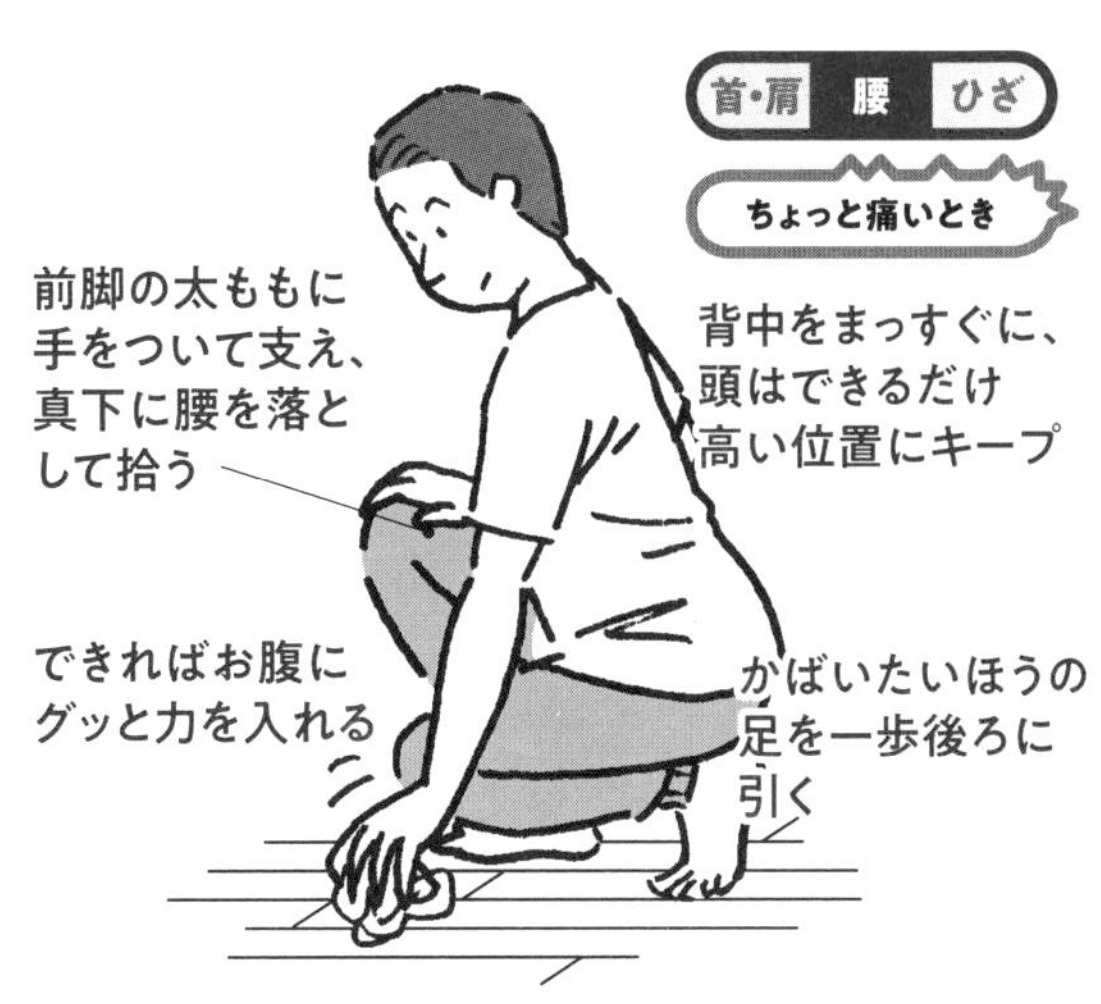
首・肩
腰
ひざ
ちょっと痛いとき
前脚の太ももに
手をついて支え、
真下に腰を落と
して拾う
背中をまっすぐに、
頭はできるだけ
高い位置にキープ
できればお腹に
グッと力を入れる
かばいたいほうの
足を一歩後ろに
引く

腰を全力で守るという気持ちでなんでもやる！

腰に疲れがたまっているときに、無造作に物を拾おうとすると、ぎっくり腰を起こしやすいので気をつけたいです。予防は一瞬でできますが、治すのは一苦労です。

腰の調子が悪いときは、頭をできるかぎり前に出さないのが鉄則。腰をかばって物を拾うには、上半身を電柱のようにまっすぐに立てたまま腰を落とすなど、足の指や太ももの筋力にがんばってもらいます。

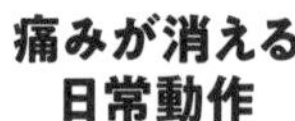

痛みが消える日常動作

9 掃除をする

首・肩　腰　ひざ

痛くないとき

上に伸びながら、軽やかに掃除しよう

上に伸びをするように

お腹をキュッと引っ込め続けて床を拭く

フローリングワイパーの柄を軽く握る

かかとを少し浮かせる

痛みが消えるポイント

お掃除タイムにコルセット筋育成

痛みがないときは、ぜひ積極的に行いたい動作です。

前のめりで床掃除をするとどうしても腰に負担がかかります。

そこで、上に伸びるようにして、お腹を凹ませ続けてみてください。

腰痛用コルセットのように腰回りを締めつけて保護し、腰を守る筋力をつけることができます。

痛みが消えるポイント

電柱になったつもりで掃除機がけ

電柱が掃除機がけをしているようなイメージです。腕を後ろに引いた反動でノズルを前に出し、前方では腕に力を入れないのが腰やひざをいたわるコツです。

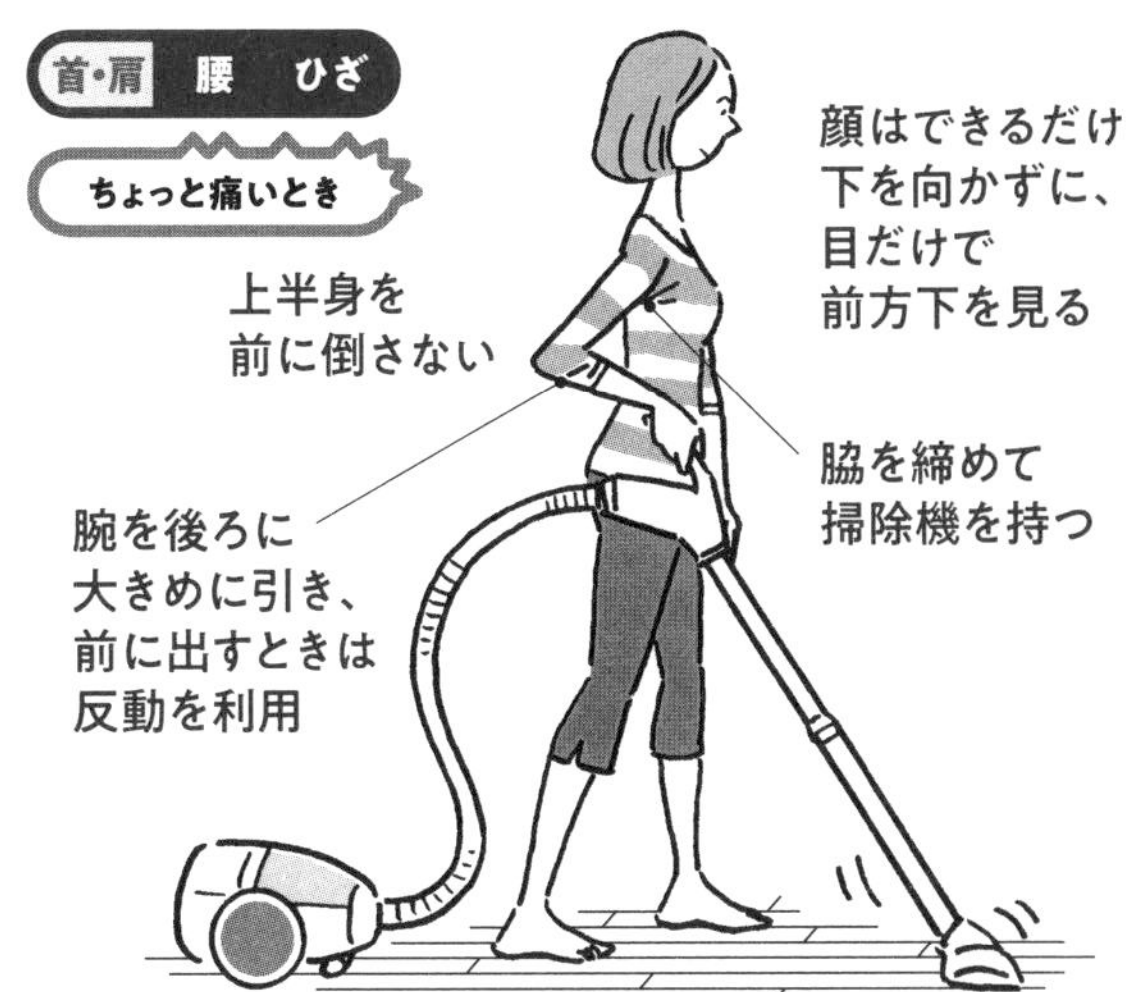
首・肩
腰
ひざ
ちょっと痛いとき
上半身を
前に倒さない
顔はできるだけ
下を向かずに、
目だけで
前方下を見る
脇を締めて
掃除機を持つ
腕を後ろに
大きめに引き、
前に出すときは
反動を利用

こんな動作に注意!

何気なく行う掃除機がけは腰に負担

無造作な掃除機がけ動作は、「中腰」「腰を丸めている」「腕を大きく前に出す」と、まさしく「腰痛さんいらっしゃい〜」といえる動作なのです。

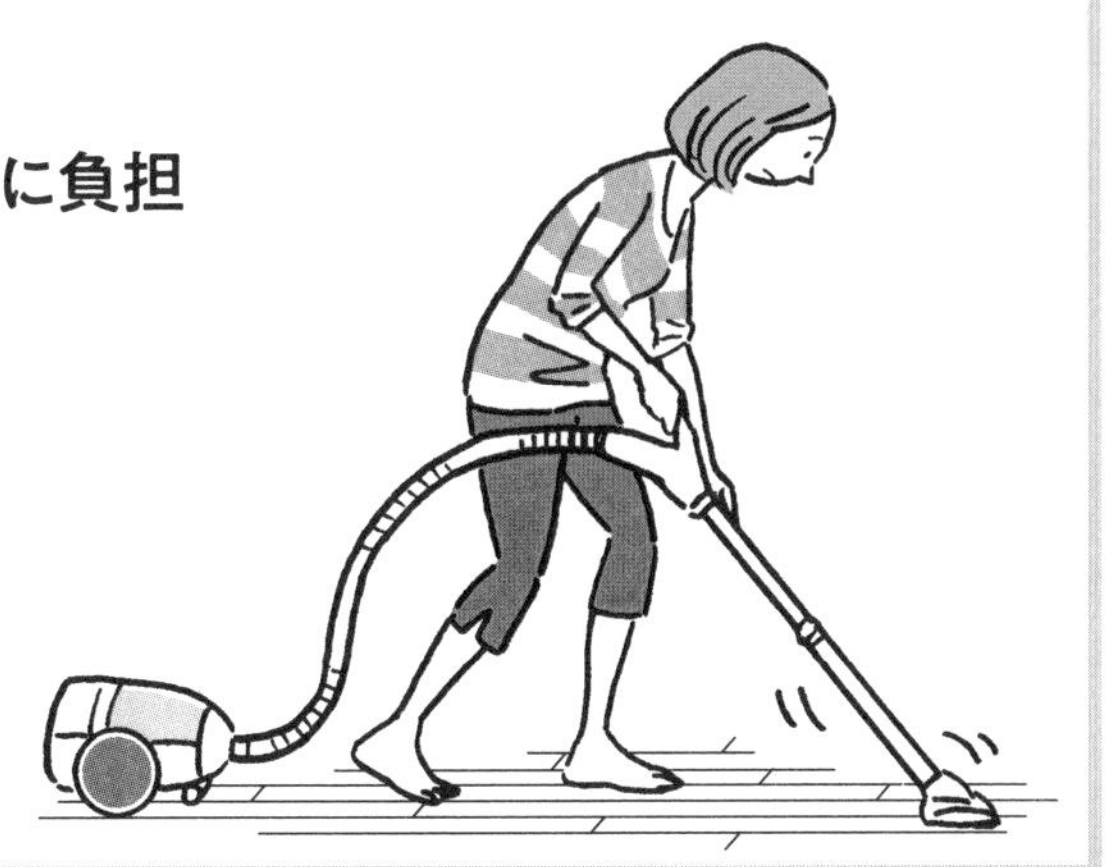

犯人は身近なところにいる

腰が痛くて困るという方に、とくに痛いのはいつかと尋ねたら「掃除機をかけた後」だと即答されました。ならば掃除機がけに問題ありと気づきそうなものですが、昔から当たり前のように行っている動作なので、腰痛と結びつかなかったようです。

生まれたときから体の一部である頭が、こりや痛みの真犯人であることに私たちが気づけないのも無理はありません。

首・肩　腰　ひざ

ちょっと痛いとき

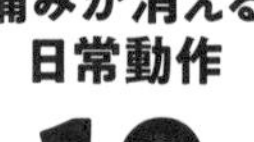
痛みが消える
日常動作
10

アイロンをかける

壁に背中を
押しつけながら
アイロンをかける
立てているひざに
腕をつく
片ひざを立て、
片ひざをつく

壁に背中をつけると、驚くほどラクにできる

痛みが消えるポイント

床でのアイロンがけはさけたい

床に座りこんで行うアイロンがけは、体の負担が大きな動作。やむを得ず座って行う場合は片ひざを立て、腰から背中を壁に押しつけて支えることで首・肩、腰の負担を小さくできます。

この動作はひざが弱い方にはおすすめできませんので、その場合は椅子に座って行うか、立って行ってください。

痛みが消えるポイント

首・肩 腰 ひざ

ちょっと痛いとき

座ってアイロンをかけるプロはいない

テーブルではなく高さがあるアイロン台を利用する場合は、体重をかけられないので、右ページと同様に壁に背中やお尻をついて行いましょう。

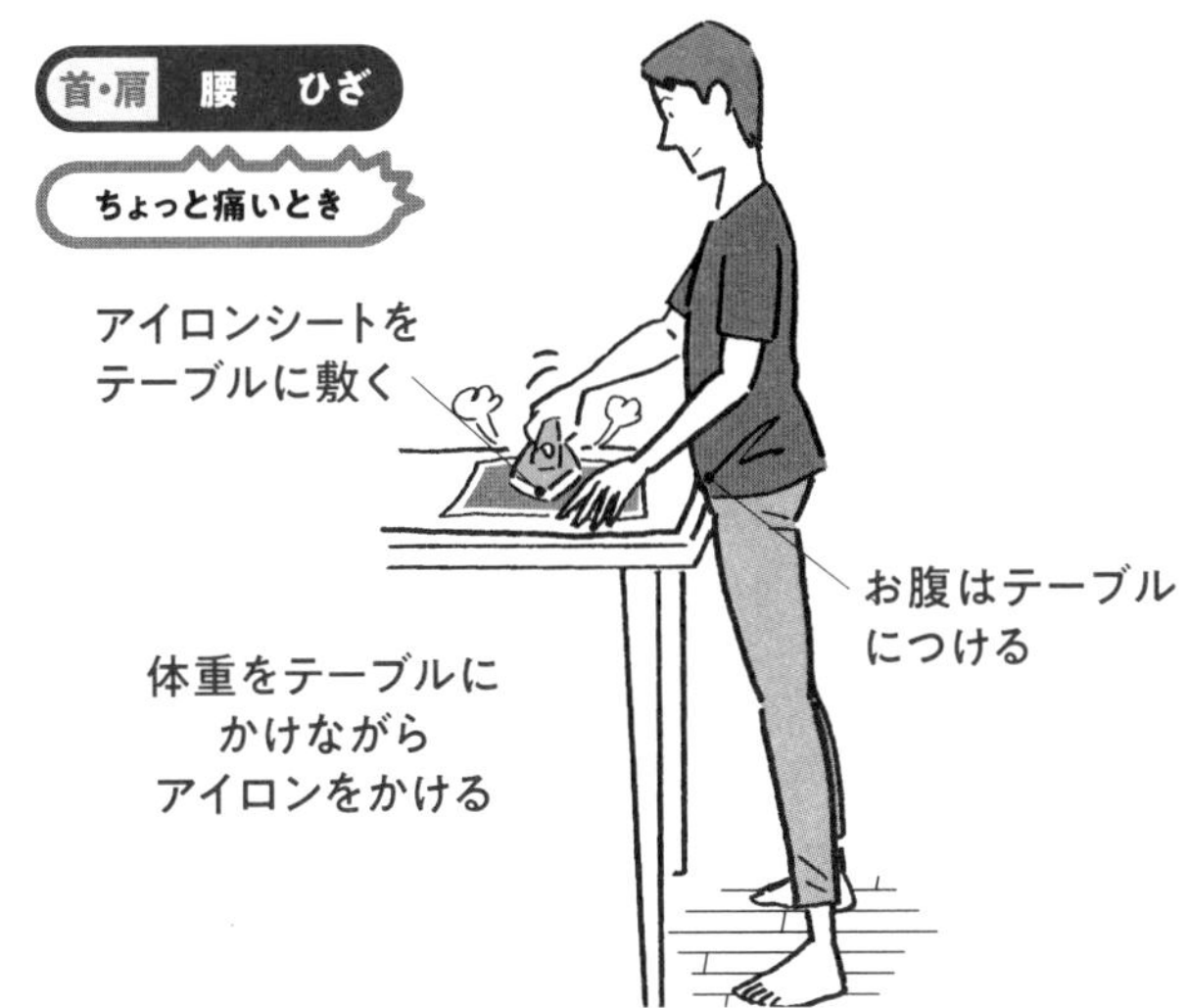
アイロンシートを
テーブルに敷く
お腹はテーブル
につける
体重をテーブルに
かけながら
アイロンをかける

隙間時間におすすめ!

アイロンがけを終えたら腰をそらそう

普段、前のめりの動作が多いと、逆方向の体をそらす動作を体は気持ちいいと感じます。ちょっとした隙間時間にできます。体がよろこぶ動作を取り入れましょう。

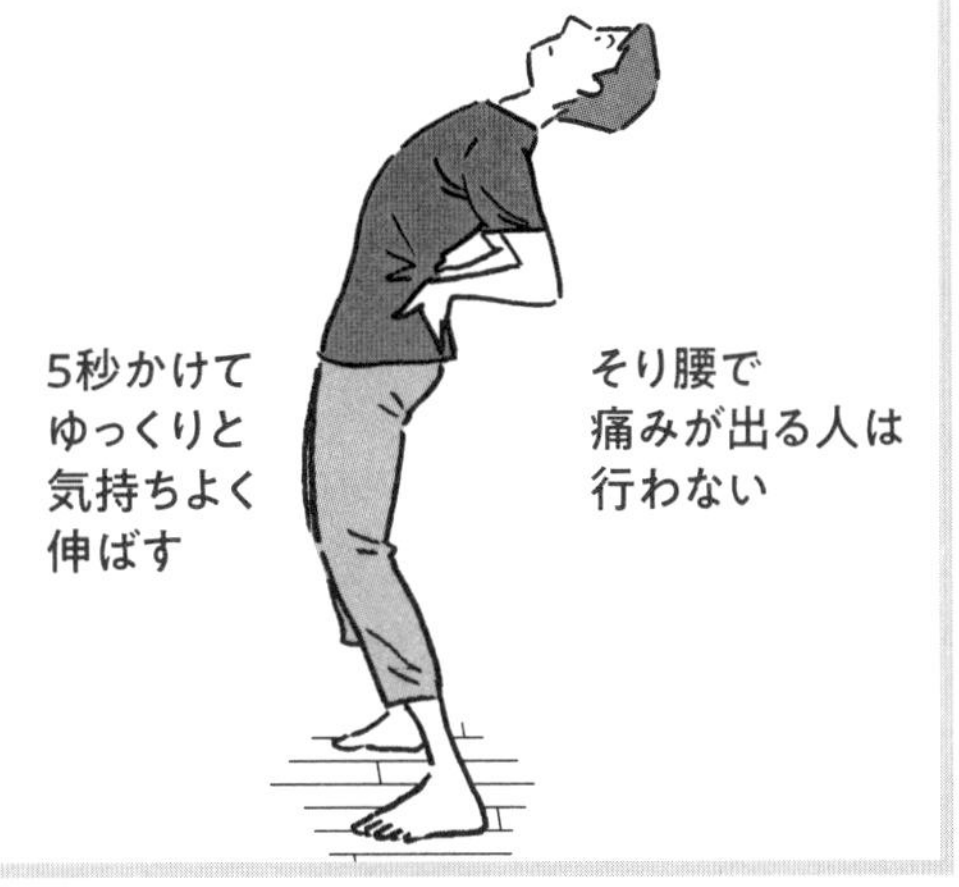
5秒かけて
ゆっくりと
気持ちよく
伸ばす
そり腰で
痛みが出る人は
行わない

めざせアイロンがけゼロ

アイロンがけを行うとき、いかに腰の負担を分散させるかがポイント。クリーニング屋さんがアイロンがけを立って行うのは、足を自由に動かせる状態のほうが断然、腰が疲れないからです。

衣類をハンガーにかけたまま使えるスチームアイロンや、しわ取り効果のある柔軟剤も販売されています。これらも活用してアイロンがけを極力減らしたいです。

めちゃくちゃ痛いとき

痛みが消える日常動作

11 買い物をする

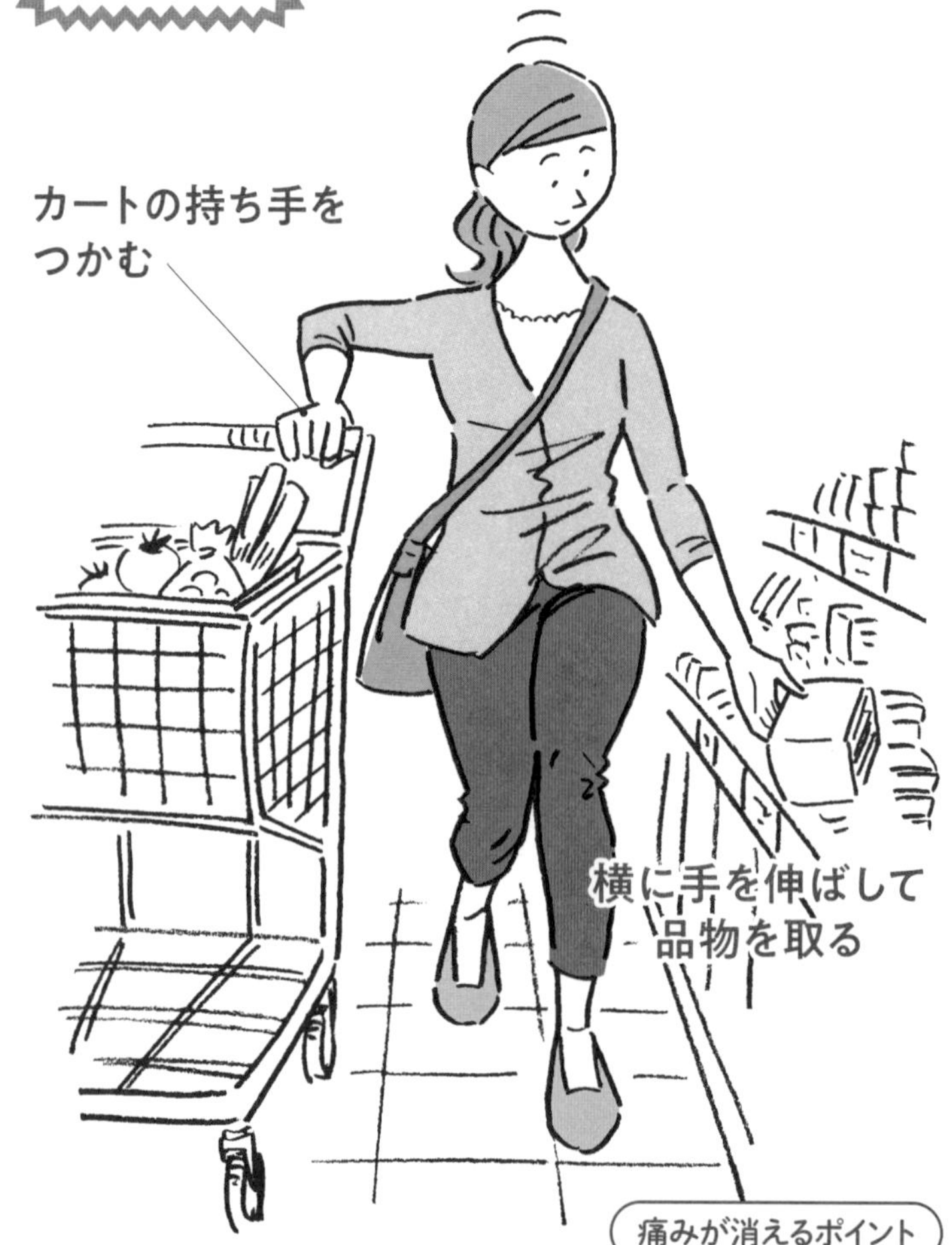

カートの持ち手をつかむ

横に手を伸ばして品物を取る

横向き動作なら、取りたい物に手が届く

痛みが消えるポイント

少ない買い物でもカートを使おう

体の前に手を伸ばすと、体が前に傾きます。これは一瞬で痛みを悪化させかねない動作です。

カートの持ち手で支えながら横向きになって腕を伸ばす。これなら上半身を前に傾けずにすみます。棚の下の品物は横向きのまま、足を前後にずらし、真下に腰を落として取ります。

痛みが消えるポイント

品物に手を伸ばす瞬間は魔の刻

体と棚との間にかごをクッションのように挟むと、驚くほど腰の痛みを感じずに手が伸ばせます。高いところにあるものもラクに取れます。

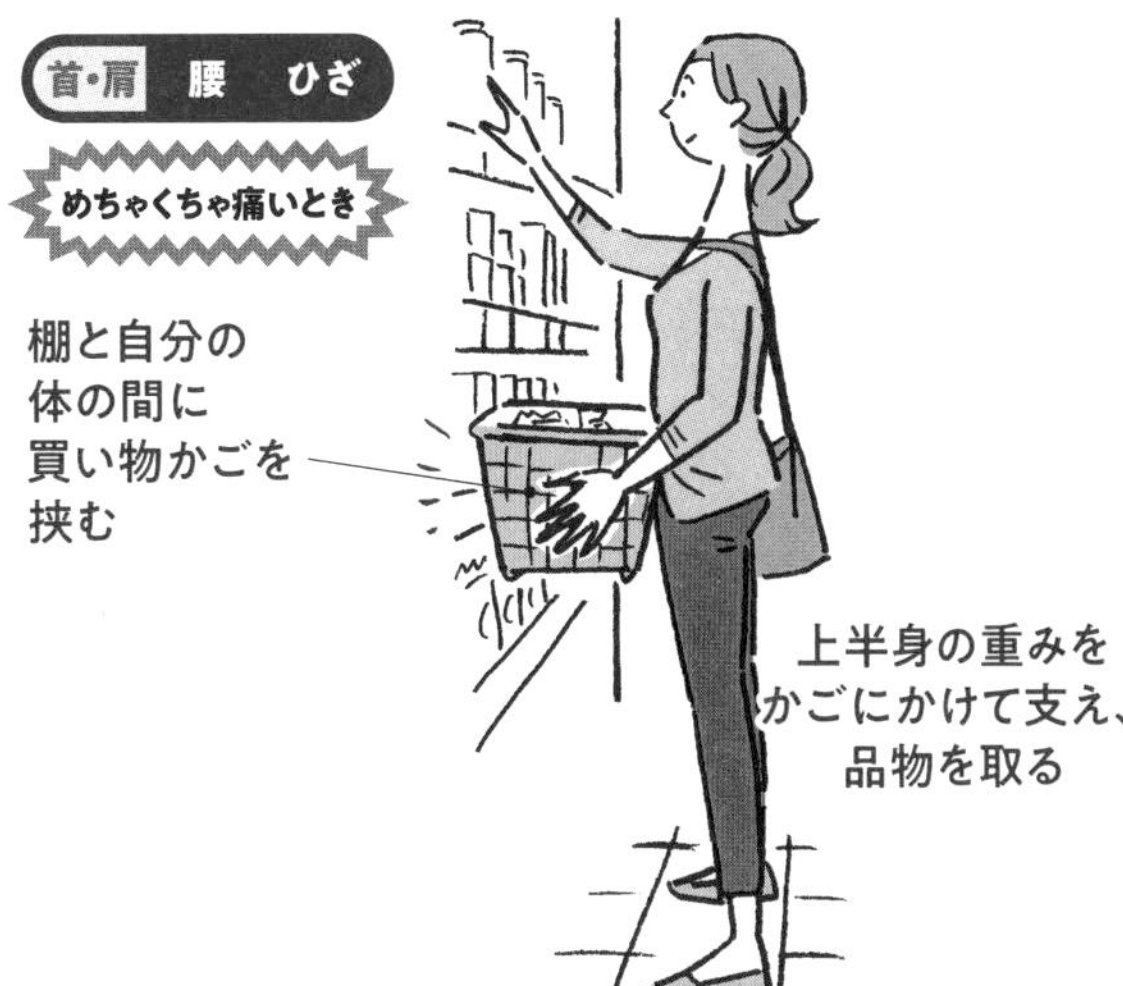
首・肩 腰 ひざ
めちゃくちゃ痛いとき
棚と自分の体の間に買い物かごを挟む
上半身の重みをかごにかけて支え、品物を取る

痛みが消えるポイント

スーパーは姿勢改善ジム

知り合いと会うかもしれない地元のスーパーでは、人に見られたくなる姿勢づくりにうってつけ。疲れ気味のときは背中を丸めないだけでもOKです。

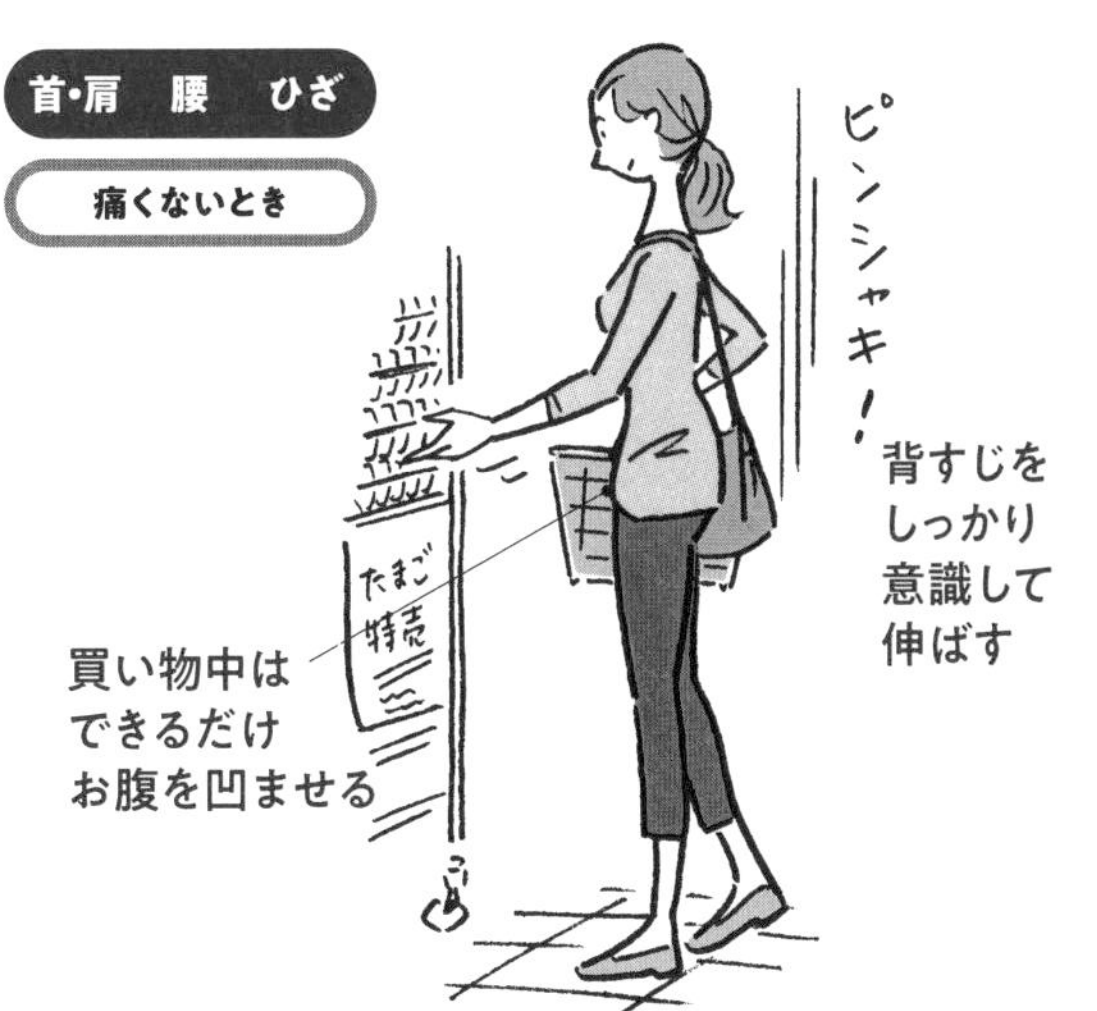
首・肩 腰 ひざ
痛くないとき
ピンシャキ！
背すじをしっかり意識して伸ばす
買い物中はできるだけお腹を凹ませる
たまご特売

背すじを伸ばすと気分も上がる

脳科学や心理学の研究の発展により、「人の動作が精神状態を左右する」ことがわかっています。たとえば、背すじを伸ばすと気持ちが前向きになり、背中を丸めていると気力が低下する、そんなことが実証されています。

背すじを伸ばす動作は意識的に取り入れる価値が高い動作です。

(注) 背すじを常に伸ばしておこうという話ではないです。

痛みが消えるポイント

荷物を体の一部のように密着させる

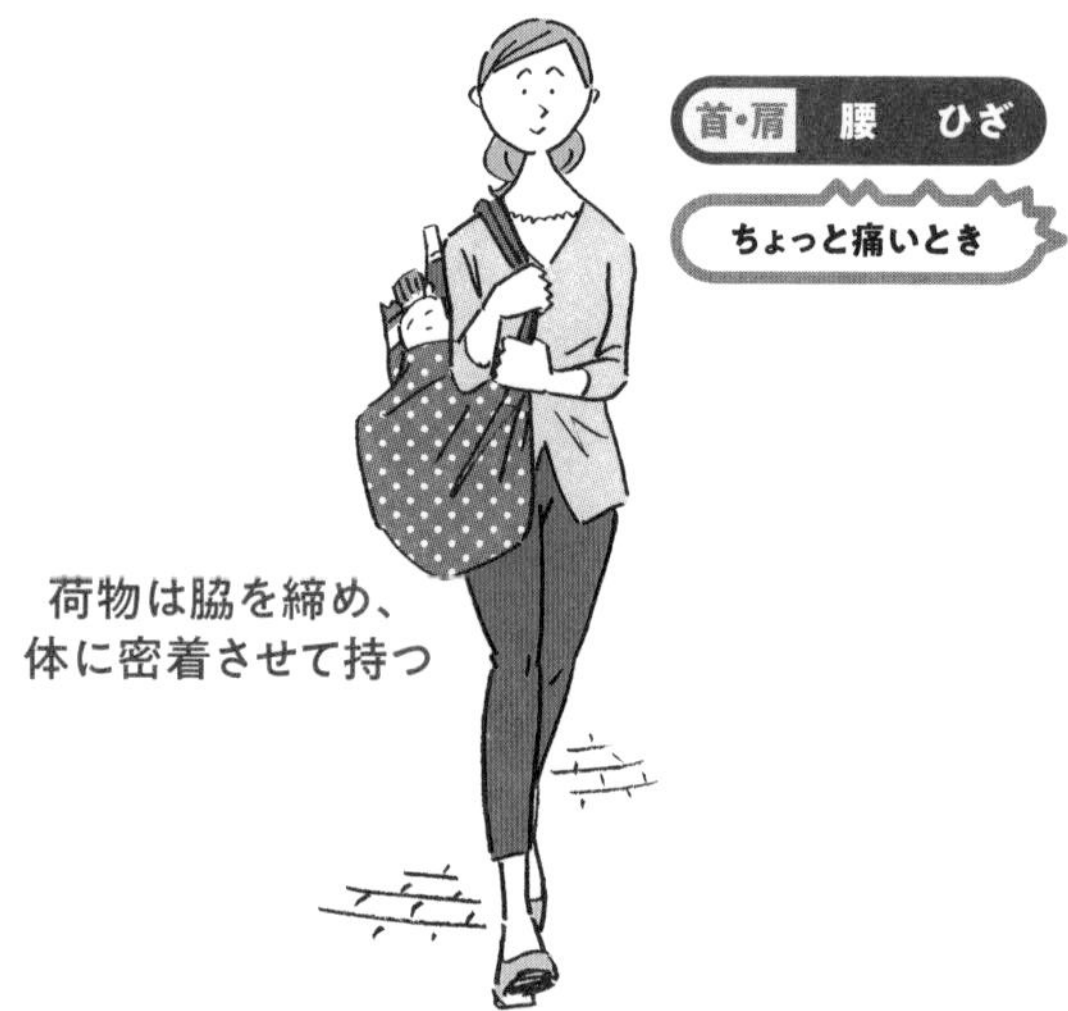

首・肩　腰　ひざ
ちょっと痛いとき
荷物は脇を締め、
体に密着させて持つ

荷物を体から離して持つほど、腰のがんばりが必要になります。腕を伸ばして荷物を持つときも、前ではなく横かお尻のあたりに手をつけて固定するとラク。

痛みが消えるポイント

抱えるにはつらい荷物は体の軸で持つ

首・肩　腰　ひざ

ちょっと痛いとき

荷物を頭の上か
肩にのせ、
両手で支える

体をまっすぐに

長時間持つ、または運ぶ動作をくり返すときは、荷物を頭上や肩にのせると体の前で抱えるよりラク。

下ろすときも体を前傾させずにすとんと真下に下ろします。

荷物の持ち方で関節が泣いている

体が前に引っ張られる持ち方を避け、買い物時の関節の負担を小さくすることは、本当に馬鹿になりません。

使用をおすすめしたいのが、四輪キャスターつきバッグ、リュック、ウエストポーチです。キャスターつきバッグはできるだけ体の近くで使うこと。リュックやウエストポーチは体にぴったりと密着させるようにベルト部分を調節します。

第3章

痛みが消える 仕事 の日常動作

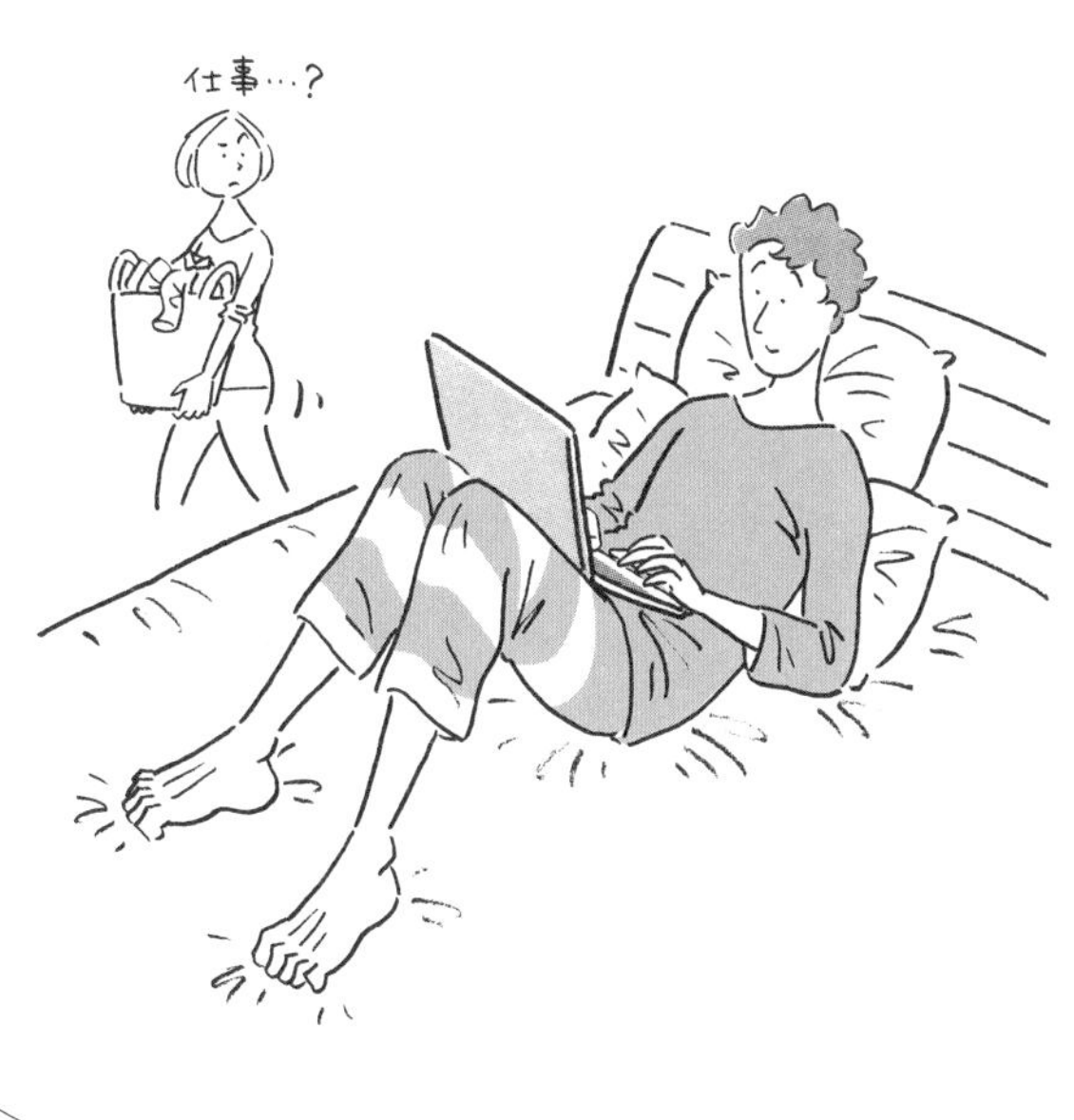
仕事…?

首・肩　腰　ひざ

めちゃくちゃ痛いとき

痛みが消える日常動作

12

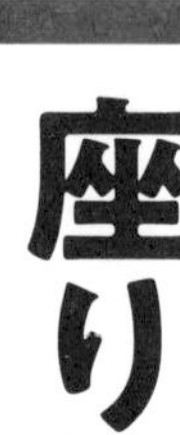

座り仕事をする

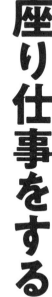

机と背もたれで上半身を挟む

腕をついて上半身を立てる

脚は体重をかけられる位置に

椅子と机で挟むと、頭が安定する

痛みが消えるポイント

包まれている安心感！

座り方でとくに大事なポイントは、

①支点を増やして、頭の位置を高く

②同じ姿勢のまま座り続けない

③脚でも支える

どうしても座り心地がよくない椅子は思いきって買いかえるか、座り姿勢をサポートしてくれるクッションなどを利用するとよいです。

痛みが消えるポイント

「脚を組むのはよくない」は誤解です！

「脚を組む＝骨盤がゆがむ」というイメージがあるかもしれませんが、いつも同じ側の脚を組むのがよくないだけ。痛みがラクになるなら、脚を組んでOKです。

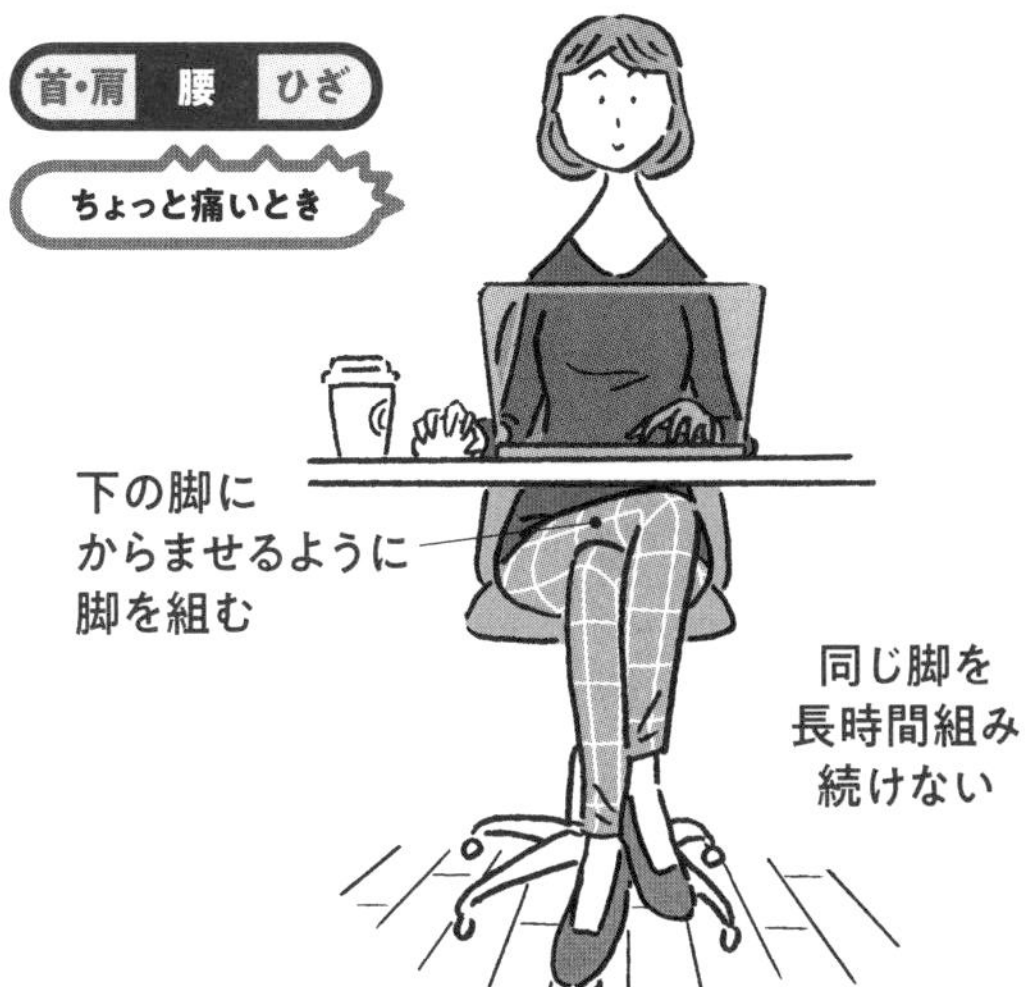
首・肩
腰
ひざ
ちょっと痛いとき
下の脚に
からませるように
脚を組む
同じ脚を
長時間組み
続けない

痛みが消えるポイント

椅子から立ち上がるとき

ひじかけや机などを支えにして立ち上がります。支えがないときは、椅子の座面か太もものつけ根を手で押します。足を前後にずらすのもありです。

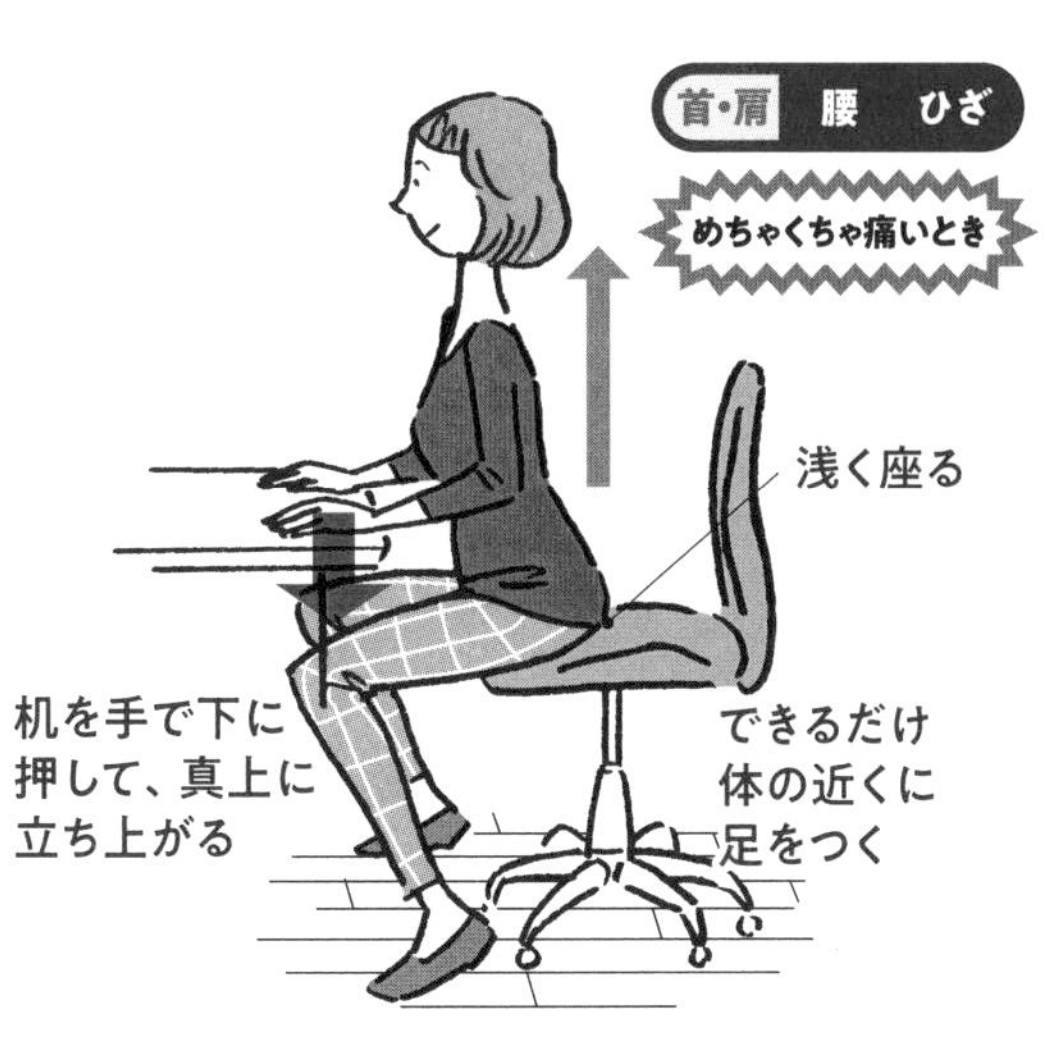
首・肩
腰
ひざ
めちゃくちゃ痛いとき
浅く座る
机を手で下に
押して、真上に
立ち上がる
できるだけ
体の近くに
足をつく

ラクに座って肩こり・腰痛と縁を切ろう！

つらいときに長時間座り続けるのは避けたいけれど、そうはいかないこともありますよね。

仕事、食事中、電車の中、トイレなど、状況に応じてラクに座れる方法はあります。

たとえば、脚を組むかわりに片方のお尻を軽く浮かせる、頭を支えるために頬づえをつくなど、いろいろと試してみてください。ラクな動作の積み重ねが、思いのほか大きな成果を生みます。

首・肩　腰　ひざ

ちょっと痛いとき

痛みが消える日常動作
13

リフレッシュする

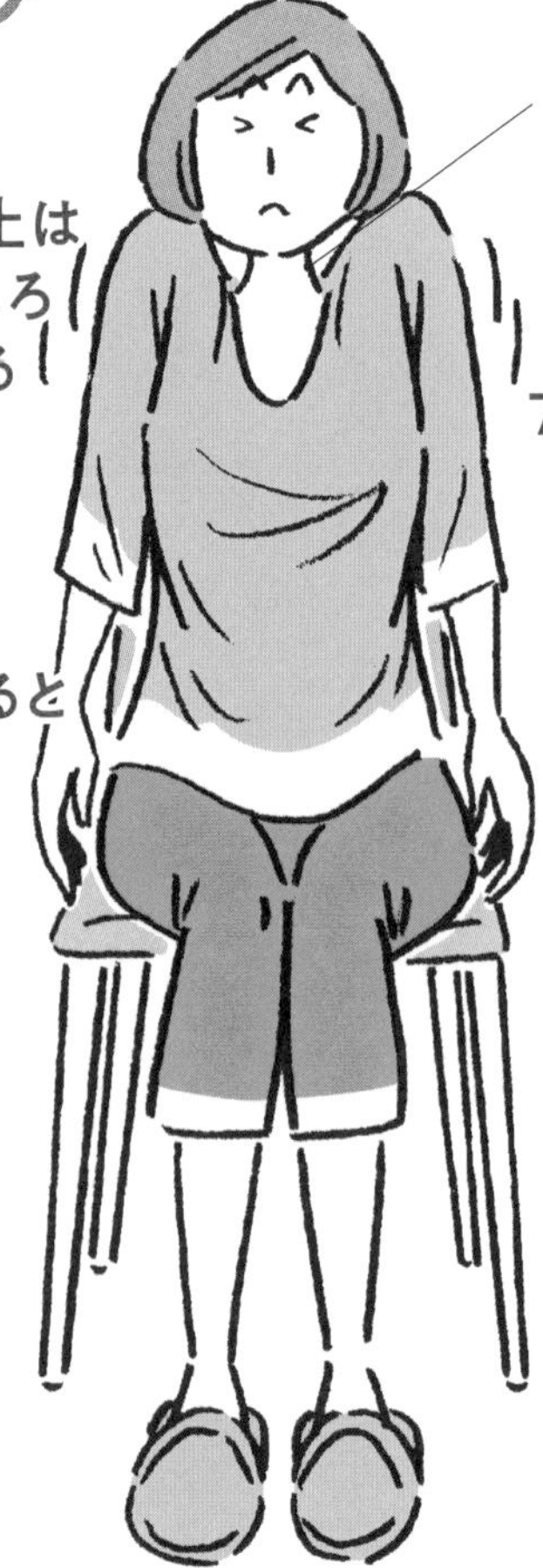
首をすくめる
両肩をこれ以上は
無理というところ
まで持ち上げる
7秒キープしたら
一気に脱力
プルプルと
震えるくらい
肩に力を入れると
より効果的

血の巡りをよくすると、疲れがたまりにくい

痛みが消えるポイント

肩の疲れは動かしてとる

日常動作や姿勢を見直すことで、首や肩の負担をかなり軽減できるとはいえ、デスクワークが中心だと首や肩にはどうしても疲れがたまりがち。

筋肉のこりは安静にして待つよりも、積極的に動かして、血の巡りをよくするほうが早くラクになります。疲れてきたら先手を打って、早め早めに行ってみてください。

痛みが消えるポイント

こりだけでなく猫背改善にも！

首や背中が体の前方に引っ張られて痛い場合、後ろにそらす動きで血の巡りがよくなり、疲れがとれます。

前肩傾向の人もぜひ行いたい動作です。

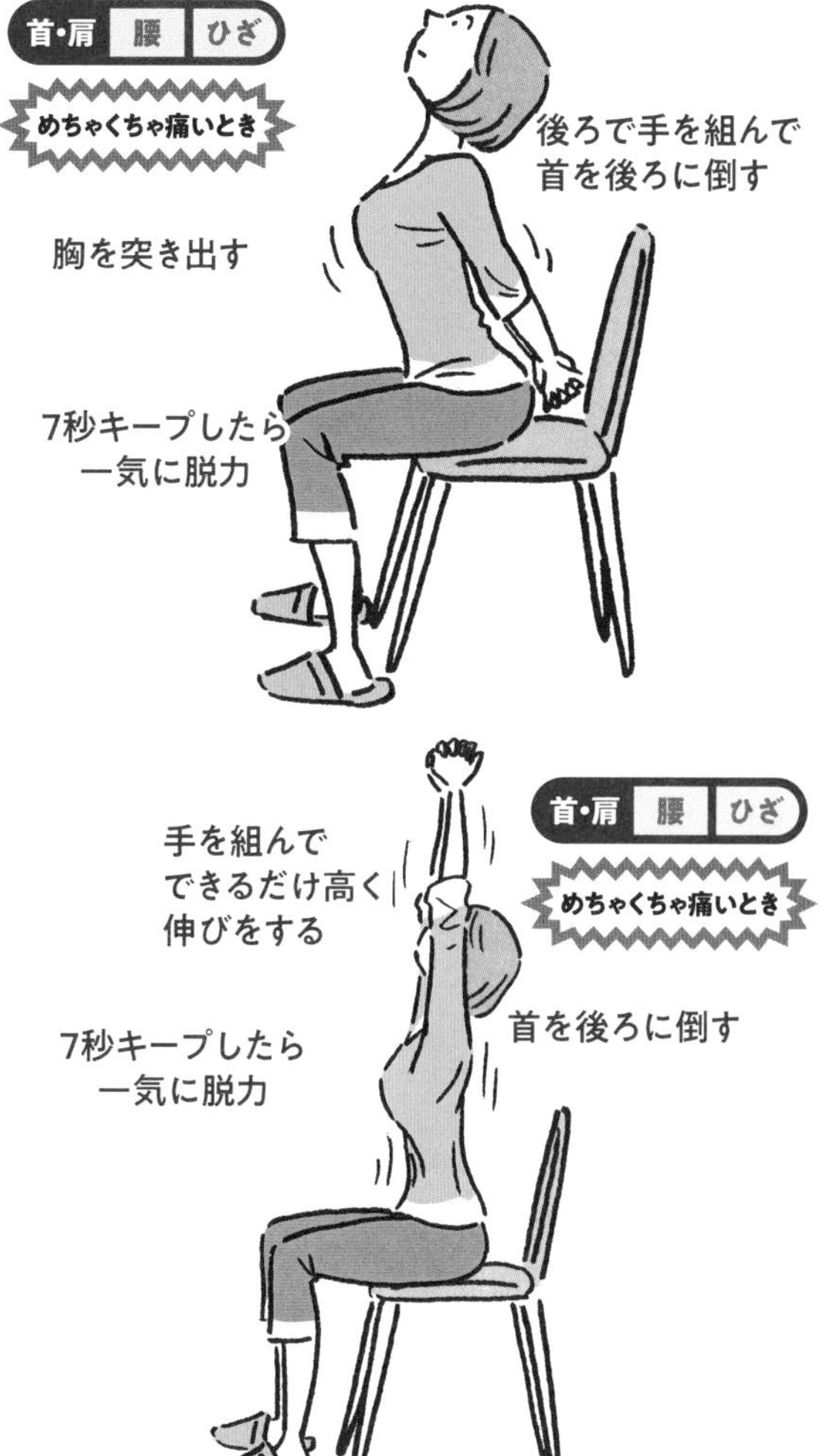

首・肩
腰
ひざ
めちゃくちゃ痛いとき
後ろで手を組んで首を後ろに倒す
胸を突き出す
7秒キープしたら一気に脱力
首・肩
腰
ひざ
手を組んでできるだけ高く伸びをする
めちゃくちゃ痛いとき
首を後ろに倒す
7秒キープしたら一気に脱力

痛みが消えるポイント

お腹を凹ませて、そり腰を補正

そり腰の人は、伸びをすると腰に痛みを感じやすいので、お腹を大きく凹ませて行ってみてください。首に不安がある人はまっすぐ前を向いて行います。

血の巡りをよくし体を整えよう

肩や首をマッサージするとラクになるのは、疲れて硬くなった筋肉の血の巡りがよくなるからです。人にマッサージしてもらうほうが気持ちいいのですが、いつでもどこでもとはいきません。

自分ひとりでできるのが日常動作のいいところ。「自分によさそう！」と思ったものを試してみてください。気持ちがいいと感じる動作を日常に取り入れて、体の調子を整えましょう。

首・肩
腰
ひざ
ちょっと痛いとき

痛みが消える日常動作

14

重い荷物を持つ

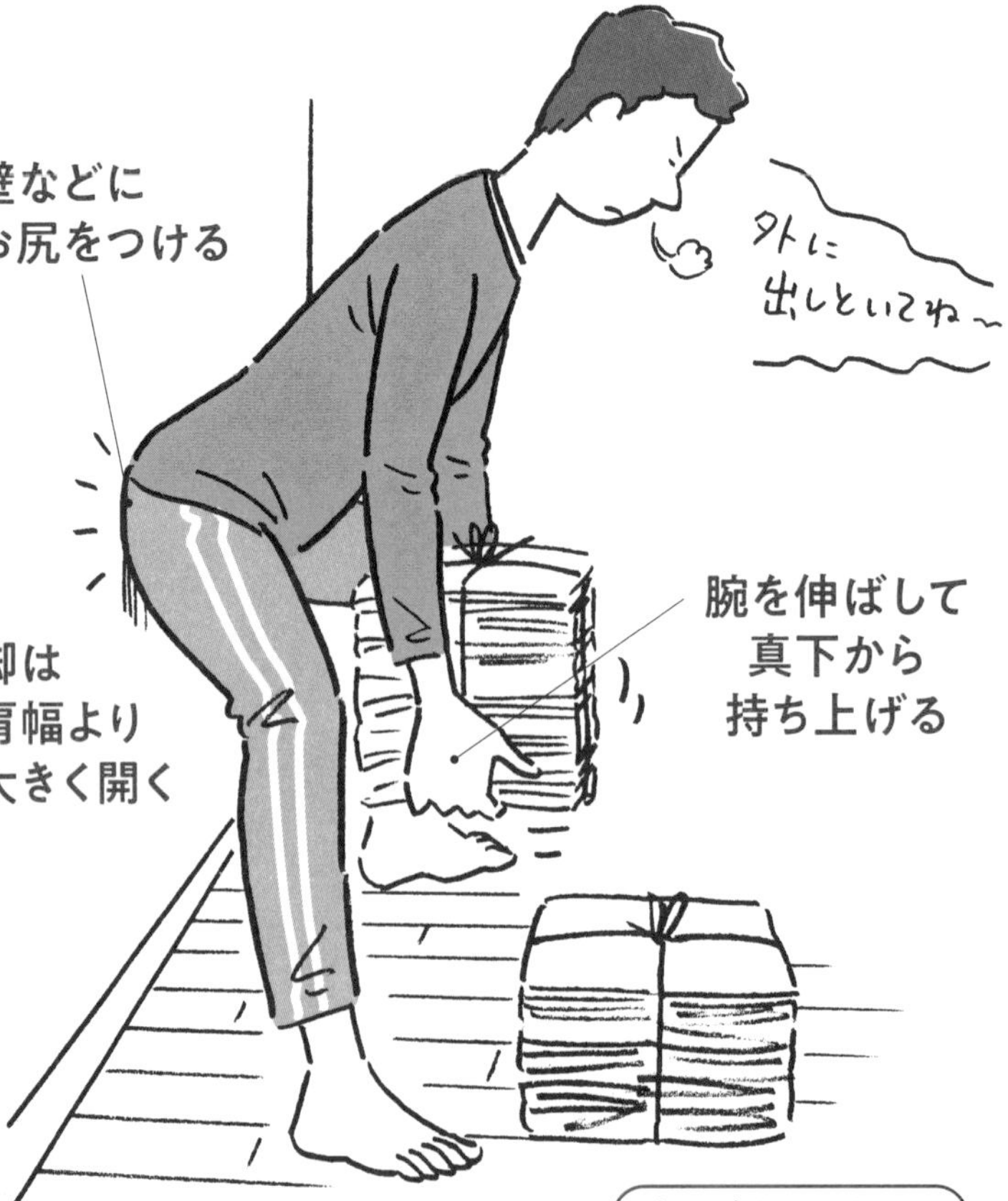

壁などに
お尻をつける
外に
出しといてね～
腕を伸ばして
真下から
持ち上げる
脚は
肩幅より
大きく開く

壁にお尻をつけて、体重を逃がす

痛みが消えるポイント

体にたぐり寄せるように持ち上げる

腰のコンディションがよくないときに重い物や人を持ち上げるのは、歩けないほどの腰痛悪化につながりやすく、避けるべき動作。どうしても今やらないといけないか考えることも必要です。

お孫さんのお世話などやむを得ず持ち上げるときは、腰にかかる負担を最小限に抑えましょう。

痛みが消えるポイント

立てひざで一気に立ち上がる

立てているひざに腕を置いて、支えながら持ち上げます。腕、脚、お腹に同時に力を入れて一気に立ち上がるのがポイント。すべりやすいところでは必ず靴下をぬぎます。

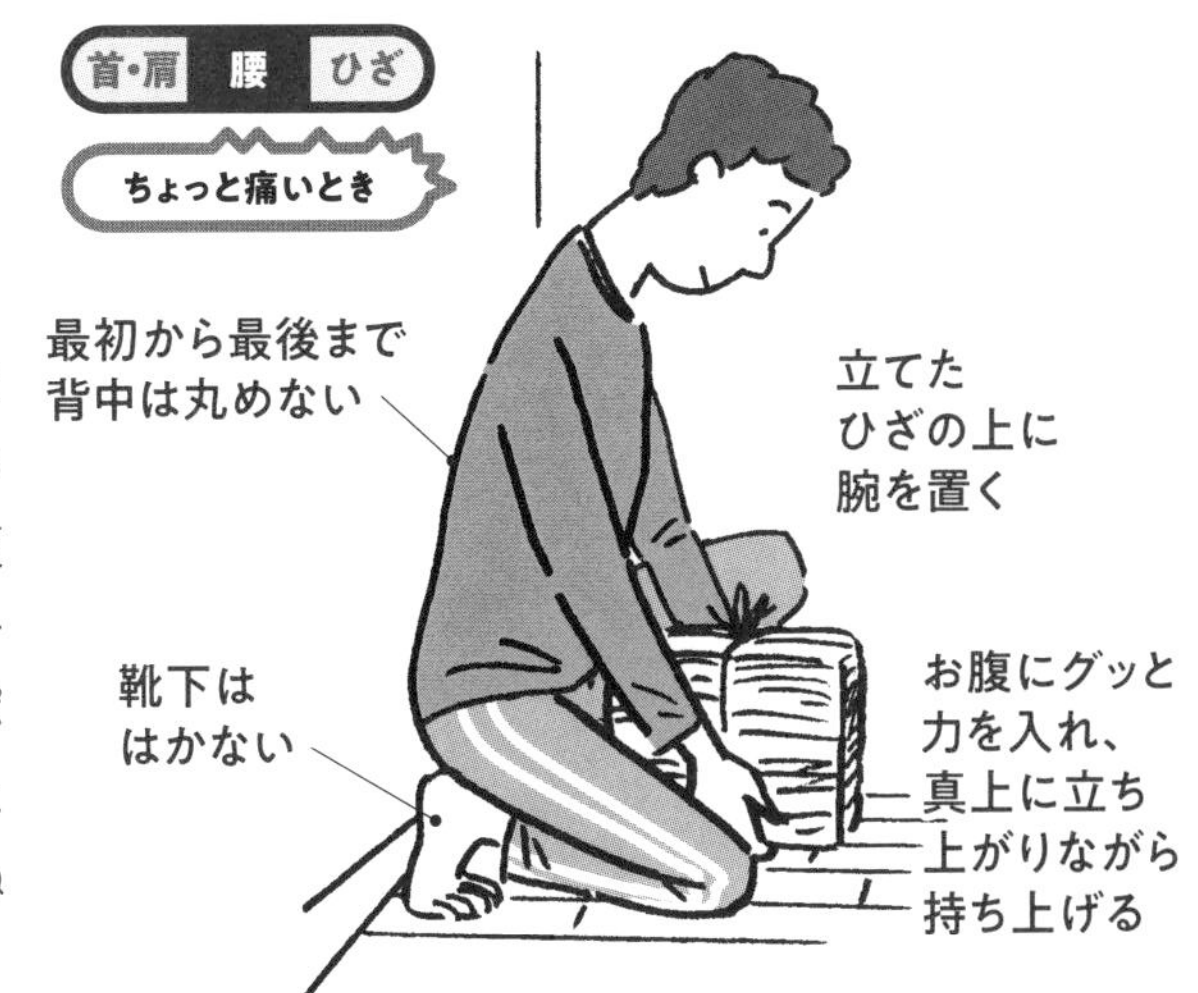
首・肩
腰
ひざ
ちょっと痛いとき
最初から最後まで背中は丸めない
立てたひざの上に腕を置く
靴下ははかない
お腹にグッと力を入れ、真上に立ち上がりながら持ち上げる

こんな動作に注意!

腰が痛いときにやってはいけない物や人の持ち上げ方

「正しい持ち上げ方」として紹介される持ち上げ方
普段の動作としては正しいのですが、腰が痛いときには腰痛が悪化しかねない持ち上げ方です。

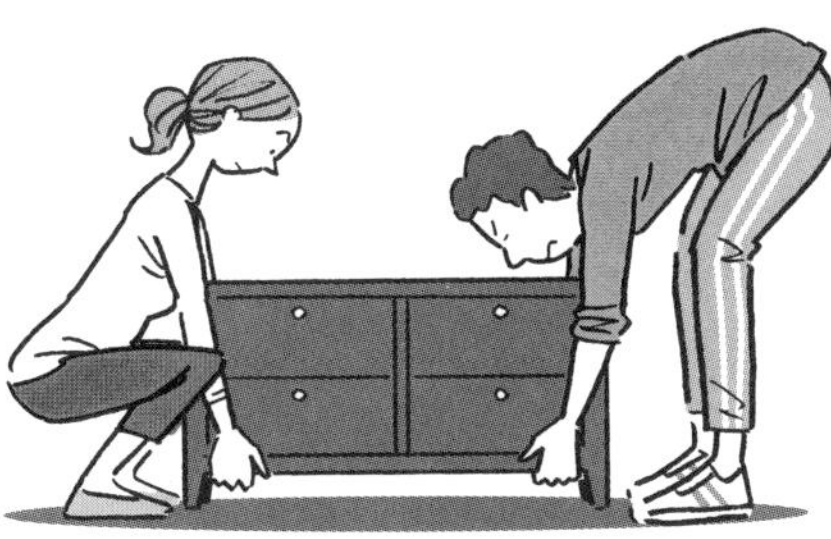

まちがった持ち上げ方
絶対に避けたい持ち上げ方。
軽い物を拾うときなどにやってしまいがちなので注意しましょう!

日常動作で腰痛は防げる

腰に負担がかかる動作が多い介護の現場では、腰痛で退職する人が少なくありません。

一方美容室では、腰痛で退職する美容師さんは昔に比べると減っているといいます。理由は前かがみにならなくてすむシャンプー台が開発されたこと、丸椅子に座ってカットするようになったことが大きいそう。腰痛の予防にはさまざまな手段で腰の負担を小さくすることが大切なのです。

痛みが消える日常動作

15

会議に出席する

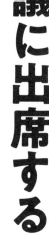

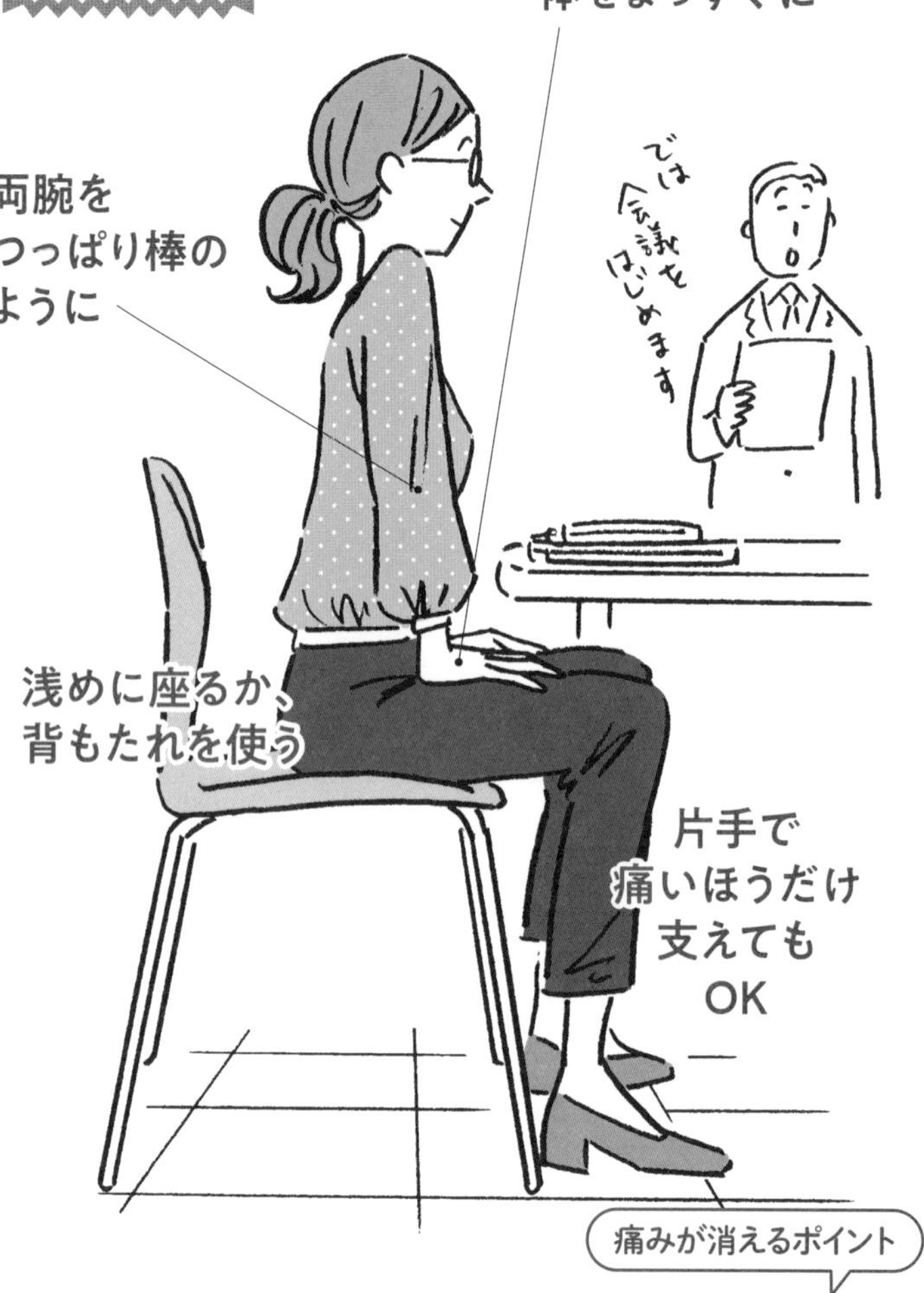
首・肩　腰　ひざ
めちゃくちゃ痛いとき
太ももを押して体をまっすぐに
両腕をつっぱり棒のように
では会議をはじめます
浅めに座るか、背もたれを使う
片手で痛いほうだけ支えてもOK

腕をつっぱり棒にして、体を支える

痛みが消えるポイント

つらくても下を向いちゃダメ！

手を太ももにつき、腕をつっぱり棒のように使い頭の重みを支えます。

背もたれを使ったり、浅めに座ったり、ひじから下をテーブルについて支えたりと、ポジションを変えながら会議をのりきりましょう。

これは、肩や首がこりやすい人にもおすすめの動作です。

痛みが消えるポイント

何か考えてる感を出しつつ伸ばす

斜め前に首を倒し、あごを引いて首の後ろを強めに伸ばす。おもむろに仰ぎ見るように上を向く。気持ちがいいと感じるところが疲れているところです。

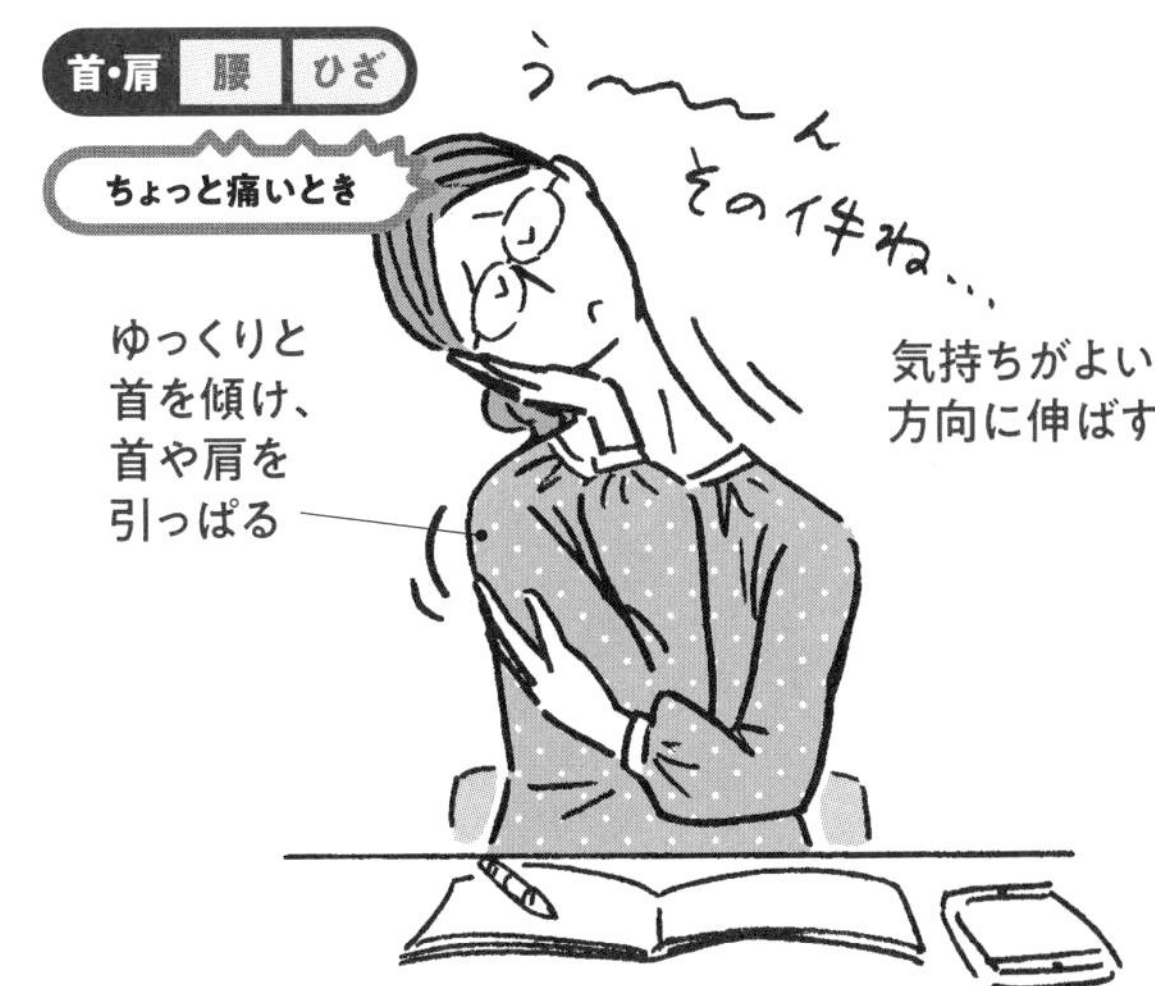
首・肩 腰 ひざ
ちょっと痛いとき
う〜〜ん
その件ね…
ゆっくりと
首を傾け、
首や肩を
引っぱる
気持ちがよい
方向に伸ばす

痛みが消えるポイント

痛まない体になる筋トレ的な姿勢

背すじを伸ばしてお腹を凹ませるのは、見た目は地味ですが、若々しい姿勢やどこも痛くない体をつくるのにもっとも適した筋トレです。

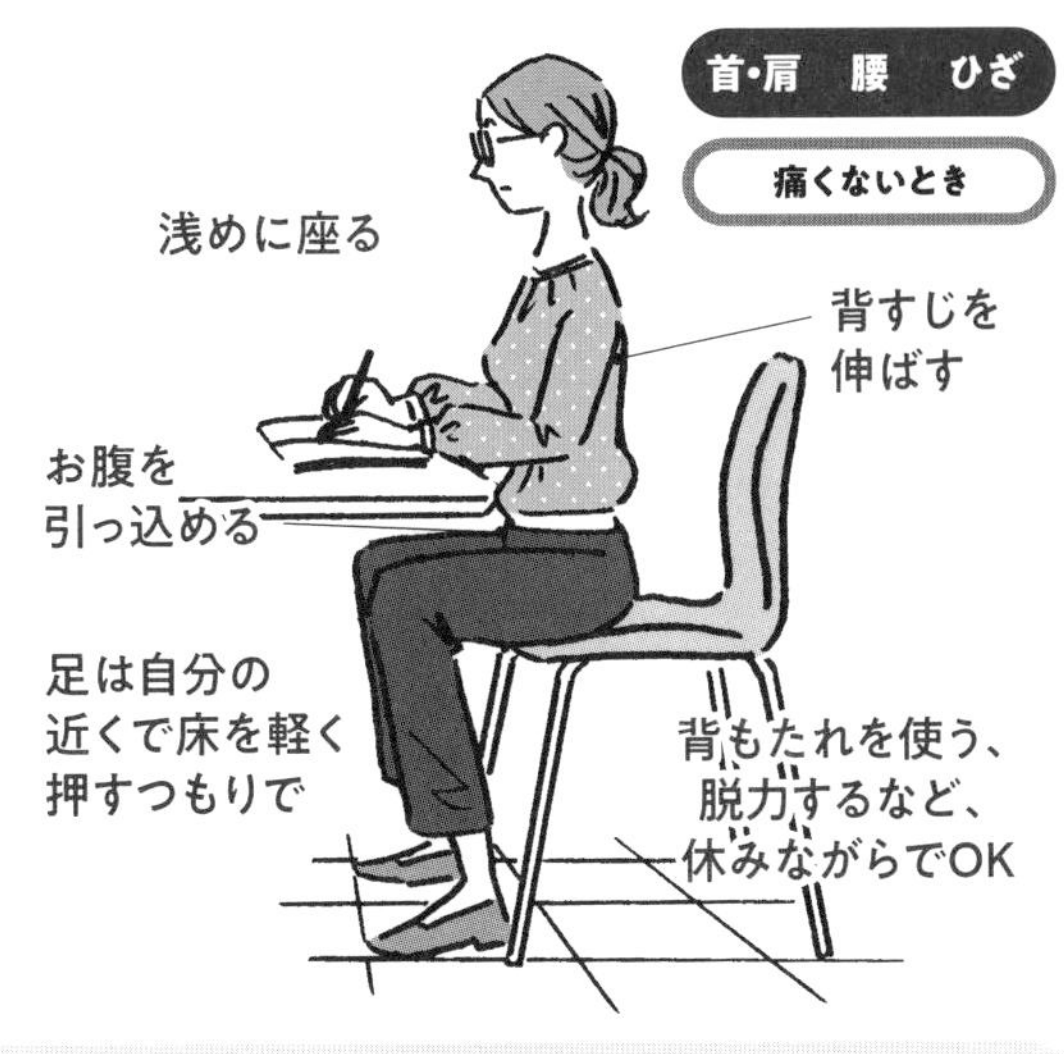
首・肩 腰 ひざ
痛くないとき
浅めに座る
背すじを
伸ばす
お腹を
引っ込める
足は自分の
近くで床を軽く
押すつもりで
背もたれを使う、
脱力するなど、
休みながらでOK

ラクをするほど疲れる不思議

疲れているからと背中が丸まった姿勢で座っていると、頭は前に突き出て、疲れは蓄積するばかり。ラクにしているつもりが、かえって体は疲れるのです。

椅子の座り方ひとつで首・肩・腰にかかる負担が変わり、体の疲れ方も変わります。

足を近くについて床を押すように座ると、頭の重みを脚で支える形になり、段違いに疲れにくくなります。

首・肩　腰　ひざ

めちゃくちゃ痛いとき

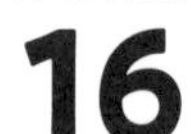
痛みが消える
日常動作
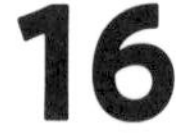
16

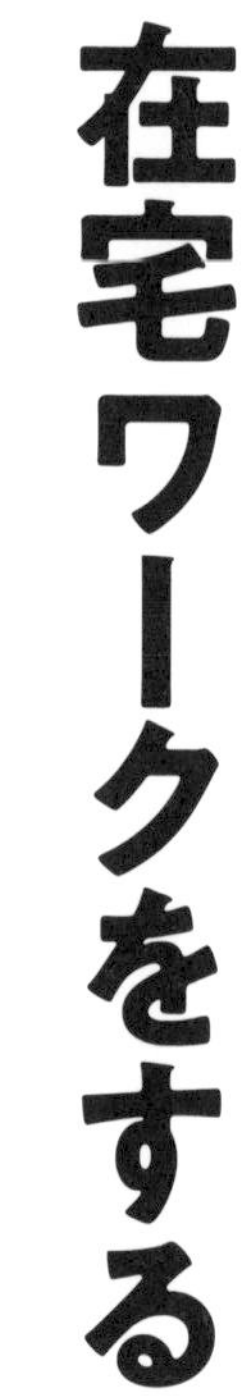
在宅ワークをする

パソコンの画面を顔の正面の高さに調節

枕やクッションを置いて、頭から背中まで支える

仕事…？

足はお尻のそばに、指を折り曲げる

両ひじは浮かせずにマットにつける

太ももをスタンドがわりにしてパソコンを置く

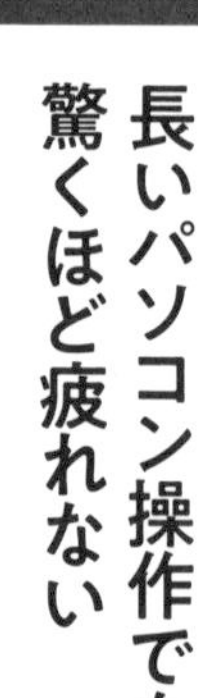
長いパソコン操作でも
驚くほど疲れない

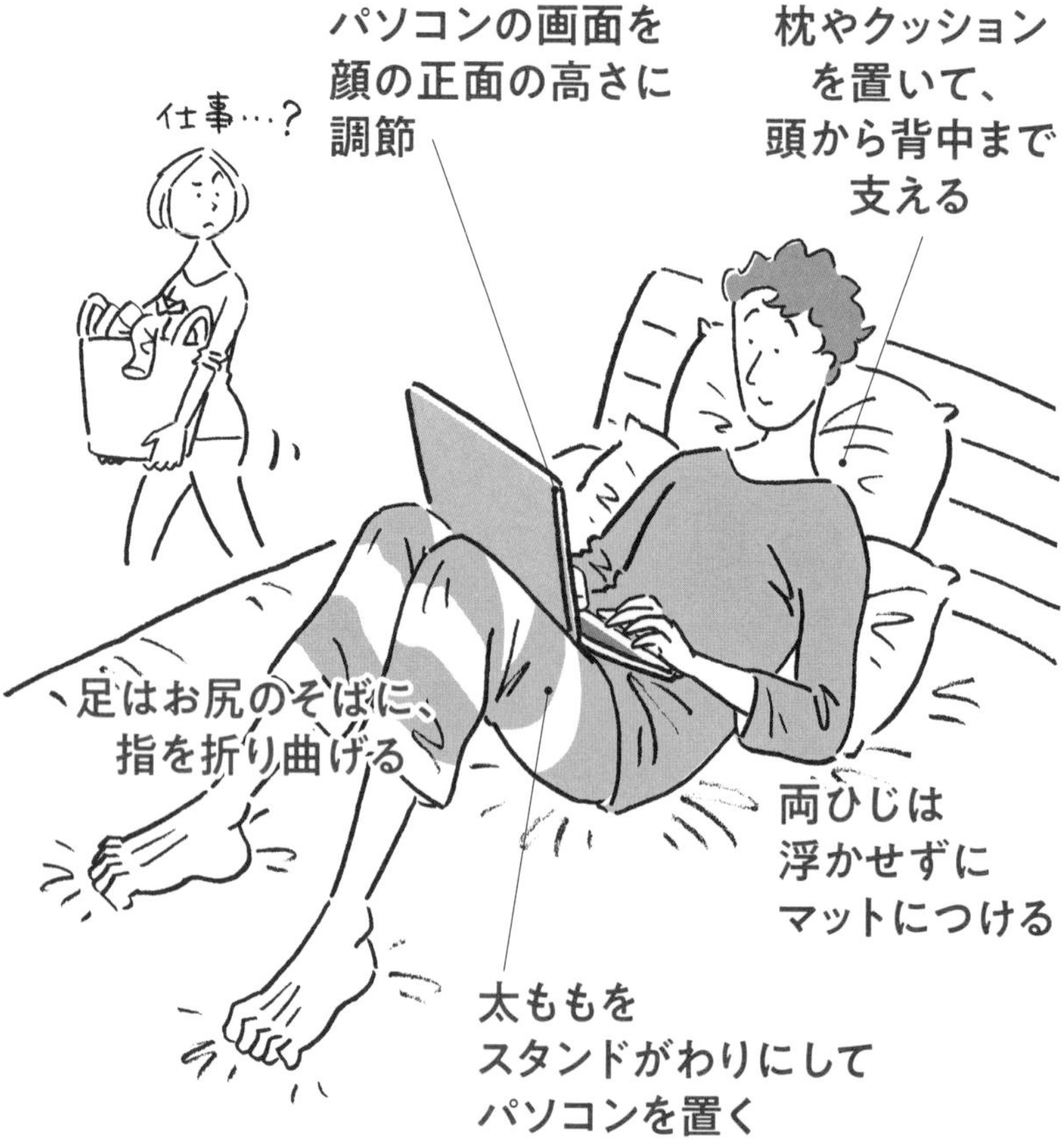

痛みが消えるポイント

在宅ワーク限定のパソコン術

これは私が普段行っている、痛くないときにもおすすめの動作です。

足指を折り曲げると、足がすべりにくく安定します。足指を伸ばす、足の位置を変えるなど、適宜ポジションを変えてください。

ひじが浮いていると、腕や肩が疲れるのでご注意を。

痛みが消えるポイント

腰も肩も首も気持ちよく伸びる

在宅ワークでは行動が限られ、体がこわばりがちです。上半身を倒しにくい場合には、お腹に枕やクッションを挟んで行ってみてください。

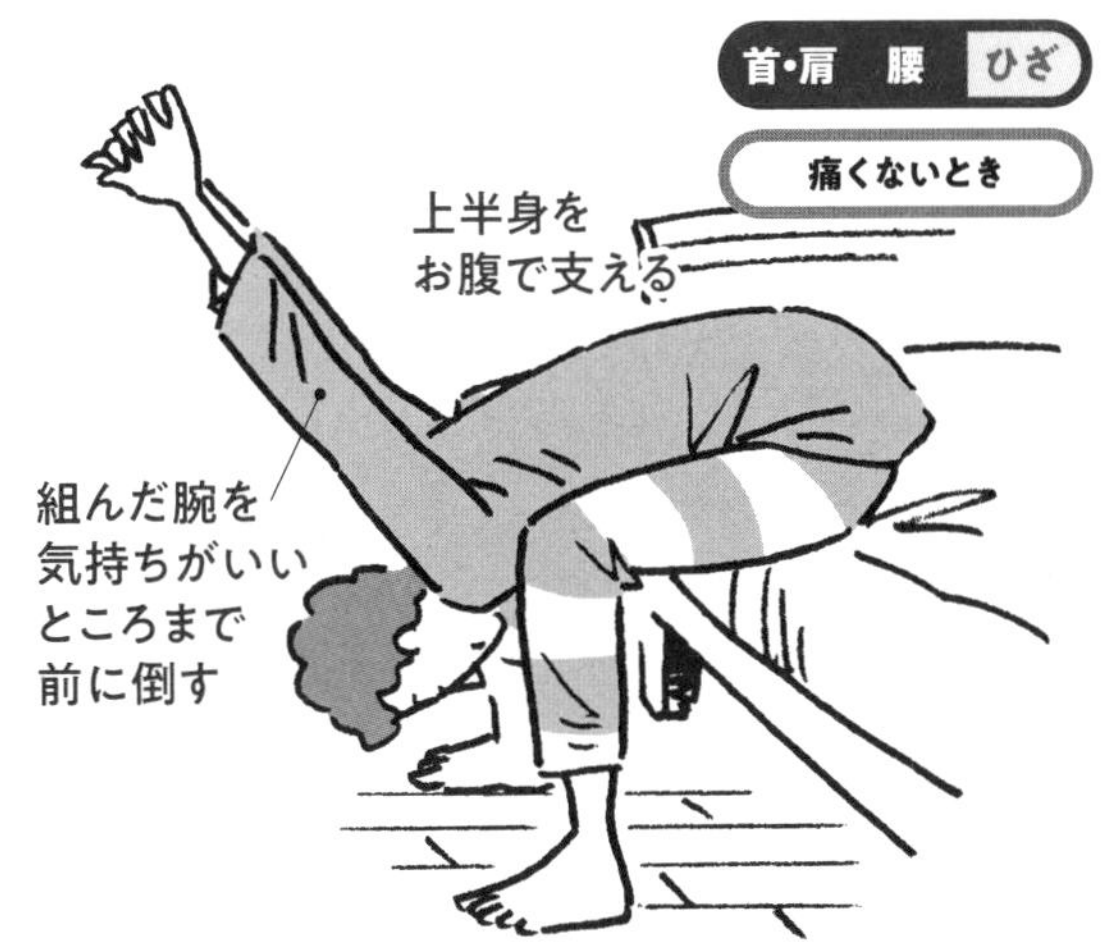
首・肩
腰
ひざ
痛くないとき
上半身をお腹で支える
組んだ腕を気持ちがいいところまで前に倒す

痛みが消えるポイント

仕事の合間に、ちょっとゆらす

腰だけをゆらすのが難しい場合は、肩も一緒にゆさゆさと横にゆらしてみましょう。パソコン画面を見ながらではなく、目を閉じて行うと気持ちよさが倍増です。

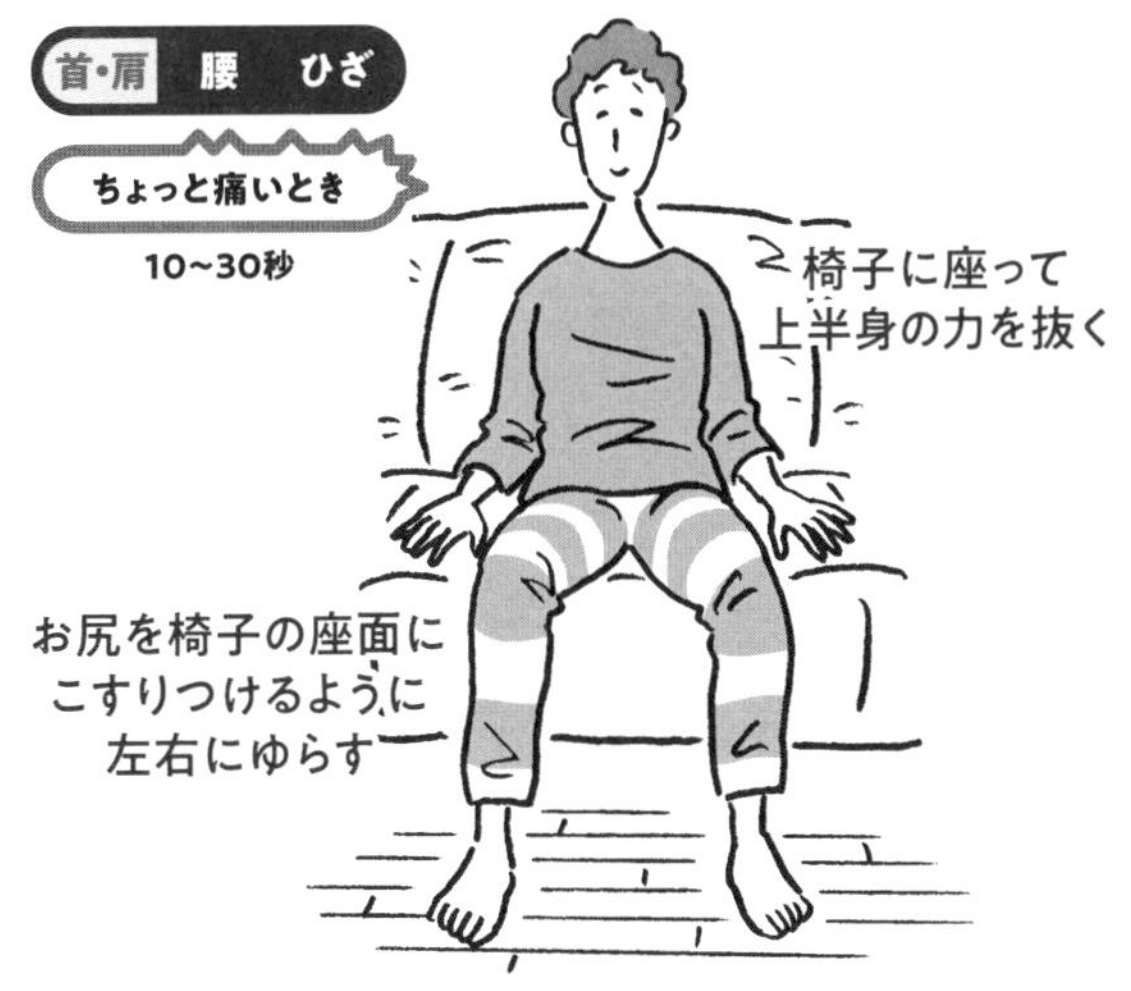
首・肩
腰
ひざ
ちょっと痛いとき
10~30秒
椅子に座って上半身の力を抜く
お尻を椅子の座面にこすりつけるように左右にゆらす

汚名返上！ 貧乏ゆすり

子どものころ、「貧乏ゆすりはお行儀が悪いからやめなさい」と言われませんでしたか？

ところが近年、貧乏ゆすりによって組織の再生が促されることがわかり、変形性ひざ関節症や変形性股関節症の治療法として、国内外で高く評価されるようになりました。ストレッチよりも血行をよくする効果は高いくらいなので隙間時間などに積極的に取り入れたいです。

首・肩　腰　ひざ

ちょっと痛いとき

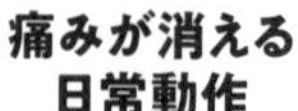
痛みが消える
日常動作

17

おじぎをする

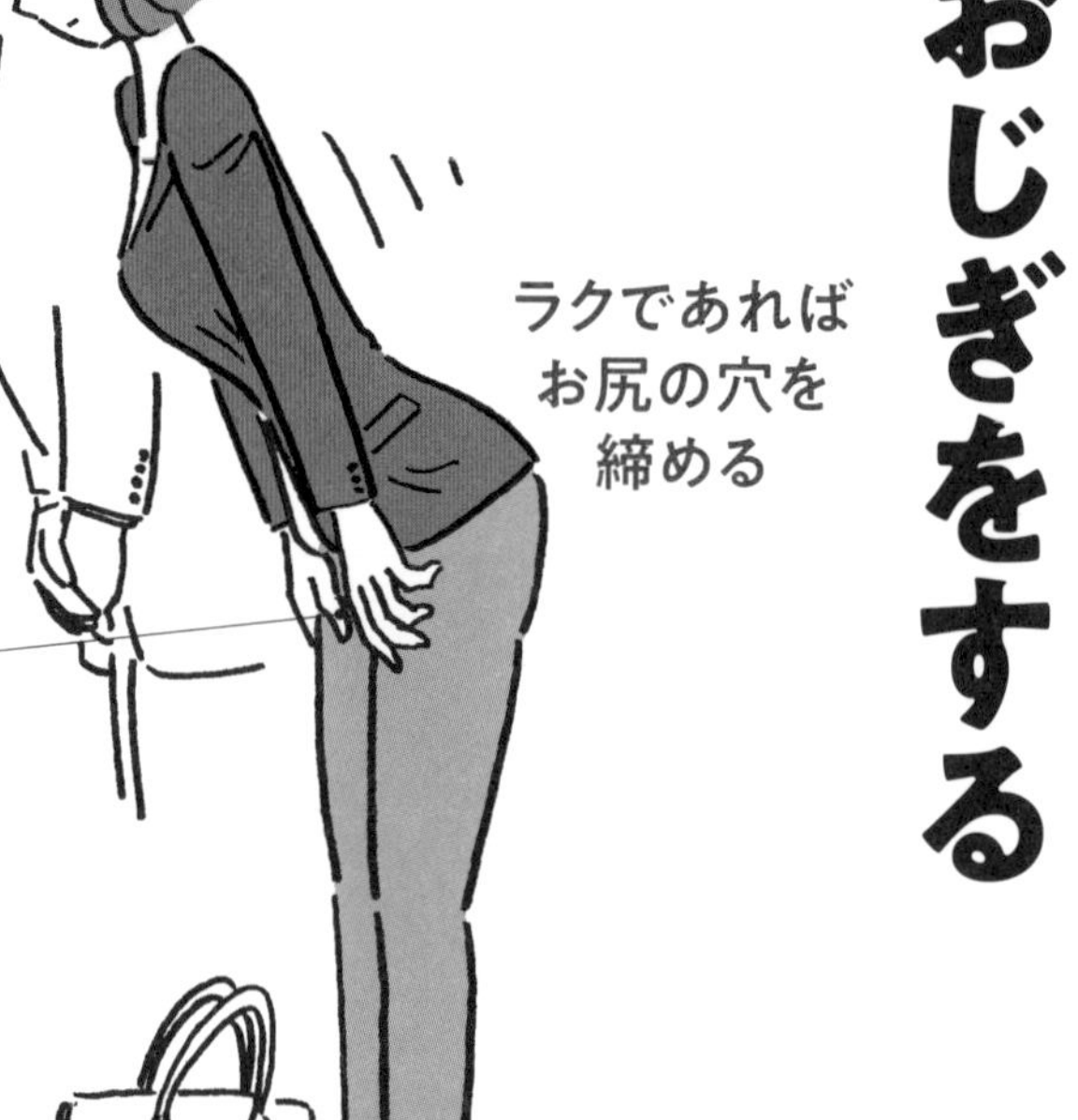
この度は申しわけございません…
ラクであれば
お尻の穴を
締める

太もものつけ根に
置いた手で
支えながら
上半身を前傾させる

手の使い方で、礼儀は尽くせる

痛みが消えるポイント

おじぎは浅めに行う

腰に疲れや痛みが少しでもあるときは、深い角度のおじぎを避けましょう。角度が浅めでも、相手より長めにおじぎをすると失礼にならないと思います。

できれば何かにお尻をつける、テーブルにさりげなく手をつくなどすると、腰の負担はぐんと小さくなります。

痛みが消えるポイント

痛みを回避する苦肉の策

上半身をわずかに前に傾けただけで強い痛みが起こるようなときには、おじぎ動作をあきらめることも検討してください。一刻でも早く元気な腰に戻りましょう。

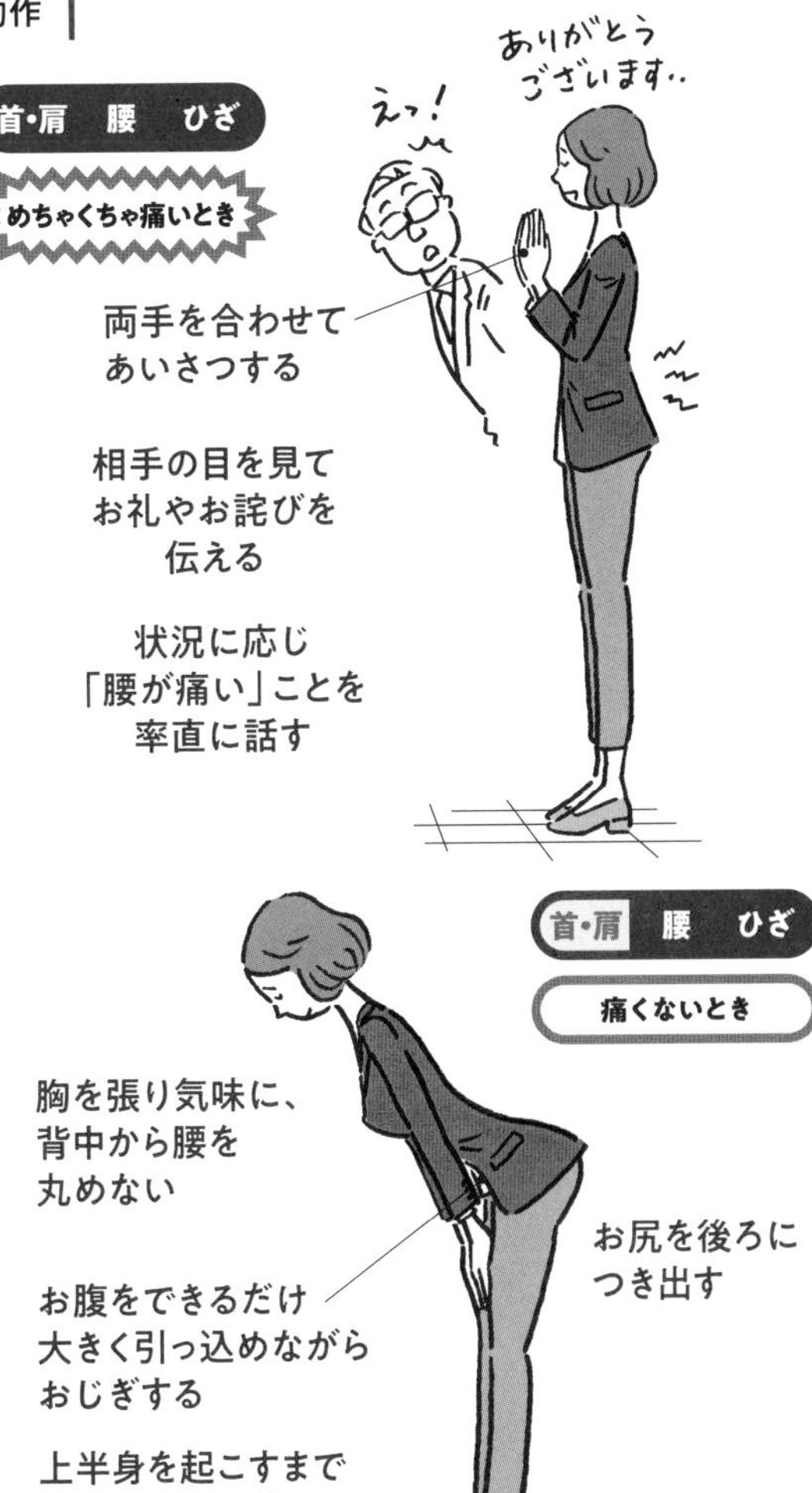
首・肩 腰 ひざ
めちゃくちゃ痛いとき
ありがとうございます‥
えっ!
両手を合わせてあいさつする
相手の目を見てお礼やお詫びを伝える
状況に応じ「腰が痛い」ことを率直に話す
首・肩 腰 ひざ
痛くないとき
胸を張り気味に、背中から腰を丸めない
お尻を後ろにつき出す
お腹をできるだけ大きく引っ込めながらおじぎする
上半身を起こすまでお腹は凹ませ続ける

痛みが消えるポイント

おじぎで腰を守る方法

おじぎする角度にかかわらず、おじぎと同時にお腹をギュッと凹ませるクセをつけてみて。

見慣れないおじぎ、そのワケは？

お腹の前で手を重ね、上半身を倒さず、あごを大きく引いて「いらっしゃいませ」と言うサービス業の方のおじぎを見たことがあるでしょうか。私は腰痛対策のおじぎと推測しています。お店の人全員が同じおじぎなので、そのようなマニュアルがあるのでしょう。

小さなおじぎでも、1日に何回もくり返せば腰によいわけがありません。新しい形のおじぎが広がるとよいと思います。

column

腰が痛いときにおすすめ「お尻たたき」

私は、肩こり・腰痛解消のセミナーに集まってくださった皆さんに、必ず姿勢のチェックをさせていただきます。

とくに大事なのが背すじの伸ばし方で、ご自分ではまっすぐ上に伸びているつもりでも、少し前傾していたり、そっていたり、まったく伸びていないこともよくあります。

背すじを最大限に伸ばす動作を生活の中でまったく行わないでいると、背すじを伸ばすための筋力が衰えて、頭の重みがかかる筋肉や関節に負担をかけるようになります。

心当たりのある方は、１日１回でいいので、頭や背中を壁につけた状態で、手を組んで真上に伸びることをおすすめします。私は毎朝起きたときに伸びをしています。

また、腰が痛いときに試していただきたいのが、横向きに寝て、肩たたき棒でお尻の横をたたくこと。対症療法ではありますが、疲れて硬くなっているお尻をほぐすことで腰の痛みがラクになります。肩たたき棒がなければ手をグーにしてたたいてみてください。

第4章

痛みが消える
移動
の日常動作

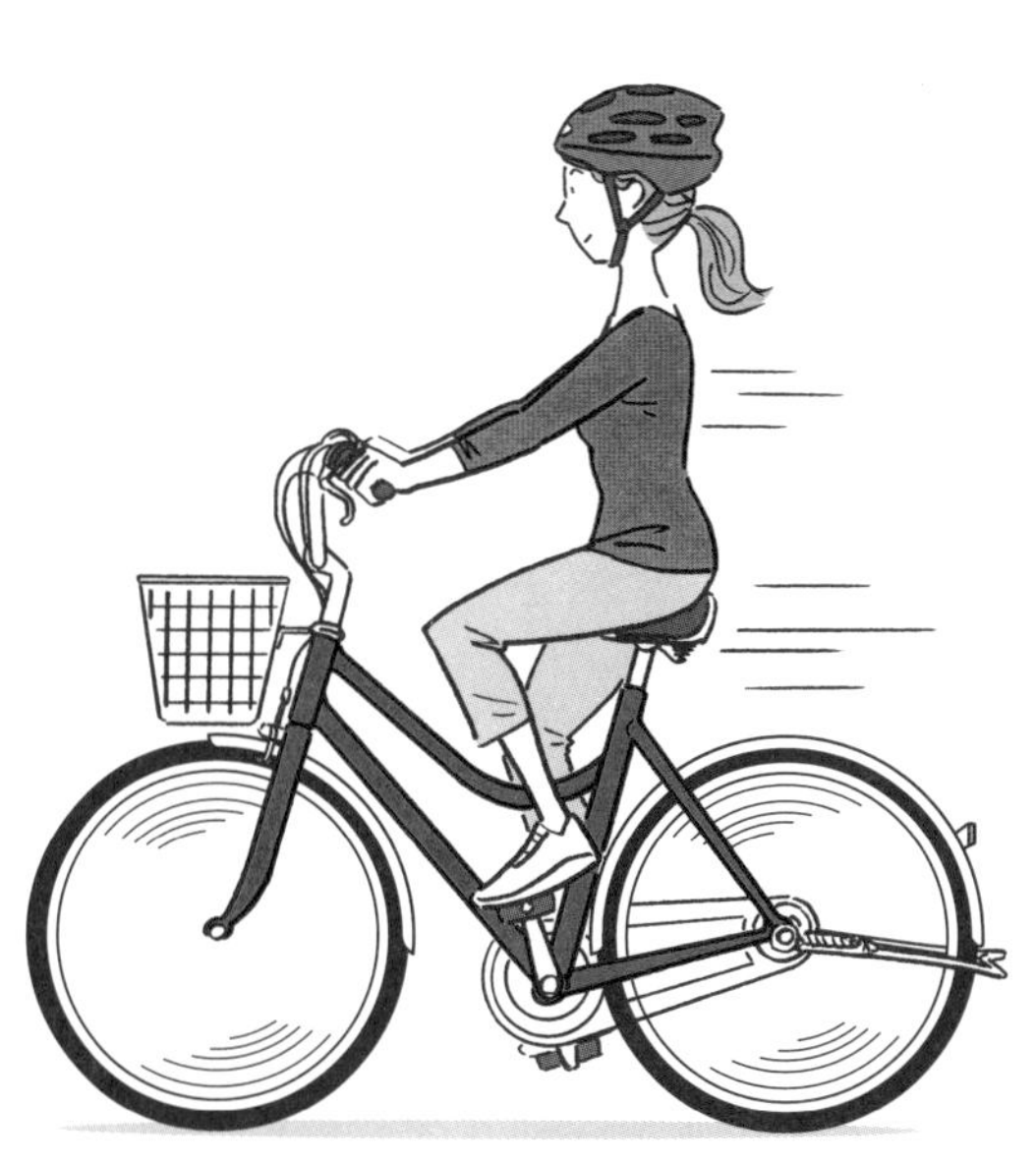

首・肩　腰　ひざ

めちゃくちゃ痛いとき

痛みが消える日常動作

18 家の中を移動する

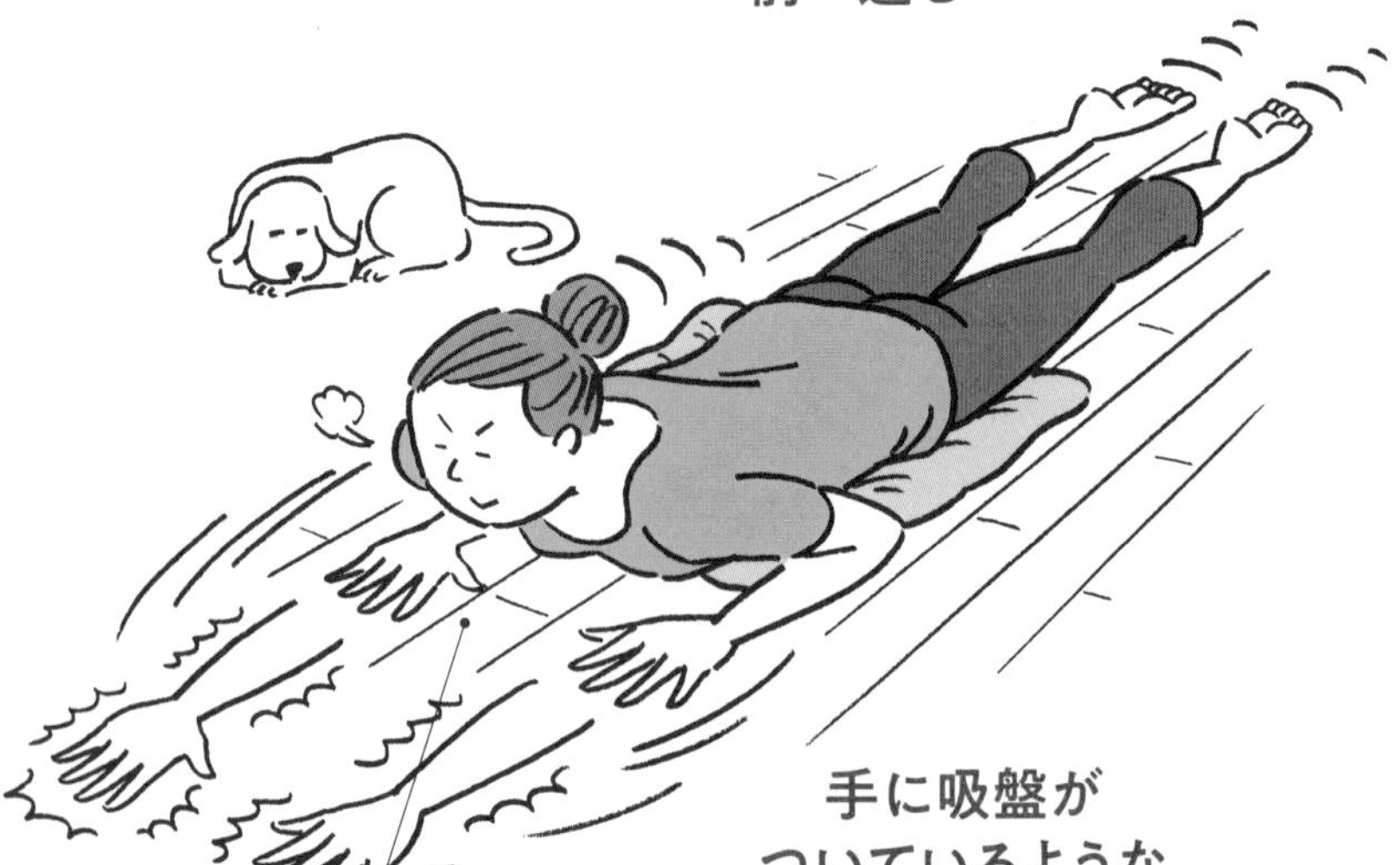

腕の力で体をたぐり寄せるように前へ進む

手に吸盤がついているようなイメージ

両手を前につく

非常時は両手の力で、ほふく前進

痛みが消えるポイント

立ち上がれないときの移動手段

家の中で立てなくなって困ったら、がんばって立とうとせずに、つかまれるものがあるところまで「ほふく前進」で移動するほうが賢明です。

また、歩くだけでもつらいときは、フローリングならバスタオル、カーペットならビニールシートやポリ袋を体の下に敷くとよりスムーズに移動できます。

首・肩 腰 ひざ
ちょっと痛いとき

痛みが消えるポイント

壁やテーブル、傘などを使う

ほふく前進するほどではないけれど痛みがつらいときにおすすめの方法です。壁やテーブルを支えにしながら、場合によっては傘などを杖代わりにして歩くと、とてもラクです。

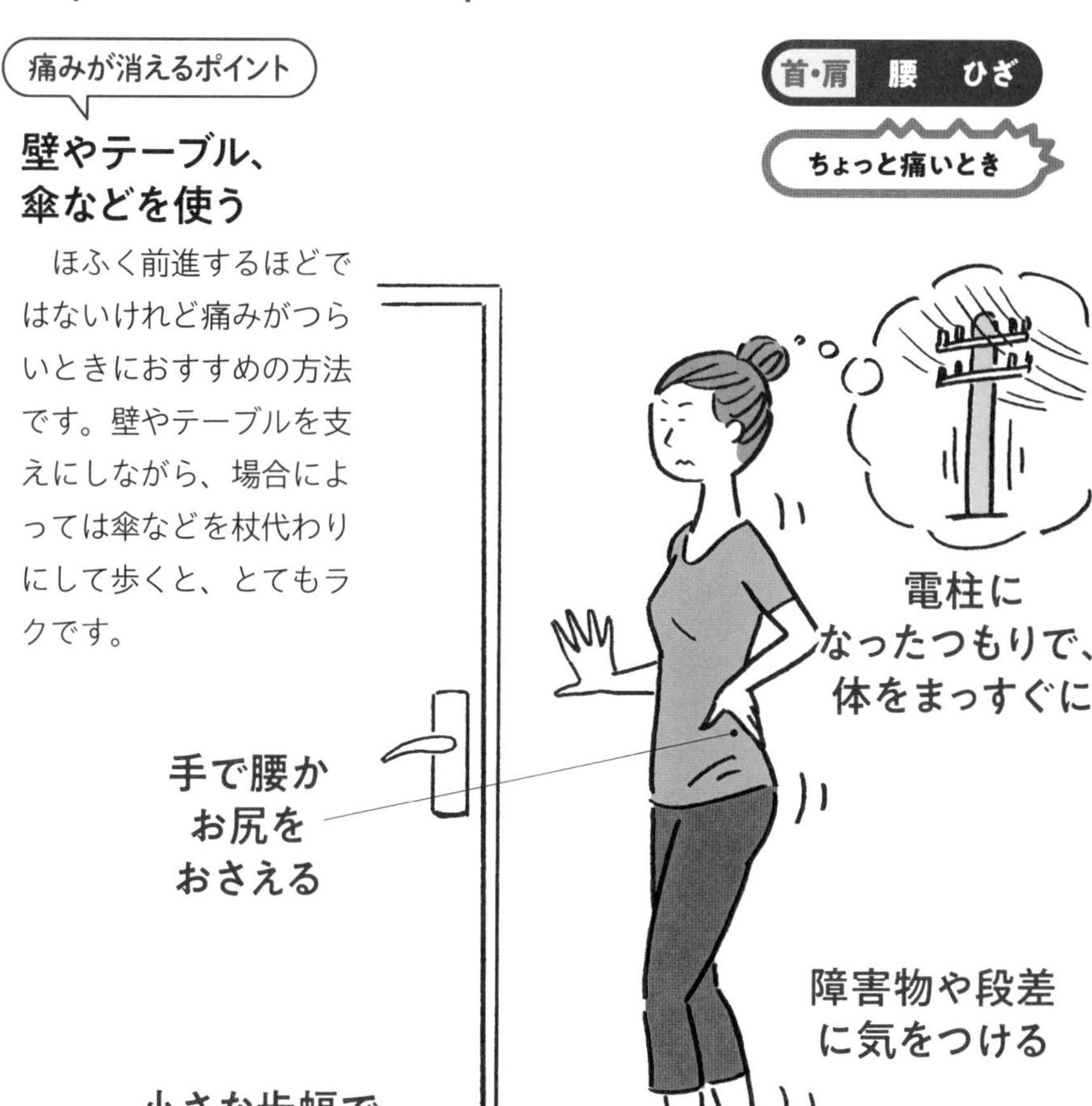
電柱になったつもりで、体をまっすぐに
手で腰かお尻をおさえる
障害物や段差に気をつける
小さな歩幅ですり足気味に

激痛で動けない！ぎっくり腰対処法

知人が腰痛で立ち上がれなくなり、困りはてて電話がかかってきたことがあります。とにかく安静第一で、少しでもラクな体勢で横になるように伝えました。

腰の激痛は無理さえしなければ、1〜3日でかなり落ち着きます。そして、強い痛みがとれてからは安静にしすぎないこと。

本書の動作で腰をいたわりながら最短で回復を目指しましょう。

首・肩　腰　ひざ

めちゃくちゃ痛いとき

痛みが消える日常動作

19

出先での立ち方

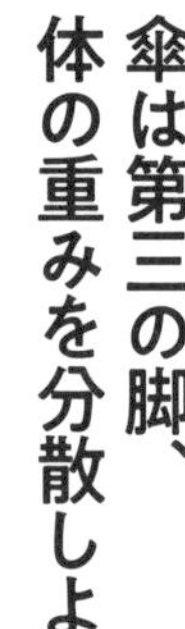
傘は第三の脚、
体の重みを分散しよう

頭の位置を高く

脇を締める

痛い側の体に
手をつけて固定

傘を体の
近くにつき
地面を押す

痛みが消えるポイント

傘は心強い味方

傘に体重はかけません。体が前に傾かないよう、脚を補助して支えるつっぱり棒のようなイメージです。

腕は必ず体につけて前・中央・横・後ろなど、よりラクな位置に傘をつきます。

傘がすべらないように、十分に気をつけてください。

痛みが消えるポイント

意外に人には バレないんです

少し体を後ろに倒して腰を前に突き出す動作です。腰が痛いときに行うのはもちろん、腰が疲れたと思った時点でこまめに行うと腰痛の予防にもなります。

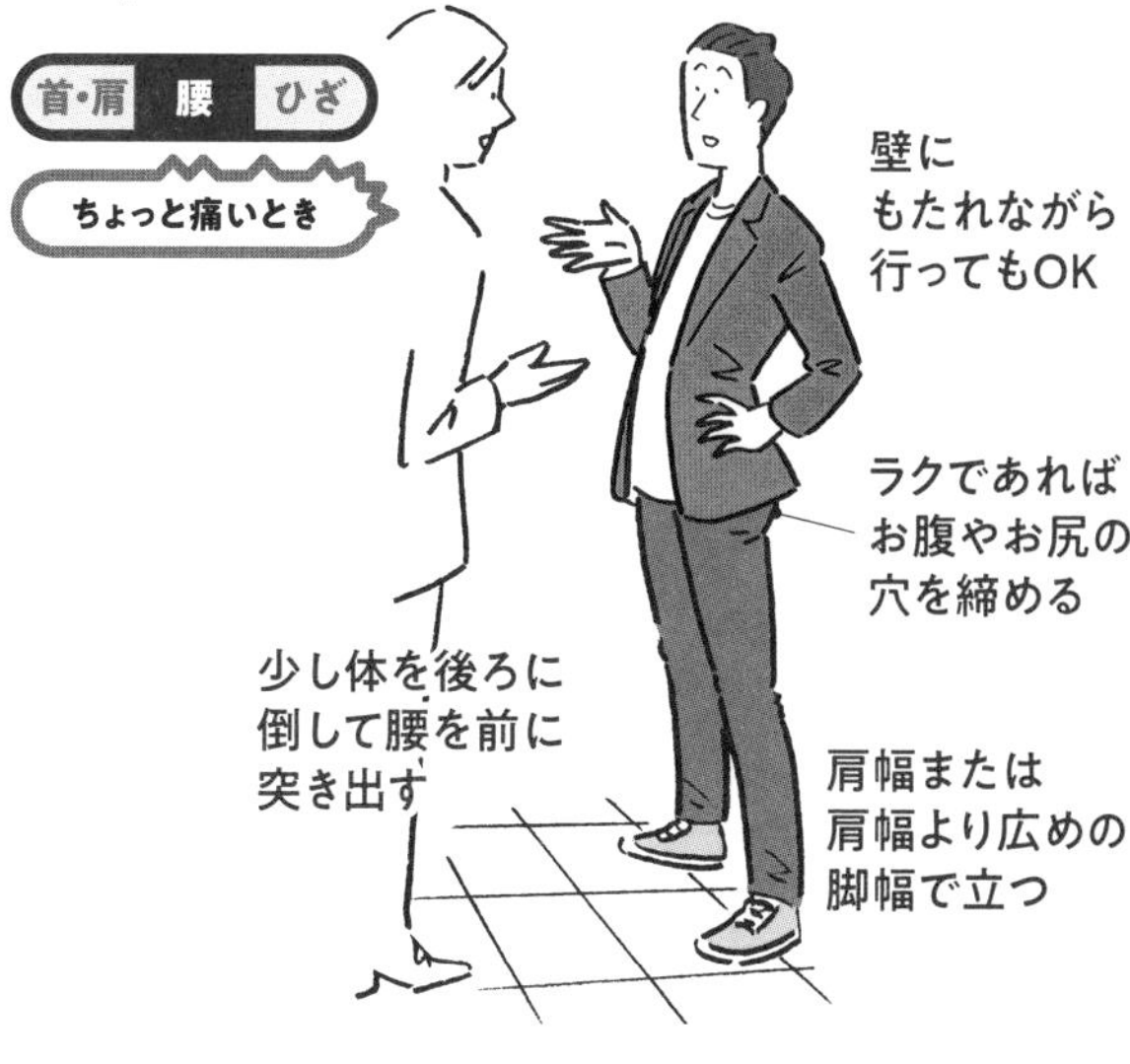
首・肩
腰
ひざ
ちょっと痛いとき
壁に
もたれながら
行ってもOK
ラクであれば
お腹やお尻の
穴を締める
少し体を後ろに
倒して腰を前に
突き出す
肩幅または
肩幅より広めの
脚幅で立つ

痛みが消えるポイント

痛みのないときに 鍛えよう

待ち合わせやバス・電車を待つときは大チャンス！　頭を支える筋力を一挙に鍛えることができます。

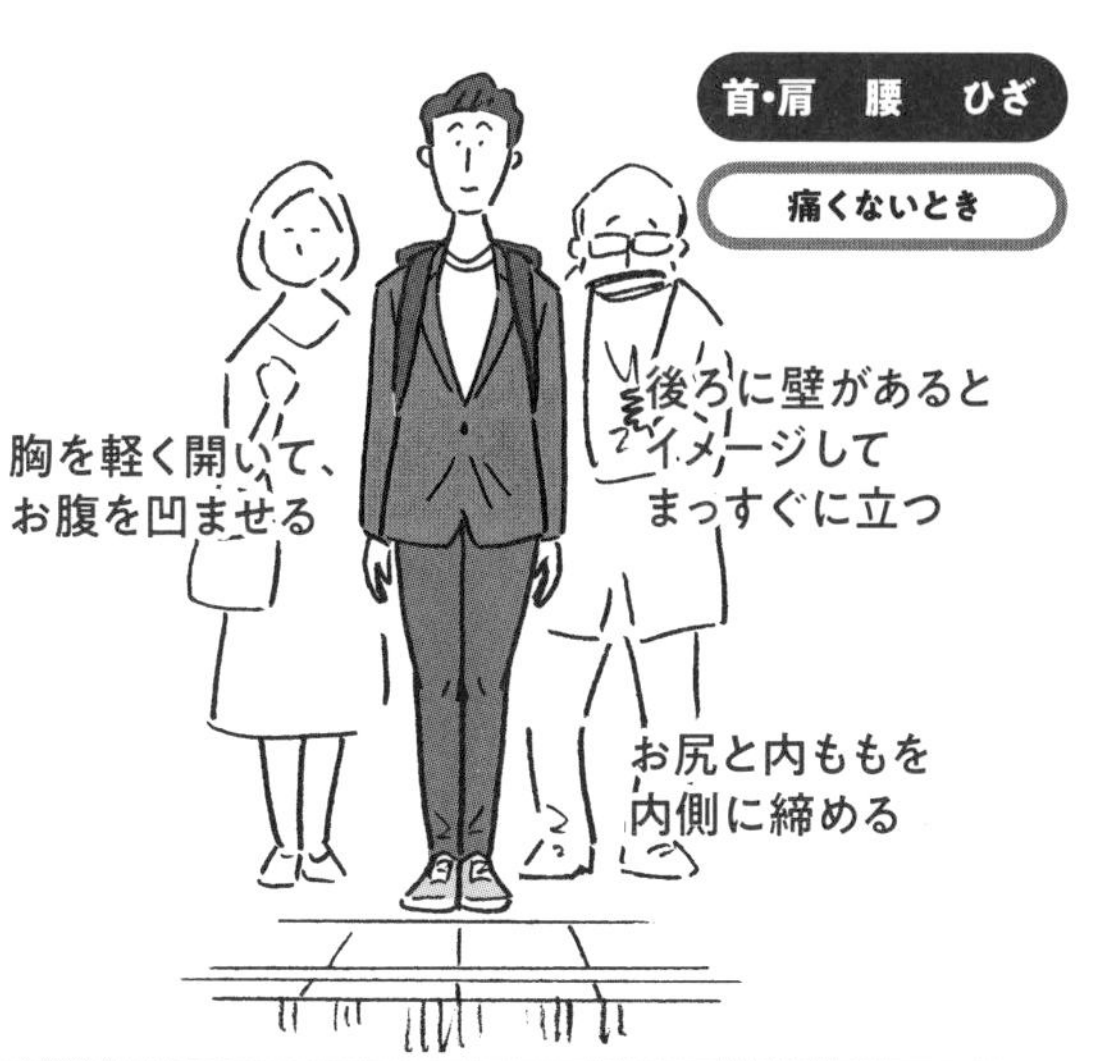
首・肩
腰
ひざ
痛くないとき
後ろに壁があると
イメージして
まっすぐに立つ
胸を軽く開いて、
お腹を凹ませる
お尻と内ももを
内側に締める

30年も続けているにはワケがある

まっすぐに立って体を内側に締める動作は、私が信号待ちやエレベーターの中でもう30年続けている動作です。痛みが出なくなるだけでなく、スタイルがよくなります。

また、お尻を締める動きが尿もれに、太ももを内側に締める動きがO脚の予防や改善に効果を発揮します。

痛みを感じない程度に、今日から始めていただきたいくらいおすすめの動作です。

首・肩　腰　ひざ

ちょっと痛いとき

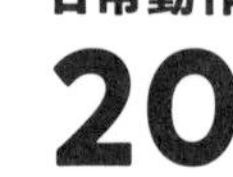

痛みが消える日常動作

20

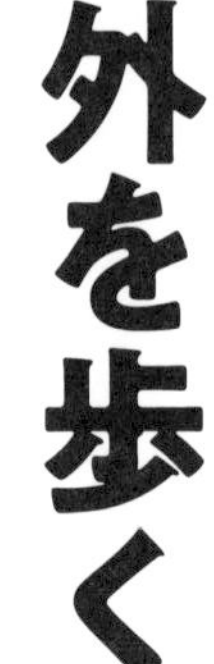

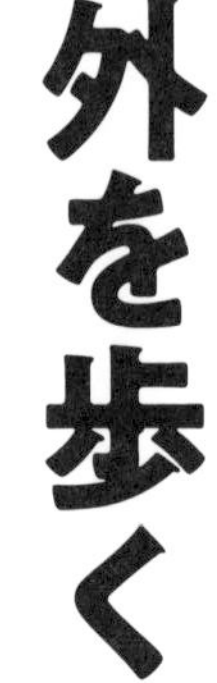

外を歩く

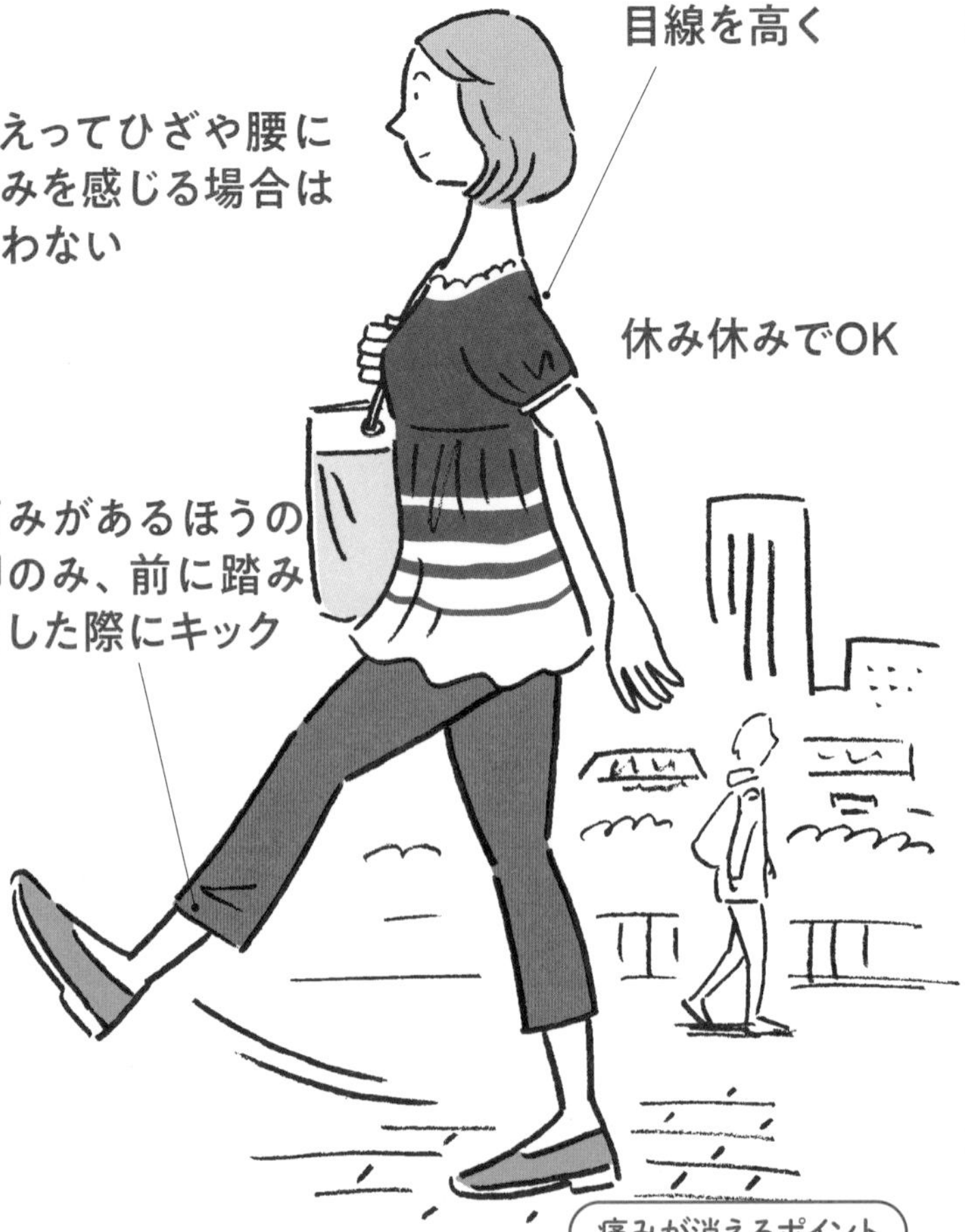

背すじを伸ばして
目線を高く

かえってひざや腰に
痛みを感じる場合は
行わない

休み休みでOK

痛みがあるほうの
脚のみ、前に踏み
出した際にキック

キック歩行で、ひざの痛みを蹴り飛ばす

痛みが消えるポイント

歩きながらひざの痛みをとる

ひざ関節の下を切り離して飛ばすイメージで行う動作です。骨と骨の間に隙間をつくって関節をゆるめます。

難しい場合は、100ページのように座って連続キックをしてコツをつかんでください。キックしながら歩くのは一瞬の動きなので、意外と人には気づかれません。

痛みが消えるポイント

キャスターバッグや傘で支えながら歩く

キャスターバッグや傘は腰やひざを援護してくれますが、でこぼこ道や砂利道はキャスターの敵。腰にも響くので、平らな道を選ぶことも肝心です。

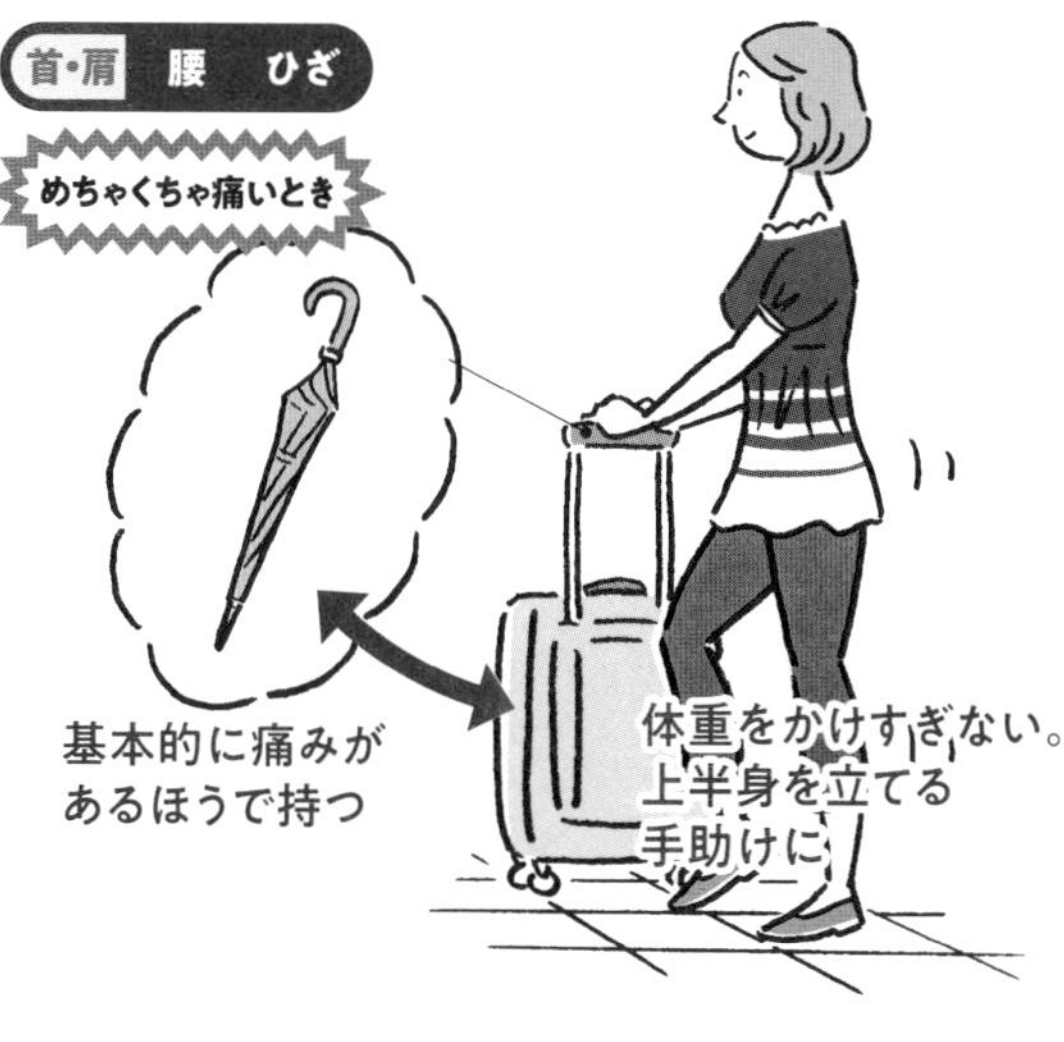
首・肩 腰 ひざ
めちゃくちゃ痛いとき
基本的に痛みがあるほうで持つ
体重をかけすぎない。上半身を立てる手助けに

痛みが消えるポイント

どこも痛くない体をつくる歩き方

強め＆長めにお腹を凹ませることで、腰痛用コルセットのように腰回りを締めつけて保護してくれる筋肉を鍛えます。休み休みでも行う価値ありです。

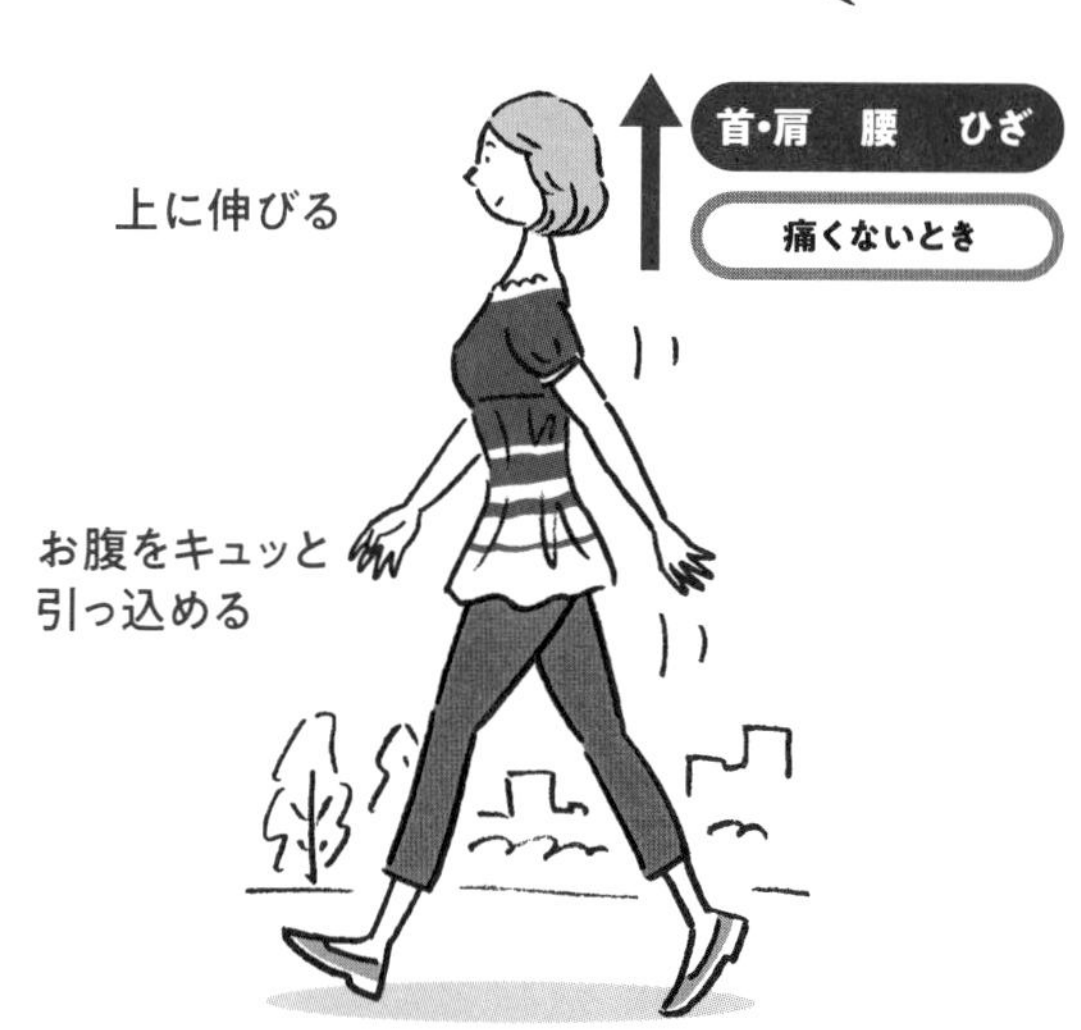
上に伸びる
首・肩 腰 ひざ
痛くないとき
お腹をキュッと引っ込める

そり腰の腰痛がその場で消えた話

雑誌のお仕事で指導したある女優さんは、数十年来の腰痛に悩まされてきたとのこと。

壁を背に立つとかなりのそり腰でしたが、その自覚はなく、意識的に胸をはって姿勢をよくしてきたそうです。

そこで、壁と腰の後ろの隙間を埋めるようにお腹を凹ませる練習をしたら、その場で腰の痛みが消失。「腰痛は持病じゃなかったんですね！」と驚かれていました。

痛みが消える
日常動作
21

階段の上り下り

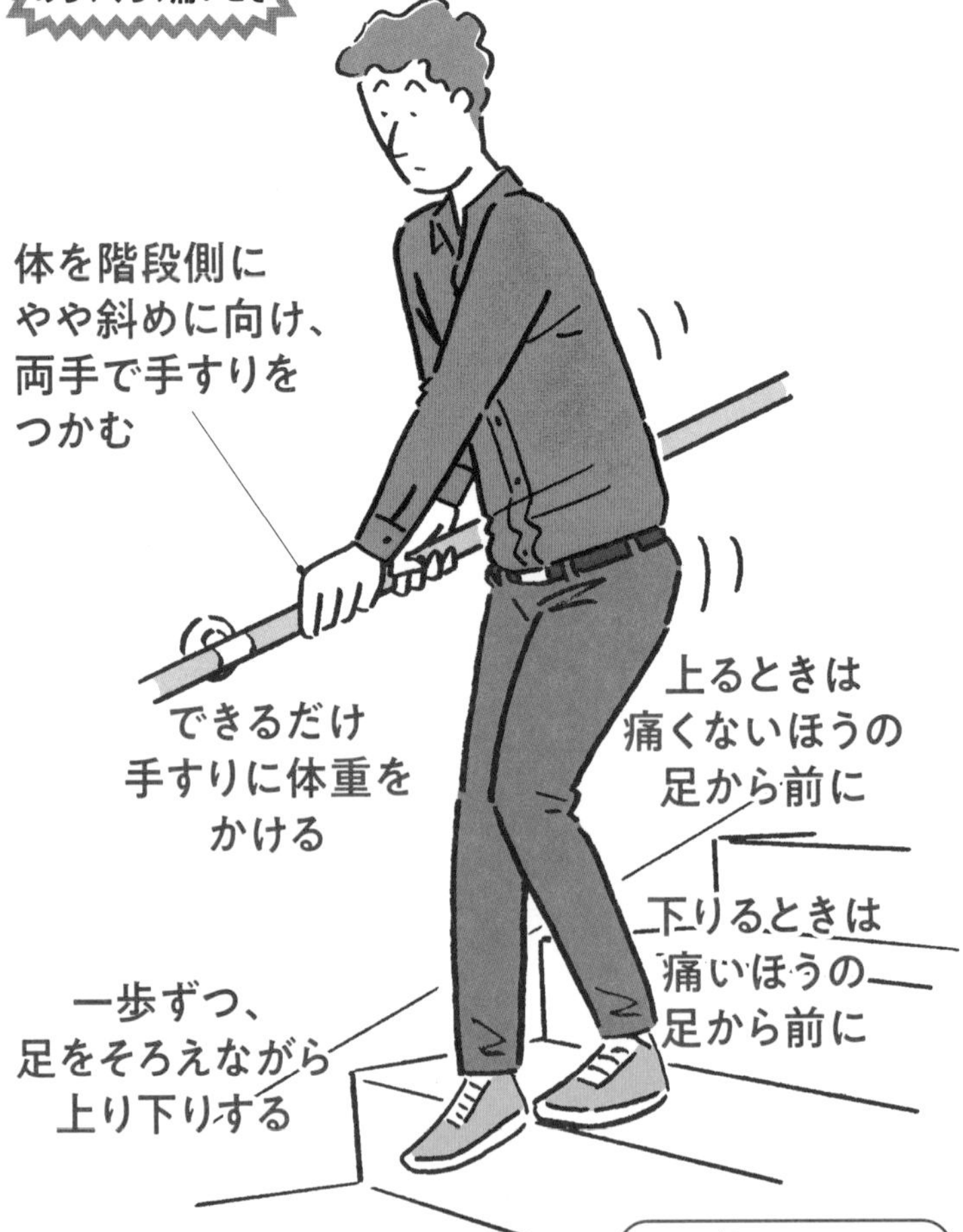

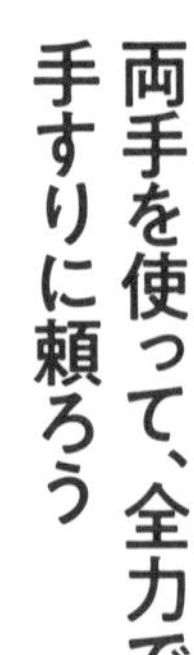
両手を使って、全力で
手すりに頼ろう

首・肩　腰　ひざ

めちゃくちゃ痛いとき

体を階段側にやや斜めに向け、両手で手すりをつかむ

できるだけ手すりに体重をかける

上るときは痛くないほうの足から前に

下りるときは痛いほうの足から前に

一歩ずつ、足をそろえながら上り下りする

痛みが消えるポイント

痛みは体の悲鳴

階段を使わざるを得ないとき、普段の動作で痛みをガマンしながら上り下りするのは絶対にやめましょう。

痛みは体の悲鳴。ズキンと痛みを感じる度にひざや腰の状態が悪くなっていくと思ってください。足をそろえながらだと時間はかかりますが、ひざや腰を痛めつけないことが何より大事です。

痛みが消えるポイント

首・肩 腰 ひざ
ちょっと痛いとき

背中を丸めるほど全身に負担

階段では、前のめりの姿勢に気をつけるだけで、体への負担が格段に小さくなります。

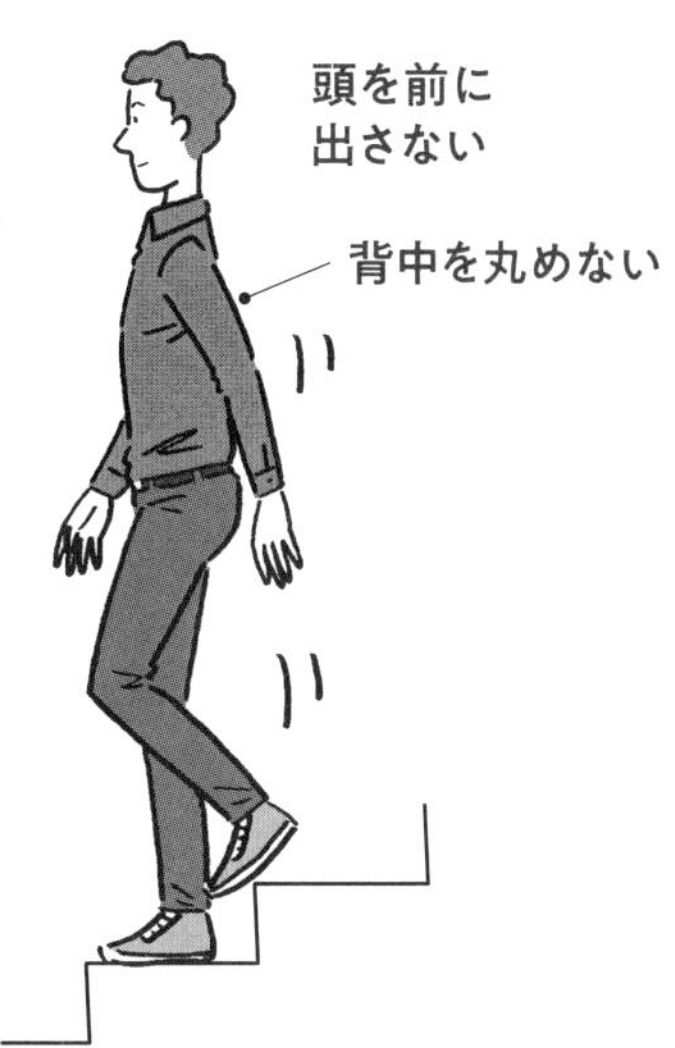
頭を前に出さない
背中を丸めない

こんな動作に注意!

杖をつく位置で体への負担が変わる!

杖は足元について地面を押し、頭の位置が落ちないように支えるためのもの。右の男性のように重い頭が前に出ていては、杖に頼っても疲れが増すばかりです。

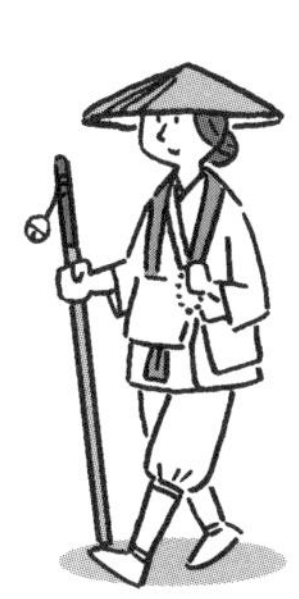

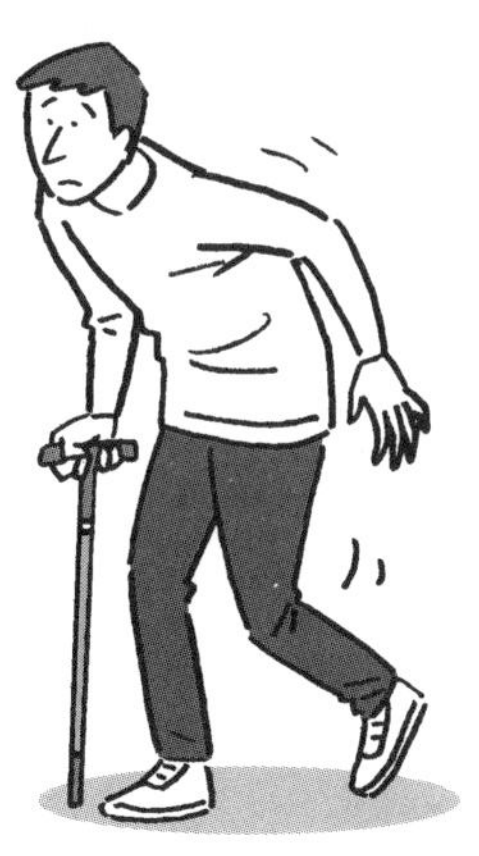

上のお遍路さんの杖のつき方がよい例

腕を前に出す動作に注意しよう

犬の散歩中の高齢の女性が、リードごと腕と頭を前方に引っ張られて今にも転んでしまいそうなところを見かけました。

脇を締めてリードを持てば引っ張られても大丈夫ですよと伝えたら「あらまぁ、ほんと!」と、すごく喜ばれました。

掃除をする、杖をつく、物を取るなど、腕を前に出す動作は、無意識に頭も前に出て、腰に負担をかけやすいので注意しましょう。

痛みが消える日常動作
22

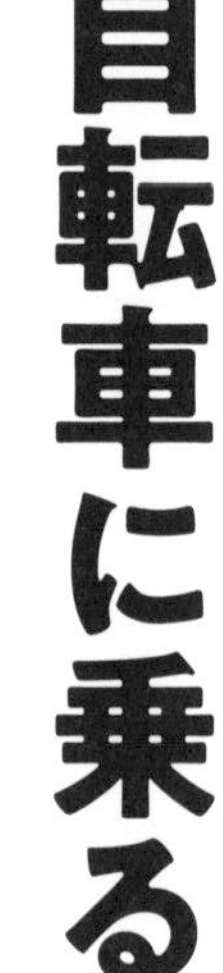

自転車に乗る

自転車はとくにひざが弱い人の味方

首・肩　腰　ひざ

ちょっと痛いとき

背中をまっすぐに、頭を前に出さない

急な坂道で腰がつらいと感じたら、下りて歩く

サドルが低すぎると腰に負担がかかるので注意

痛みが消えるポイント

歩くより自転車のほうが関節にやさしい

一般的なママチャリ（シティサイクル）は、上半身をまっすぐに保ちやすく、頭の重みも左右のハンドルで支えることができます。

さらに、腰もサドルで支える形になっているので、歩くよりも、ひざへの負担が格段に小さくすみます。

痛みが消えるポイント

首・肩 腰 ひざ

痛くないとき

マウンテンバイクは腕が決め手

マウンテンバイクでは前傾姿勢になりますが、ハンドルで支えるから大丈夫。腕をつっぱり気味にして、ハンドルを押すように持つのがポイントです。

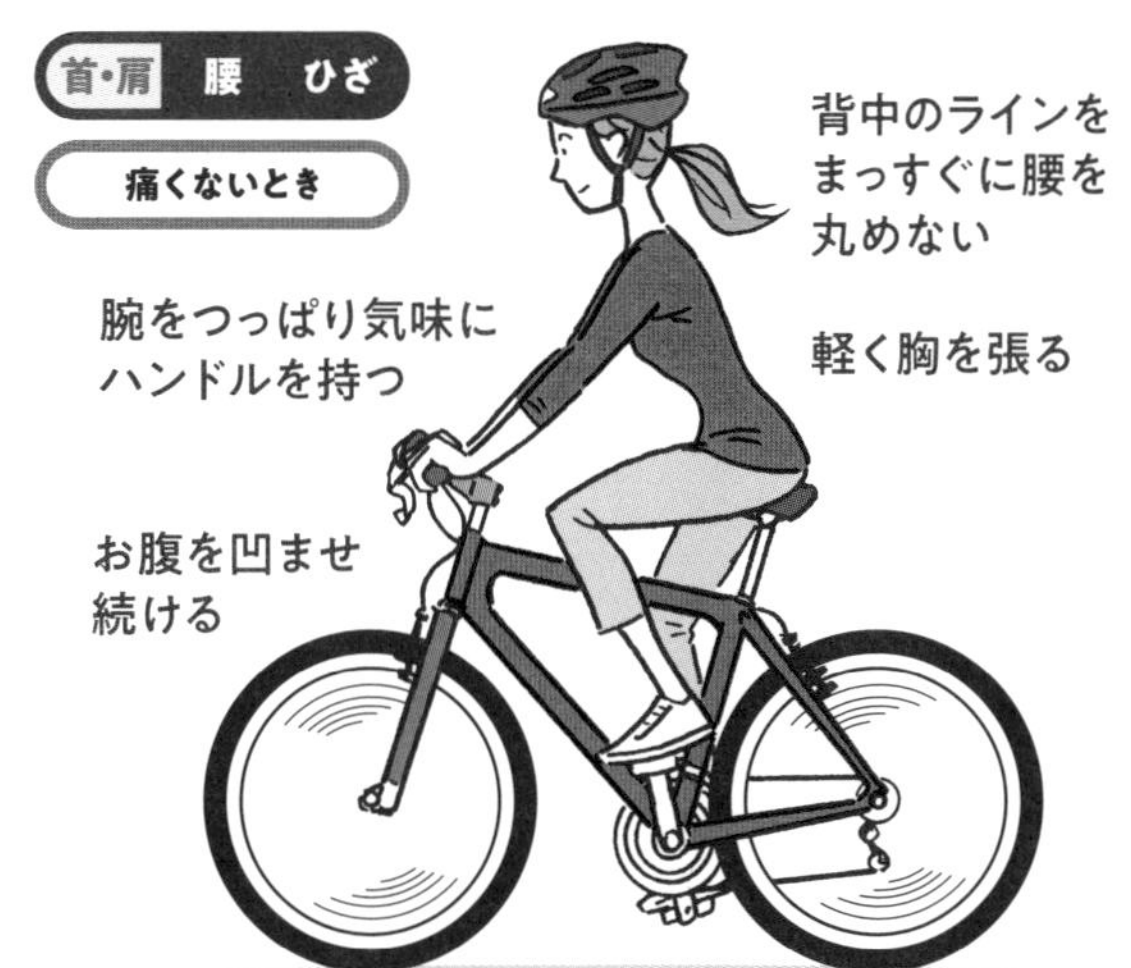
背中のラインをまっすぐに腰を丸めない
軽く胸を張る
腕をつっぱり気味にハンドルを持つ
お腹を凹ませ続ける

こんな動作に注意!

ロードレーサータイプは腰への負担大

ロードレーサータイプは競技用なので、平地を短時間&超高速で走るための構造になっています。腰が疲れないようにできるだけ上半身を立てて乗りましょう。

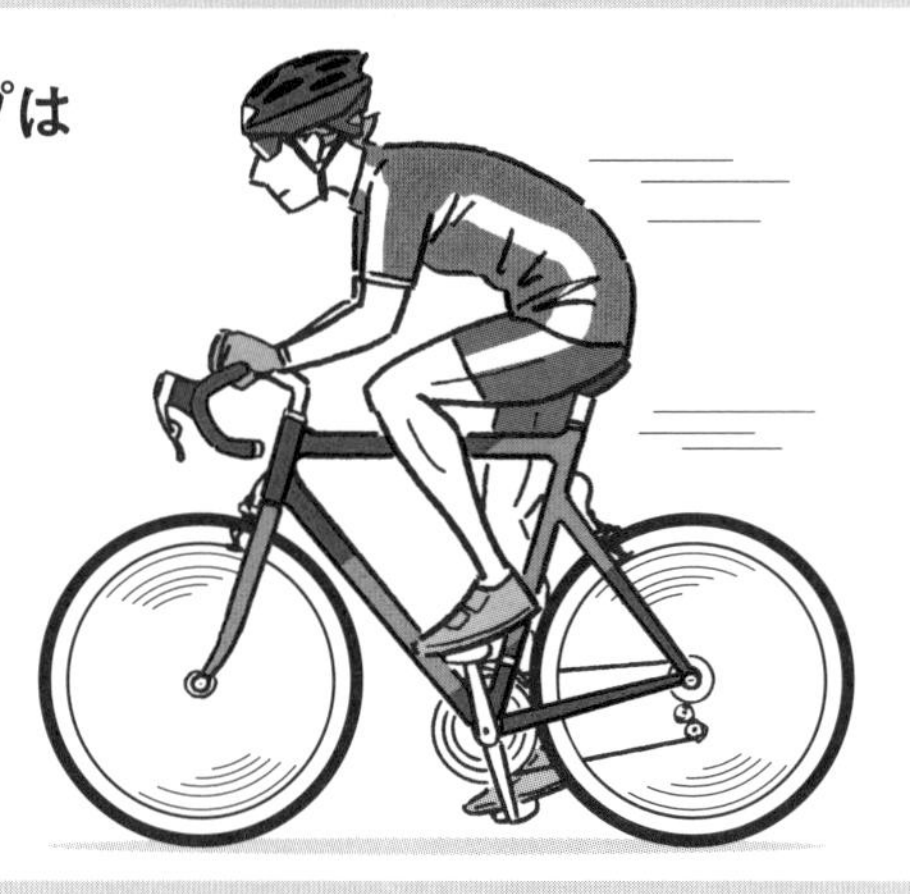

おすすめの健康器具は?

肩こり、腰痛、ひざ痛のどなたにもおすすめできイチ押しなのが、ぶら下がり健康器です。

積極的に運動したい場合には、場所を取らず価格も手頃な"ステッパー"という足踏みマシンがおすすめです。

ひざに痛みがある場合は、フィットネスバイクのほうが安心。ウォーキングマシンは大きいので、使わなくなるとお邪魔虫になるというお声も多いです。

痛みが消える日常動作

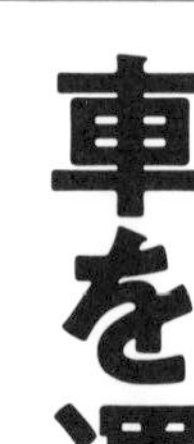

車を運転する

信号待ちには、ヘッドレストで肩を伸ばす

首・肩　腰　ひざ

ちょっと痛いとき

ヘッドレストに
頭を押しつける

息を吸いながら5秒、
ひじをできるだけ
大きく開く

ヘッドレストの
後ろで両手を
組む

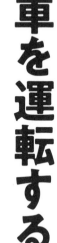

最後は一気に
脱力してリラックス

痛みが消えるポイント

効果抜群！肩こり、首こりがすっきり

少し車を停めて、1、2回行うだけでも肩と首がラクになります。疲れがたまる前に行うことで、肩こり、首こりの予防効果も高いストレッチです。

手を組むのが難しければ、ヘッドレストをつかむのでもOKです。両腕で行うときつく感じる場合は片腕ずつ行います。

痛みが消えるポイント

気持ちいいところを伸ばす

左右両方を伸ばすのがベターですが、信号待ちの時間には限りがあります。とくに疲れがたまっている側＝気持ちがいいと感じる側を積極的に伸ばしましょう。

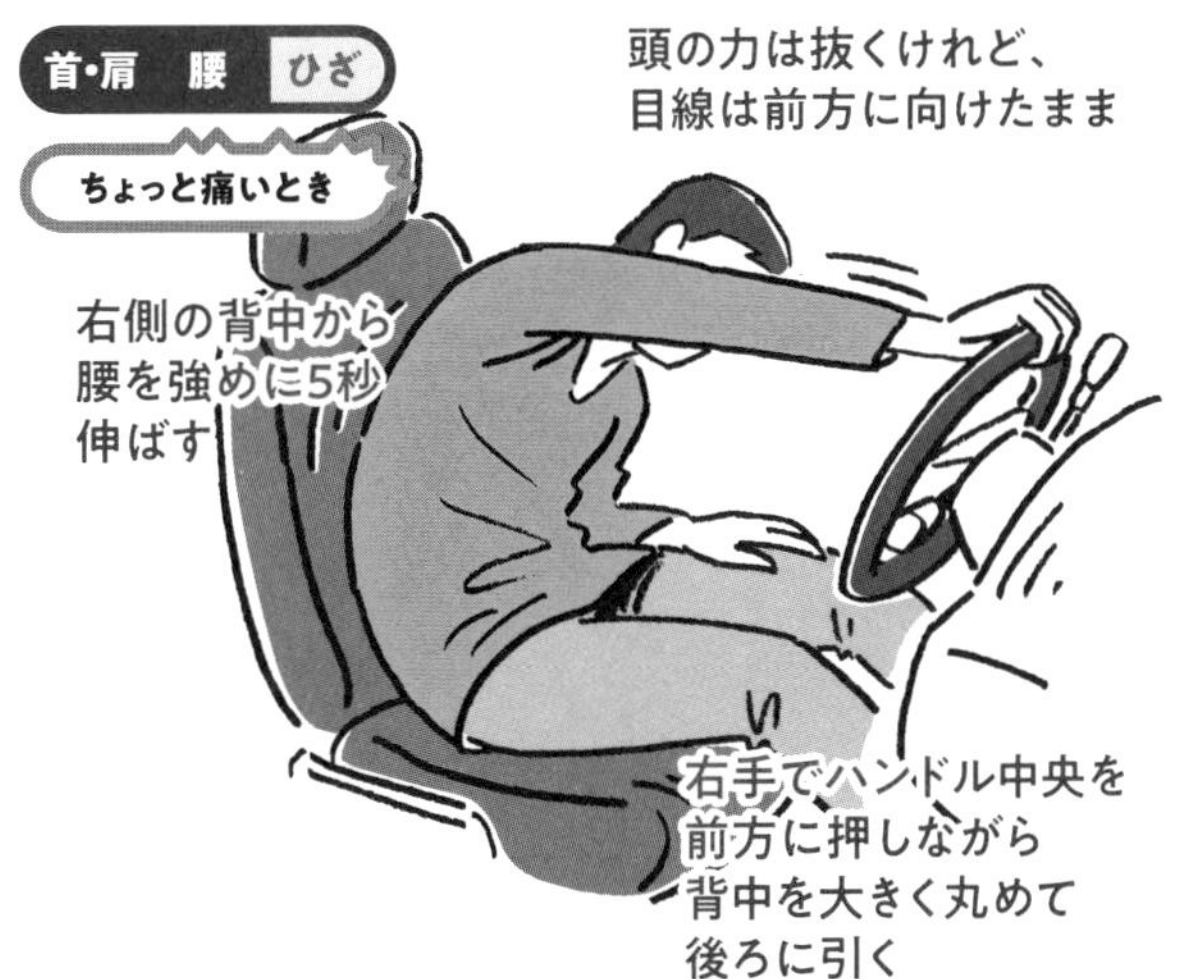
首・肩
腰
ひざ
ちょっと痛いとき
頭の力は抜くけれど、
目線は前方に向けたまま
右側の背中から
腰を強めに5秒
伸ばす
右手でハンドル中央を
前方に押しながら
背中を大きく丸めて
後ろに引く

こんな動作に注意！

座りっぱなしは避けよう

座っていると疲れないイメージがありますが、それは間違いです。座りっぱなしよりも、適度に動いているほうが体は疲れないのです。

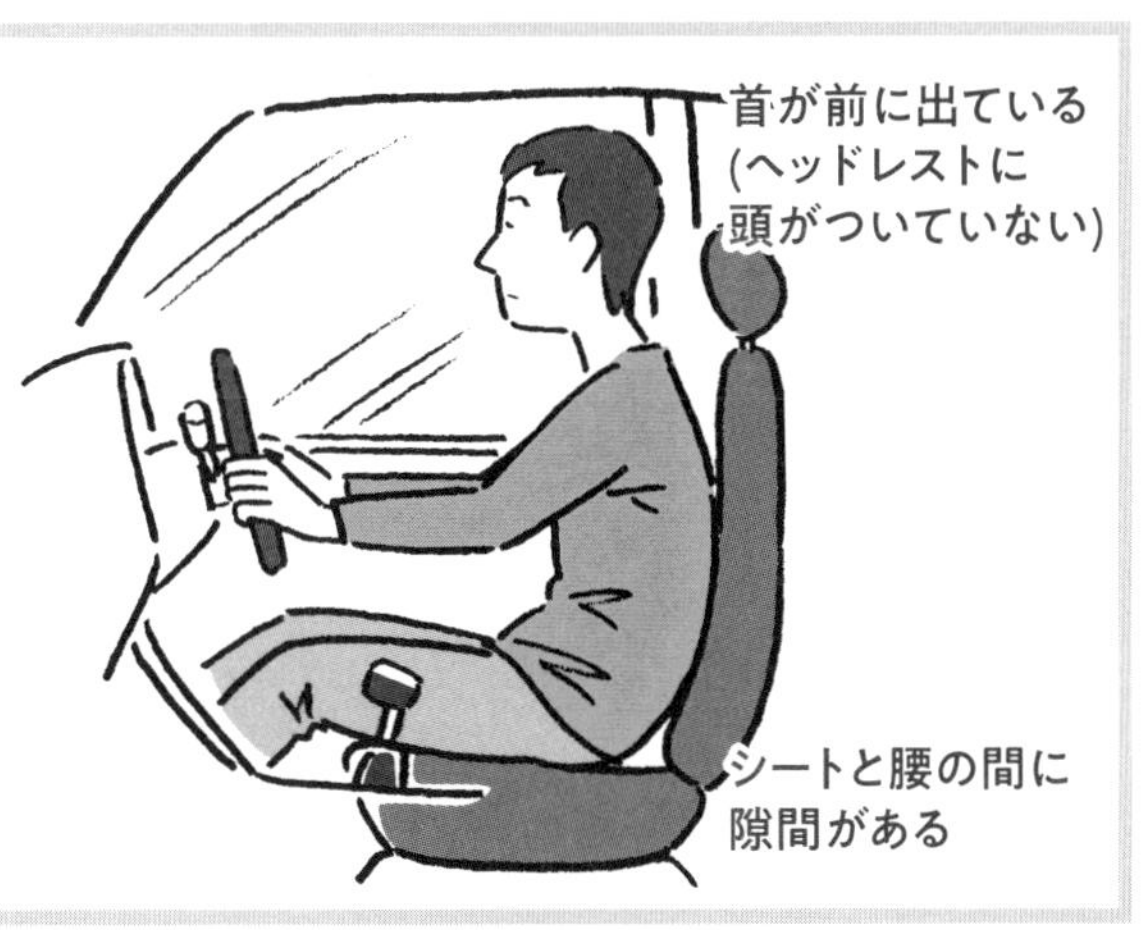
首が前に出ている
(ヘッドレストに
頭がついていない)
シートと腰の間に
隙間がある

タクシー運転手の井戸端会議の秘密

「仲間の輪に入れない人にかぎって、腰を痛めてやめちゃう理由がわかったよ」。タクシー運転手さんを対象にした「腰痛改善セミナー」で聞いた話です。

運転手さんたちは、車内から出て「立つ」ほうが腰の疲れがとれることを感覚でわかっています。よく車の外で立ち話をしているのはおしゃべりが目的ではなく、座りっぱなしで疲れた腰を伸ばしているのです。

首・肩　腰　ひざ

めちゃくちゃ痛いとき

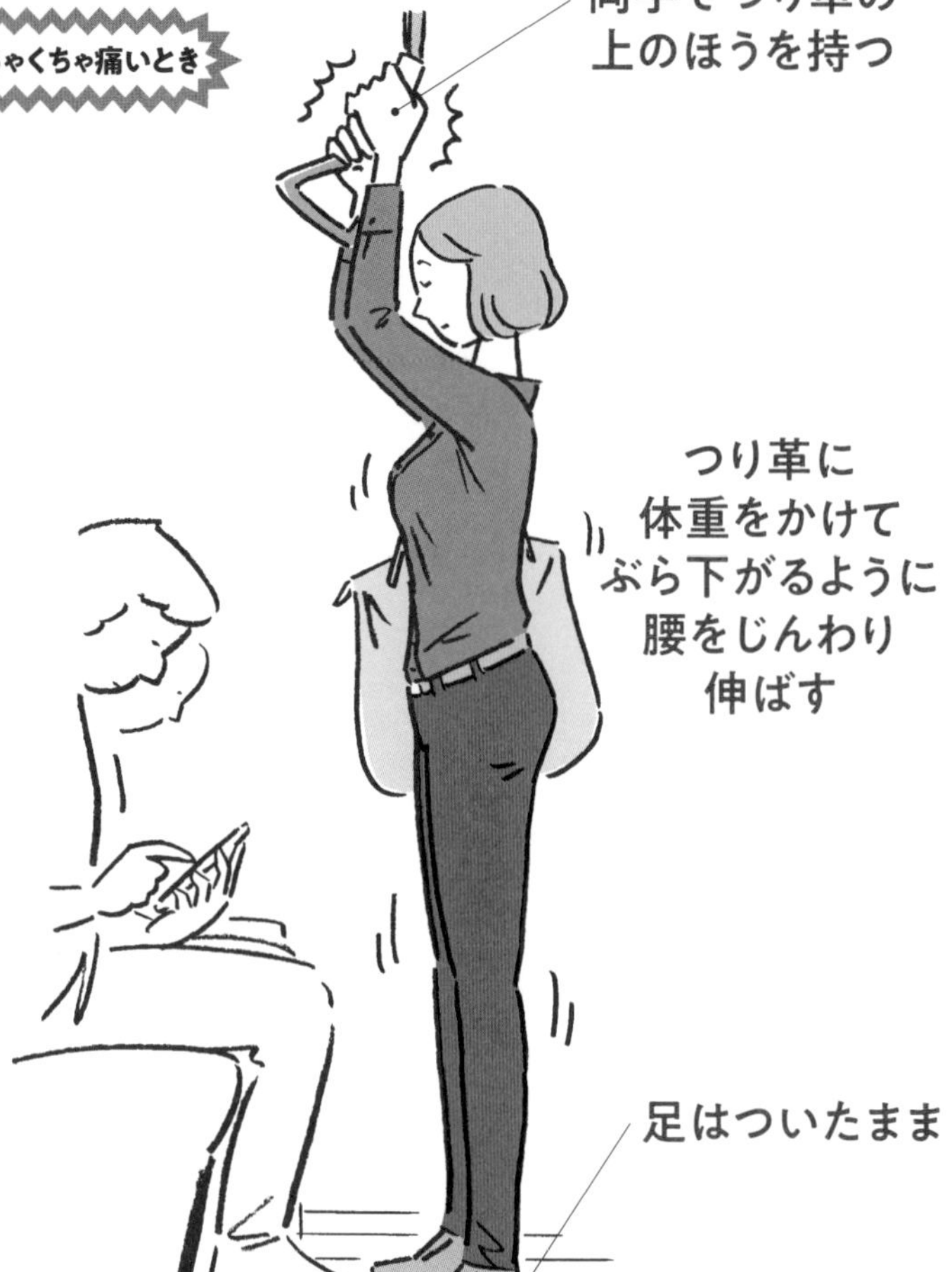

痛みが消える
日常動作
24

電車に乗る

両手でつり革の
上のほうを持つ

つり革に
体重をかけて
ぶら下がるように
腰をじんわり
伸ばす

足はついたまま

人に気づかれない、リハビリ動作

痛みが消えるポイント

つり革を使ってソフト牽引

体の重みを利用して、腰回りや股関節の圧迫をとるつもりで伸ばします。自分で引っぱり具合を加減できるから、おすすめです。

一気に引っぱるのではなく、少しずつ体重をかけて伸ばします。この動作がとても気持ちよいと感じるなら、ぶら下がり健康器を購入するのもありです。

痛みが消えるポイント

電車の揺れに強い立ち方

脇を締めてつり革を持つと、体が安定して腰やひざの負担が小さくなります。足先はまっすぐ前に向けるより開くほうが、電車が揺れてもぐらつきにくいです。

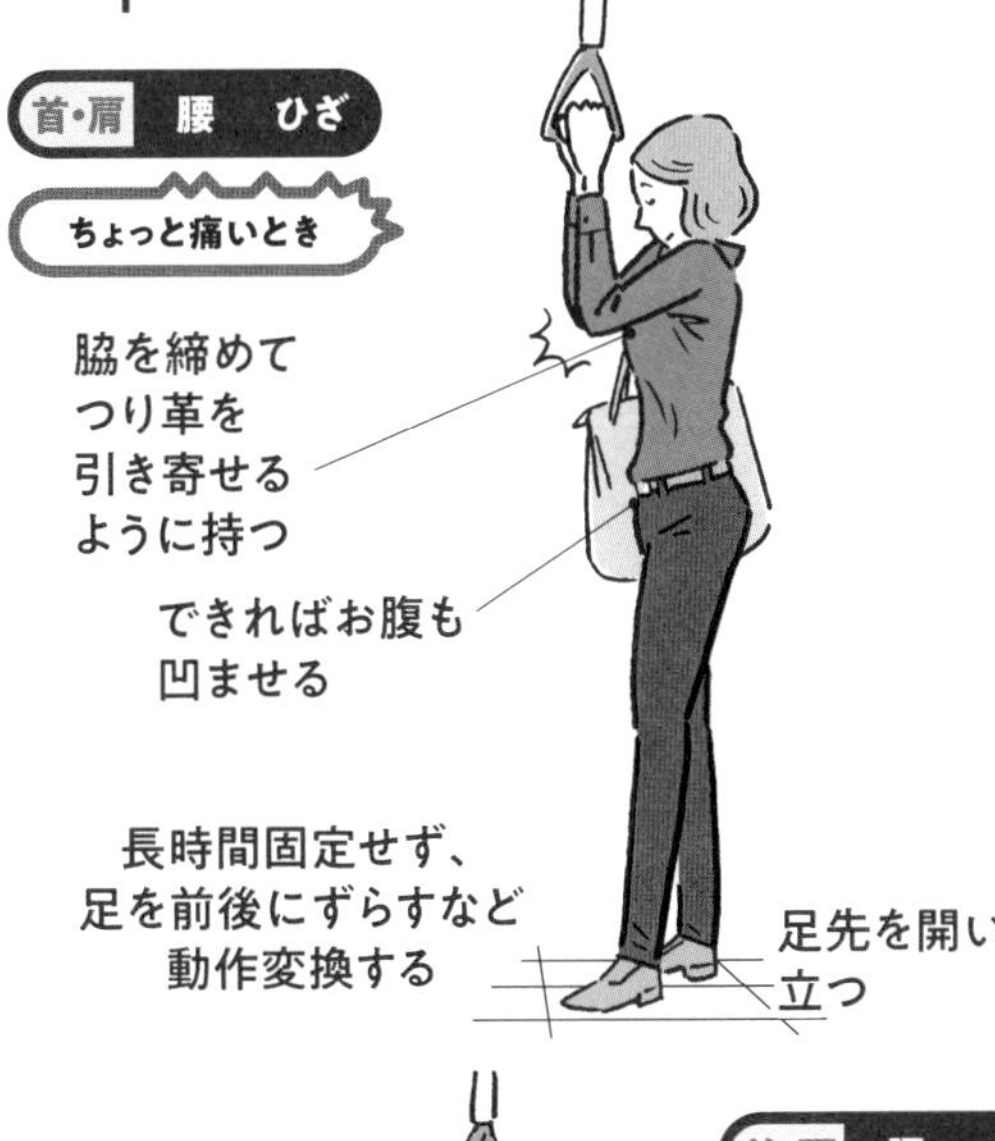
首・肩
腰
ひざ
ちょっと痛いとき
脇を締めて
つり革を
引き寄せる
ように持つ
できればお腹も
凹ませる
長時間固定せず、
足を前後にずらすなど
動作変換する
足先を開いて
立つ

痛みが消えるポイント

腰とひざを守る筋肉を鍛えよう

足を前に伸ばすのは、歩きはじめの動作と同じ。体幹と太ももの前側の筋肉を同時に鍛えられ、腰やひざの負担を小さくするのに有効です。

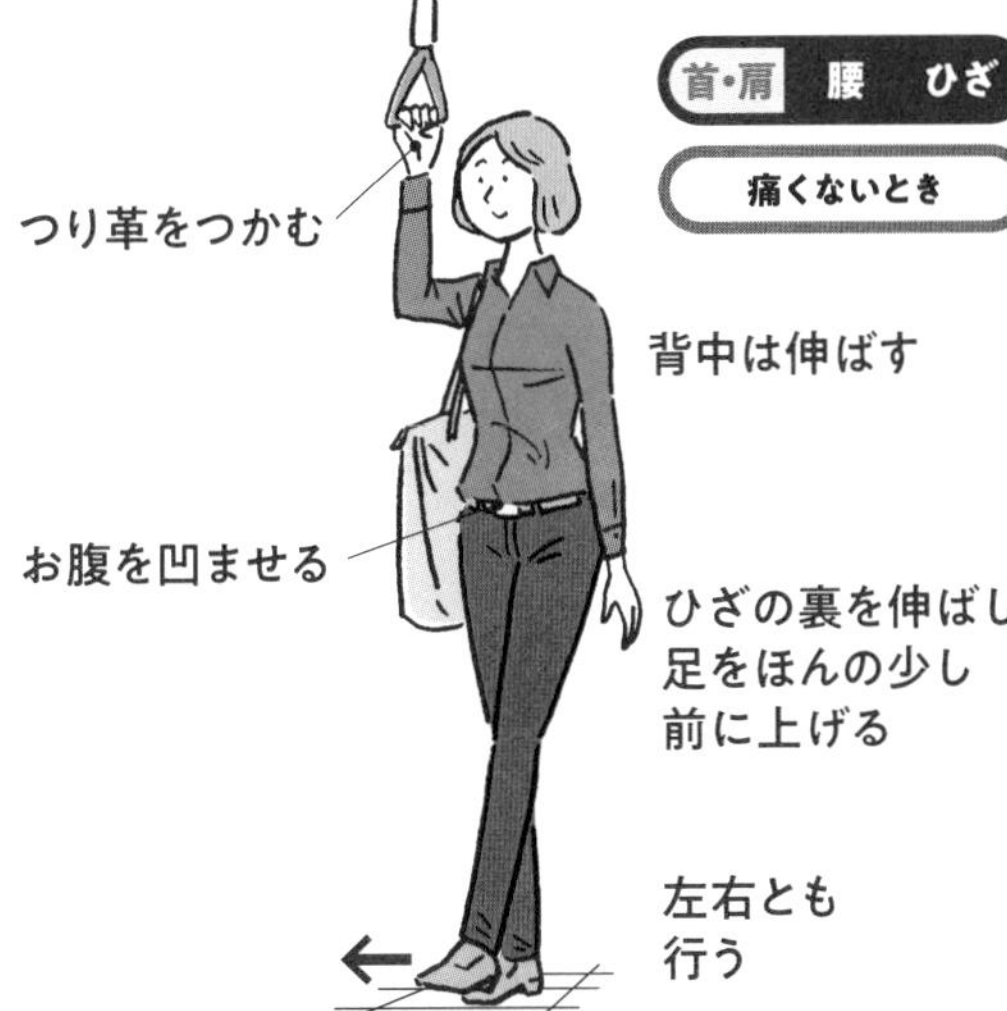
首・肩
腰
ひざ
痛くないとき
つり革をつかむ
背中は伸ばす
お腹を凹ませる
ひざの裏を伸ばし、
足をほんの少し
前に上げる
左右とも
行う

電車の揺れが腰にひびくときは無理しない

電車の揺れは腰の調子が悪いときには負担になります。

痛みの有無や疲れ具合など、そのときの体のコンディションに合わせた立ち方をしてください。

調子がよくないときはよくないなりに、調子がよいときはよいなりに行えることはたくさんあります。

ひたすらお腹を凹ませながら立つのもおすすめです。

痛みが消えるポイント

立ち上がるときは傘を支えに

傘があると、立ち上がるときもかなり助かります。傘を持っておらず立ち上がるのが困難なときには、手を伸ばしてつり革をつかんで立ち上がるとよいです。

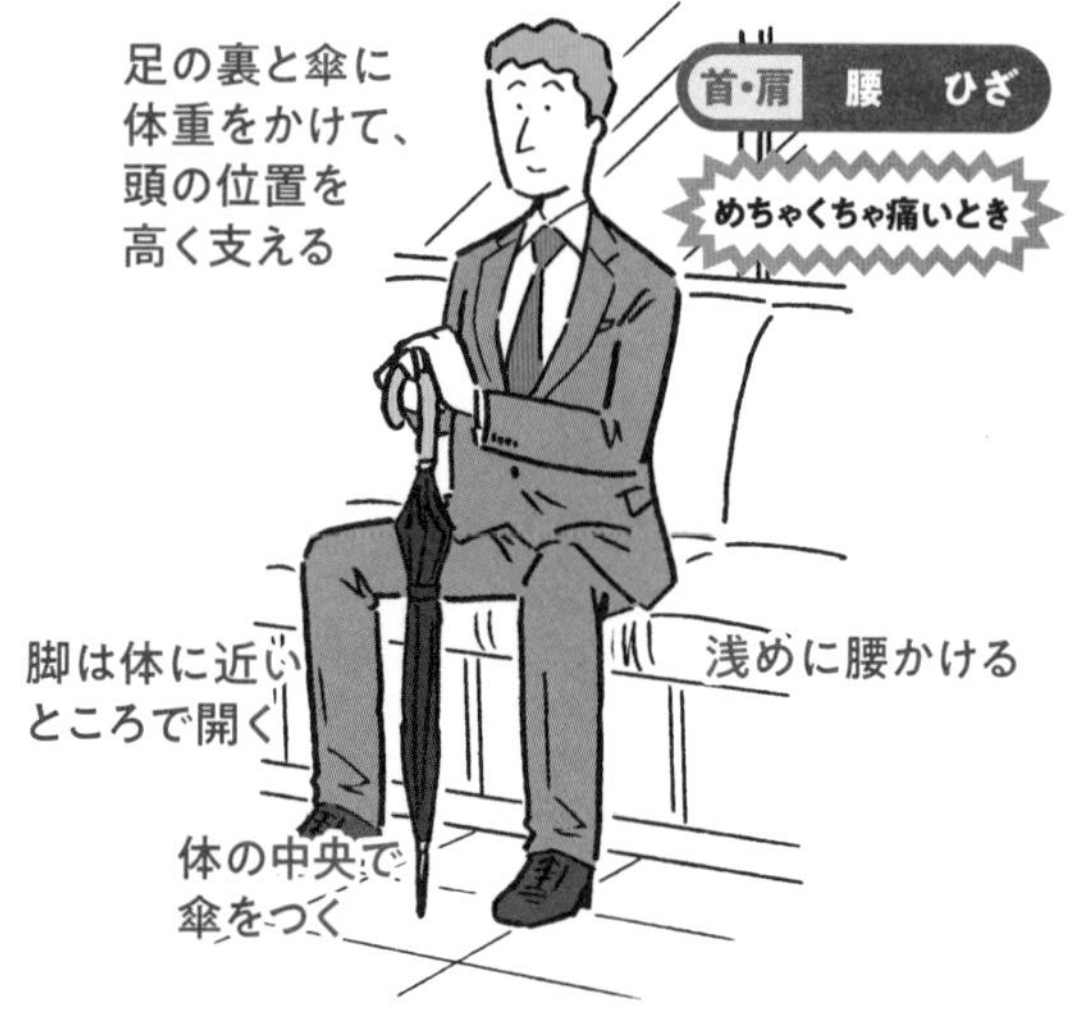
足の裏と傘に
体重をかけて、
頭の位置を
高く支える
首・肩　腰　ひざ
めちゃくちゃ痛いとき
脚は体に近い
ところで開く
浅めに腰かける
体の中央で
傘をつく

痛みが消えるポイント

後頭部を窓につけるだけですごくラク！

電車内で首や肩がつらいとき、頭を後ろに倒し、窓や壁にもたれてみてください。あごを引いたり、上を向いたりして首を動かすと、首や肩、腰もラクになります。ぜひお試しを！

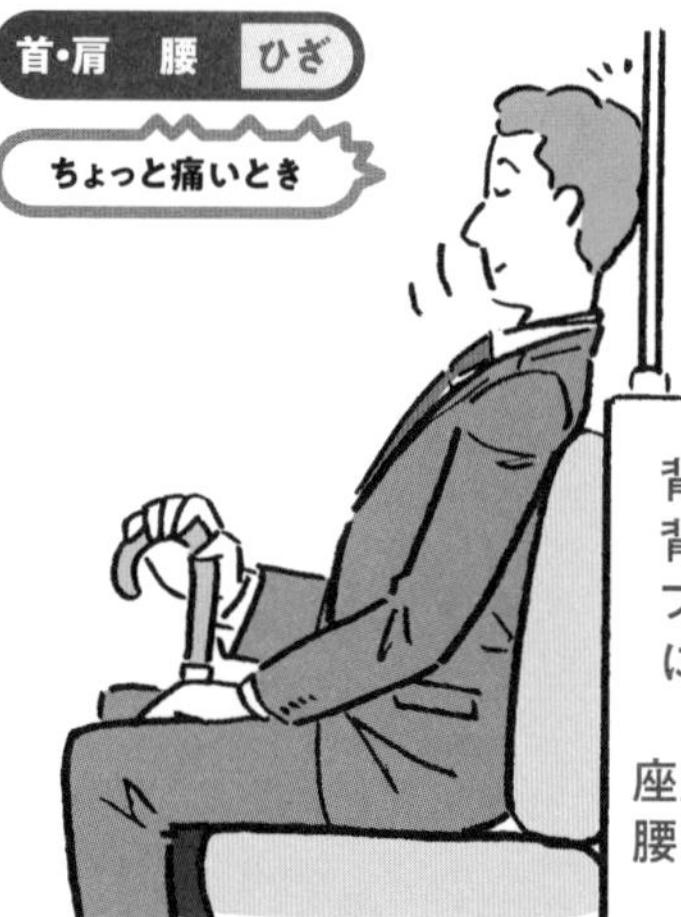
首・肩　腰　ひざ
ちょっと痛いとき
頭の重みを
預けるように
窓や壁に
後頭部をつける
背もたれに
背中全体を
フィットさせるよう
に座る
座席に深く
腰かける

スマホ動作が体調を左右する

厚生労働省の「パソコン作業による疲労実態調査」によると、約8割が身体的な疲労や症状を実感しているそうです。

電車でスマホを操作する人は多いですが、姿勢に気をつけている人はあまりいません。

スマホもパソコンと同じく体の前で腕を使って作業をするため、頭が前に出やすく、首、肩、背中が疲れやすいのです。

首や肩こりの原因はスマホかもしれません。

第5章

痛みが消える
リラックスタイム
の日常動作

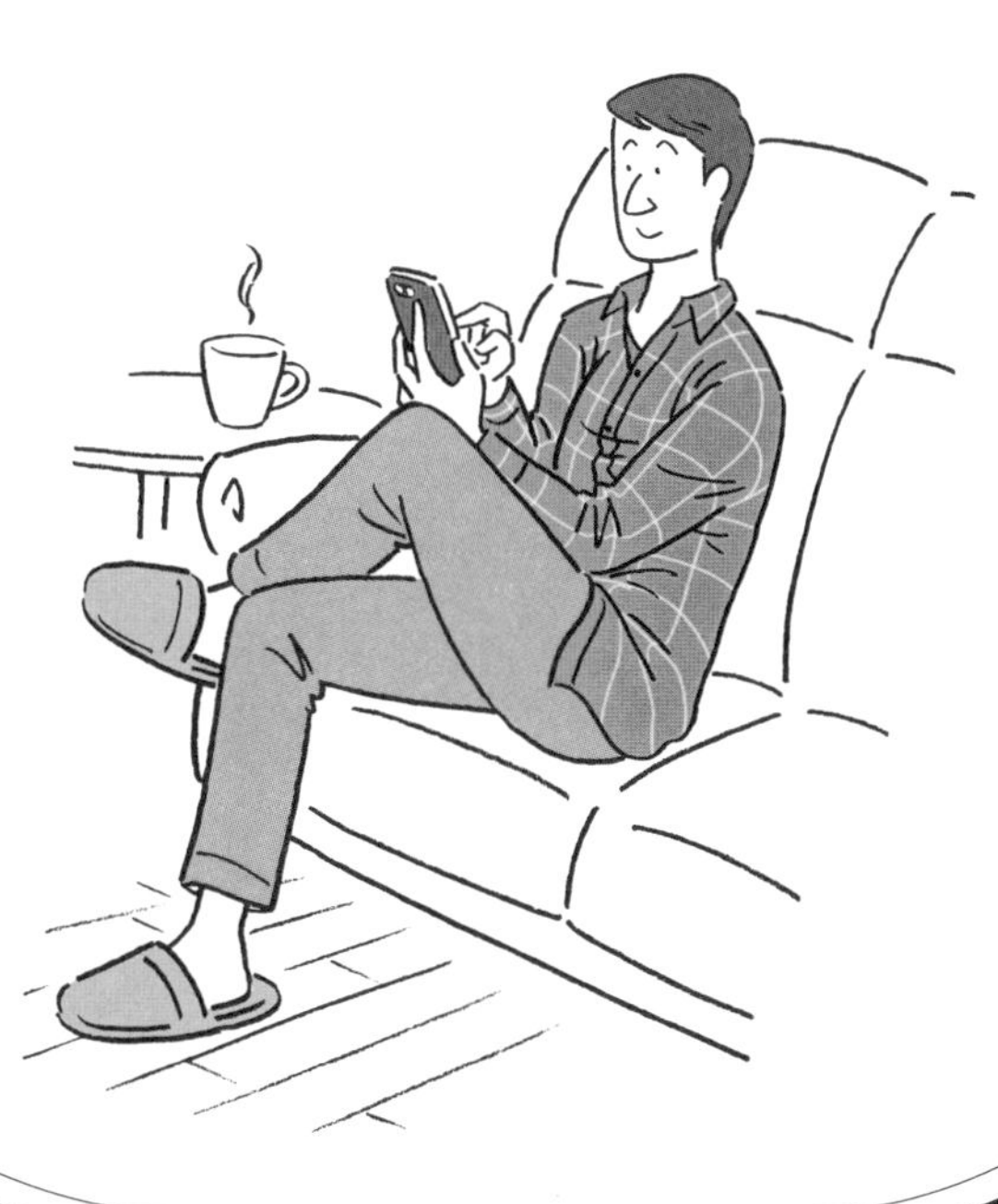

首・肩　腰　ひざ

めちゃくちゃ痛いとき

痛みが消える日常動作

25 立ってスマホ

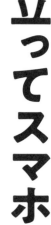

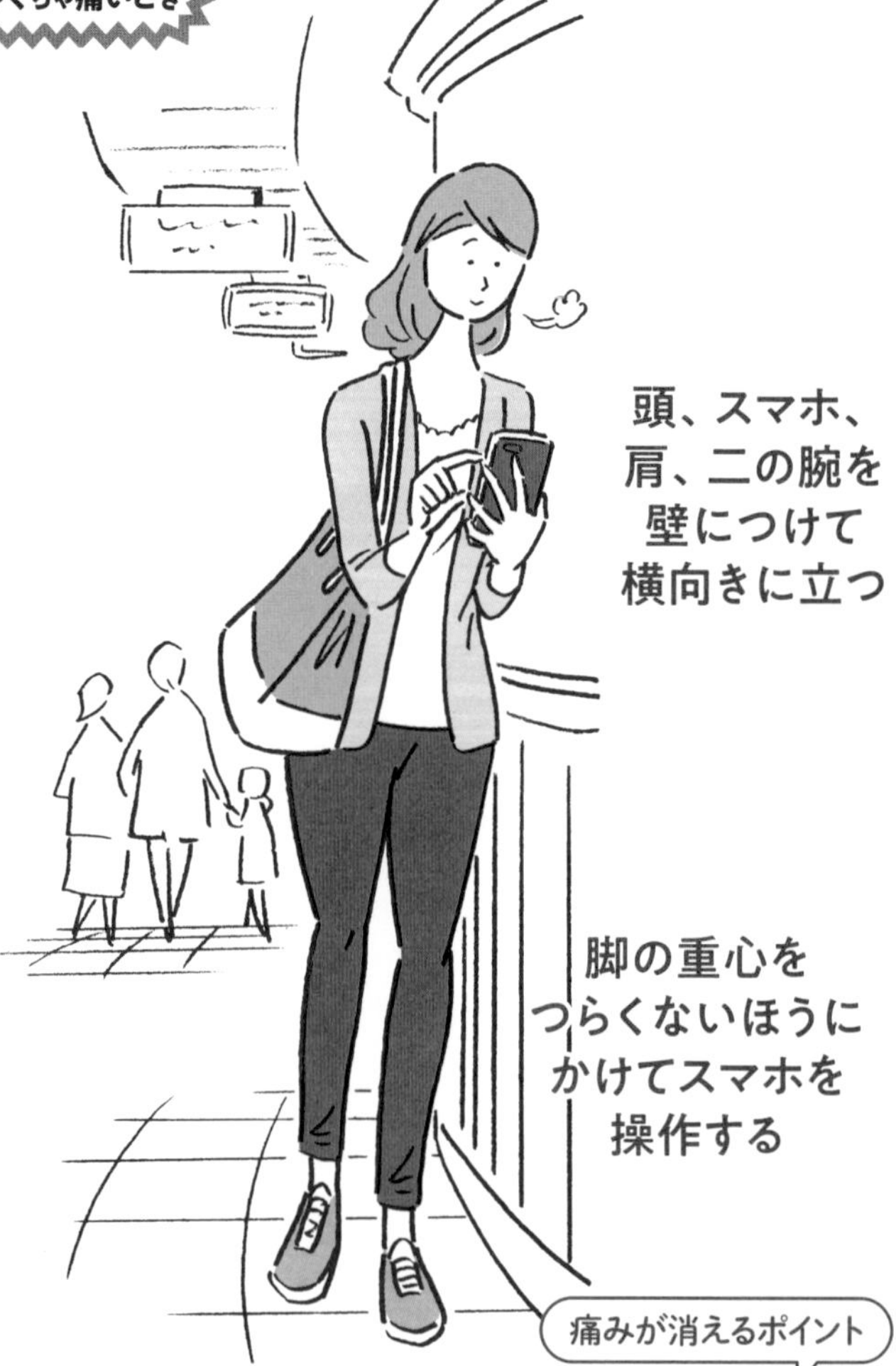
頭、スマホ、
肩、二の腕を
壁につけて
横向きに立つ
脚の重心を
つらくないほうに
かけてスマホを
操作する

横向きで壁にもたれると、自然

痛みが消えるポイント

壁にもたれてラクな重心で

スマホを操作しながら重い頭をいかに支えるかを考えたとき、壁にもたれるのが得策です。

壁に向かって正面から頭をつくのは見た目があまりにも怪しいですが、横向きにもたれるのであればかなり自然。立ち方は自分なりに調整してもOKなので、より痛みのない体勢で壁にもたれてみてください。

痛みが消えるポイント

ぜひ試してほしいスマホ動作

　壁を背にして頭や肩をつけるより、斜めに立って腰を支えるほうがラクなこともあります。待ち合わせのときなどにも、ぜひ試してください。

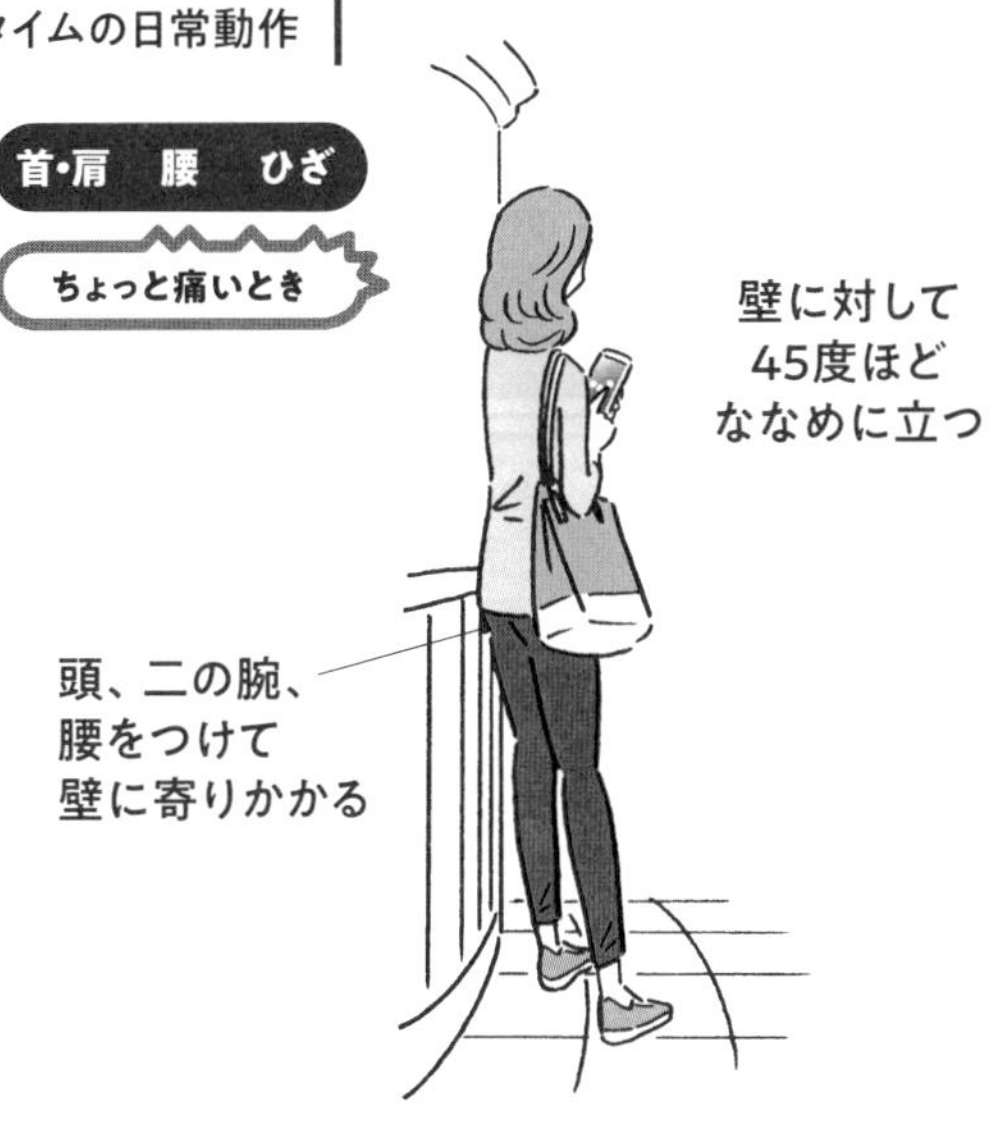
首・肩　腰　ひざ
ちょっと痛いとき
壁に対して45度ほどななめに立つ
頭、二の腕、腰をつけて壁に寄りかかる

痛みが消えるポイント

疲れないスマホ動作でお腹やせも！

　スマホは、手首ではなく腕の角度を変えて見やすくするほうが腕や肩が疲れません。

　ぽっこりお腹にはこの体勢でお腹を大きく凹ませるのがおすすめです。

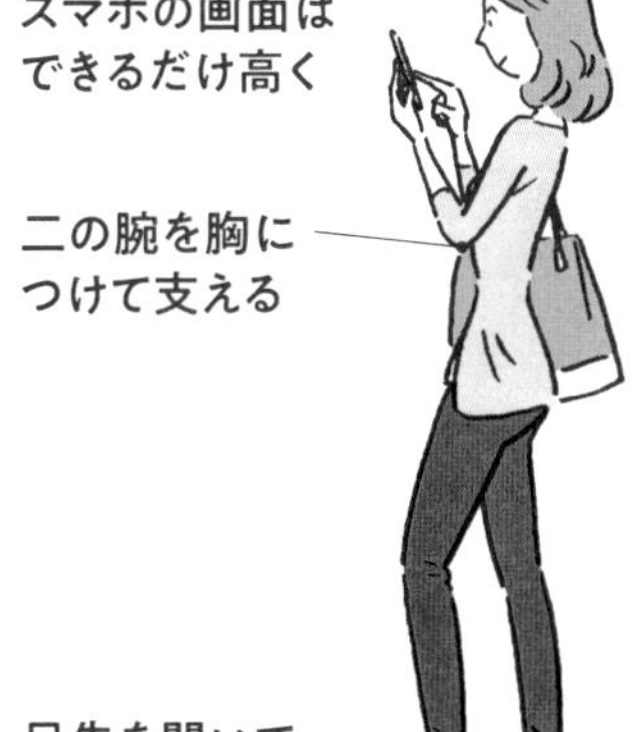
首・肩　腰　ひざ
痛くないとき
スマホの画面はできるだけ高く
二の腕を胸につけて支える
腰を少しつき出して立つ
腰に痛みを感じたら、お尻の穴を締めてみる
足先を開いて前後にずらす

スマホ動作が痛みの原因になる

「首や肩がこらないほうが不思議」という体勢でスマホを操作している人をよく見かけます。たいていは無意識に行っているので、不調の原因に気づいていない（＝改善しようがない）という意味でやっかいです。

こりや痛みがないときも、頭の重みを支える意識をもって、スマホ操作を行ってみてください。心身ともに体調がよくなっていく実感が得られるはずです。

首・肩　腰　ひざ

ちょっと痛いとき

痛みが消える
日常動作
26

座ってスマホ

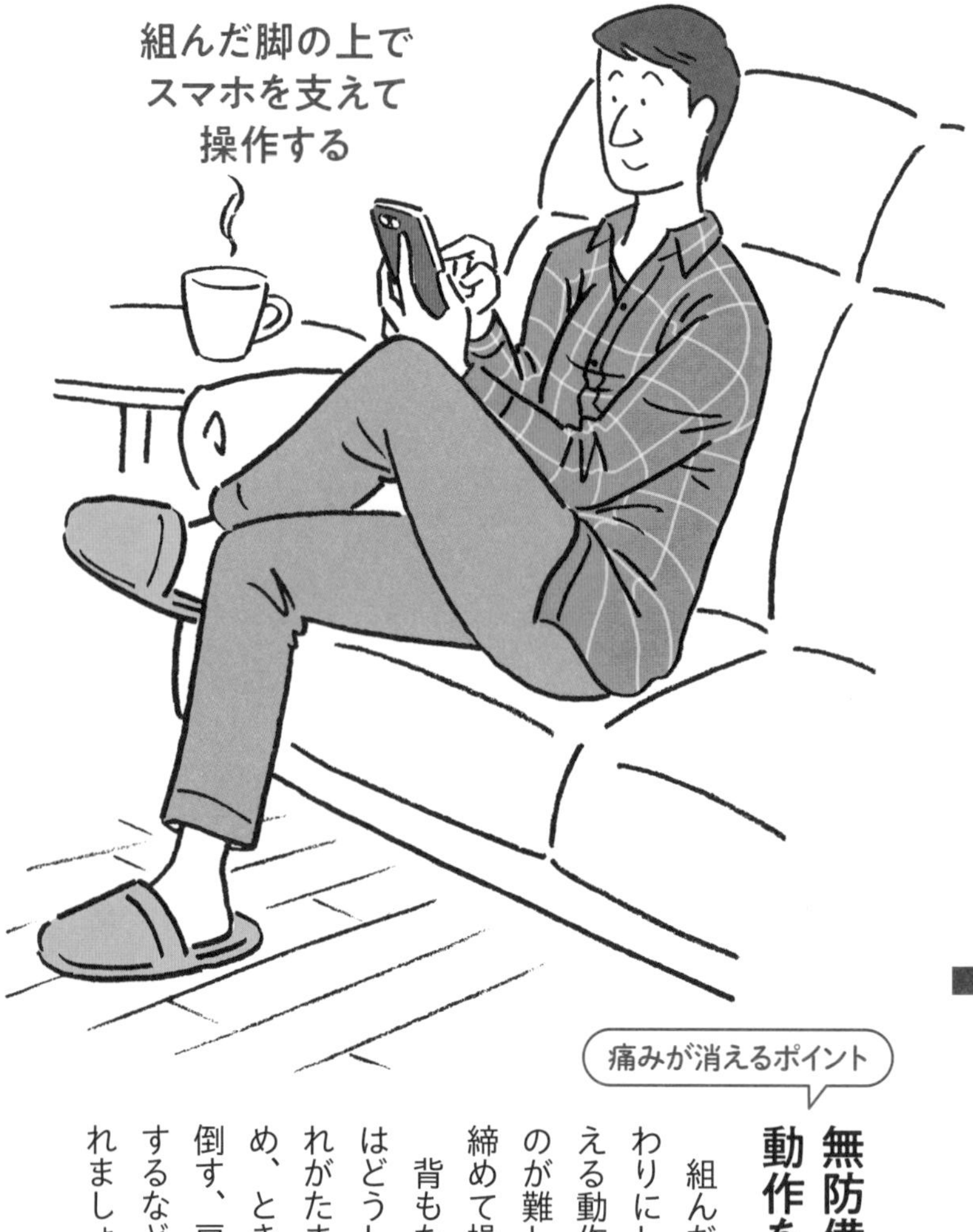

背もたれに背中と、
できれば
頭をつけて座る

組んだ脚の上で
スマホを支えて
操作する

背もたれ、脚、手など、全部使って支える

痛みが消えるポイント

無防備なスマホ動作を見直そう

組んだ脚をスタンド代わりにして、スマホを支える動作です。脚を組むのが難しいときは、脇を締めて操作します。

背もたれのない椅子ではどうしても首や肩の疲れがたまりやすくなるため、ときどき頭を後ろに倒す、肩をすくめて脱力するなどの動作を取り入れましょう。

痛みが消えるポイント

左右にずらすだけでラクになる

スマホを持つ位置を左右にずらすだけでも、体の負担を軽減できます。

足で床を押して頭の位置が低くならないように支えます。

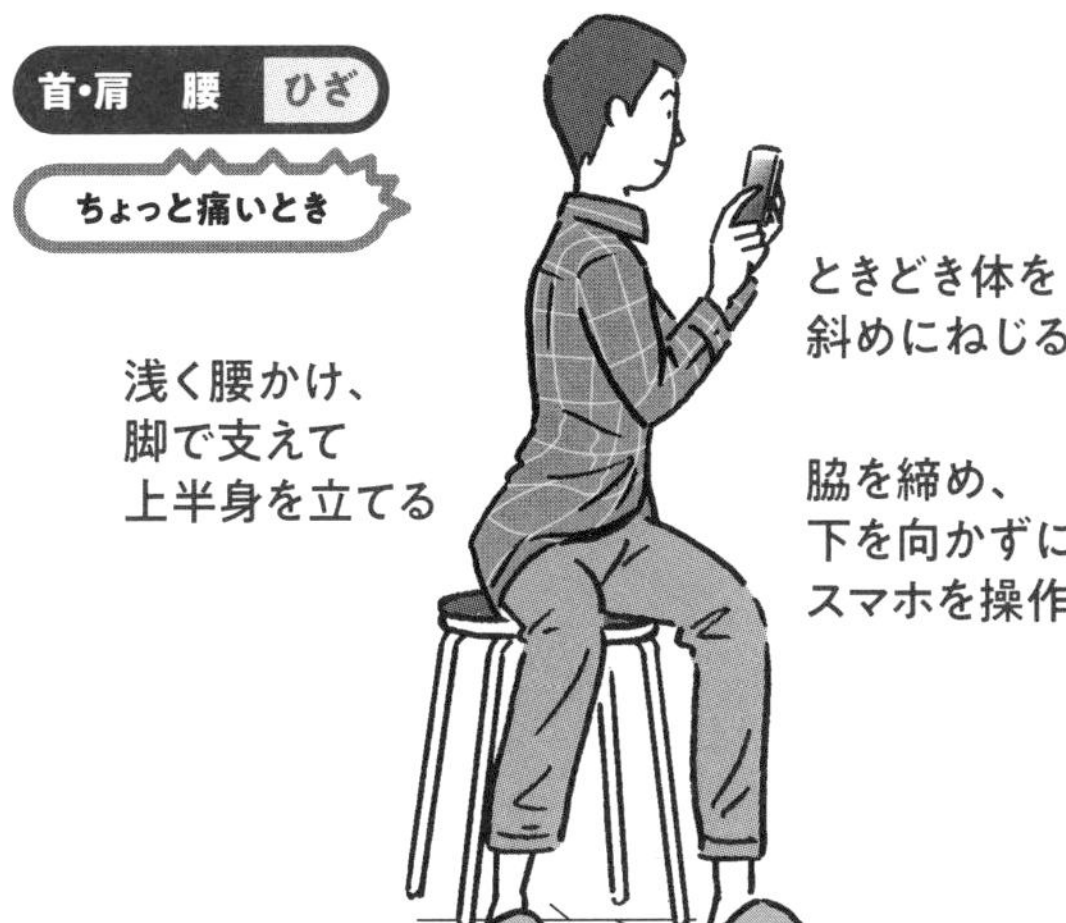
首・肩
腰
ひざ
ちょっと痛いとき
ときどき体を斜めにねじる
浅く腰かけ、脚で支えて上半身を立てる
脇を締め、下を向かずにスマホを操作

痛みが消えるポイント

支点、顔の向き、頭の位置が大事

テーブルや椅子の高さでラクな体勢は変わります。痛みやこりがつらいときは「支点を増やす」「頭の位置を高く」の基本を駆使し、あごの角度も調整しましょう。

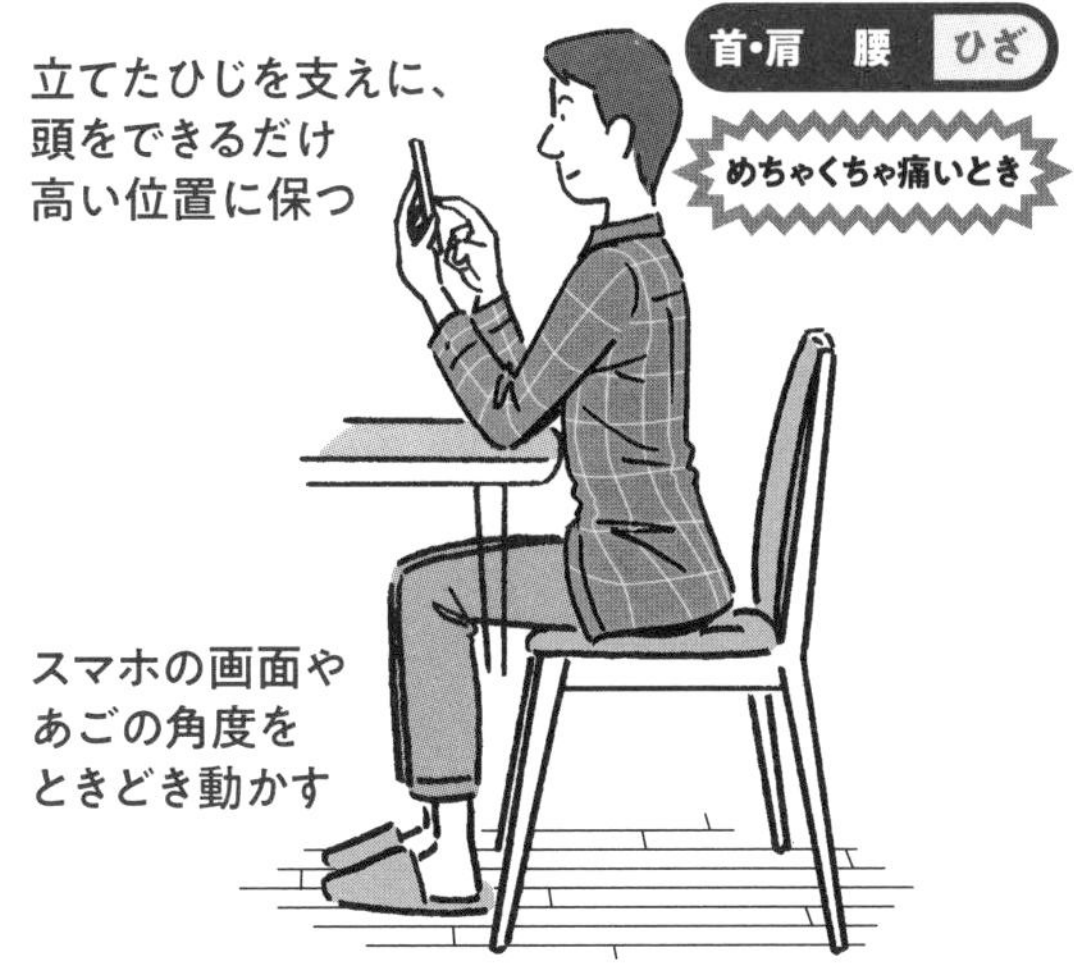
首・肩
腰
ひざ
めちゃくちゃ痛いとき
立てたひじを支えに、頭をできるだけ高い位置に保つ
スマホの画面やあごの角度をときどき動かす

座って行うほうが腰には負担！

立ってスマホを操作するより座って操作するほうが、じつは腰の負担が大きくなります。

できるだけ背もたれのある椅子、支点を増やせる壁やテーブルを使用してください。

また、スマホを操作中に姿勢が固まっている人がほとんどなので、どんなときでも姿勢を固定しないようご注意を。

疲れは痛みの生みの親であることを忘れないでください。

首・肩 腰 ひざ

めちゃくちゃ痛いとき

痛みが消える日常動作
27

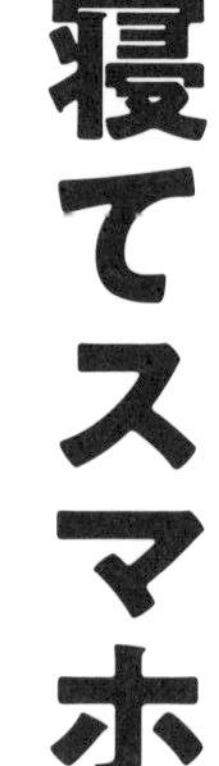
寝てスマホ

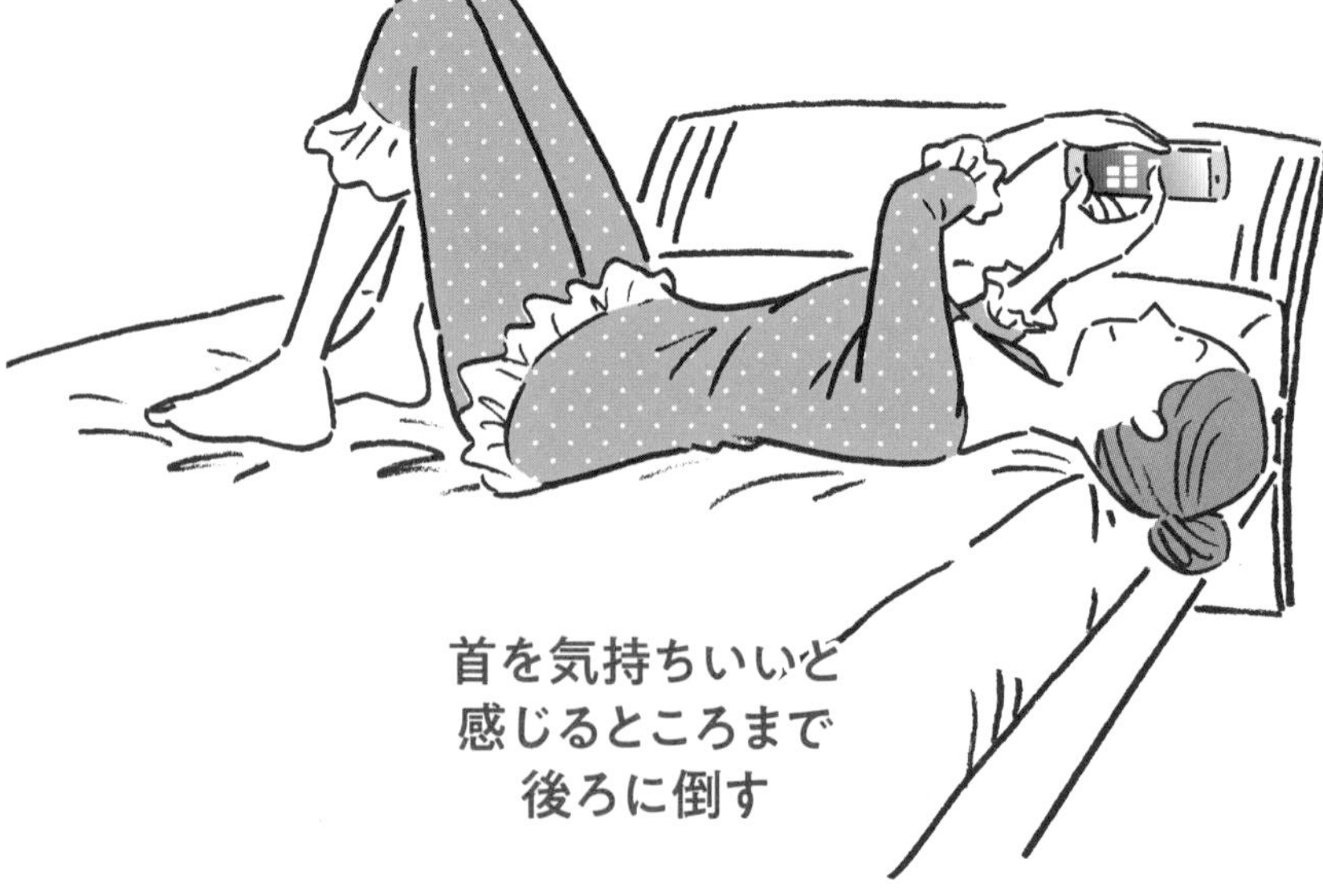
頭がはみ出すように、
枕を使わず
ベッドの端に寝る
片腕を
ベッドについて支え、
スマホを操作する
首を気持ちいいと
感じるところまで
後ろに倒す

ベッドのフチと重力で、首の疲れをとる

痛みが消えるポイント

頭の重みを使ってマッサージ代わり

こちらは、肩がこらないだけでなく、首の疲れをとることができる優秀なスマホ動作です。

気持ちがよければ、まず首を後ろに大きく倒し、ラクになったと感じたら小さめに倒します。

首はまっすぐ後ろに倒すのを基本に、斜め後ろに倒すのもありです。毎日行えばマッサージ代が節約できます。

痛みが消えるポイント

腕の疲れからくる肩こりもある

横に寝て脚にスマホを立てかけて操作します。腕を上げてスマホを持たないだけで、腕の疲れからくる肩こりの軽減に有効です。

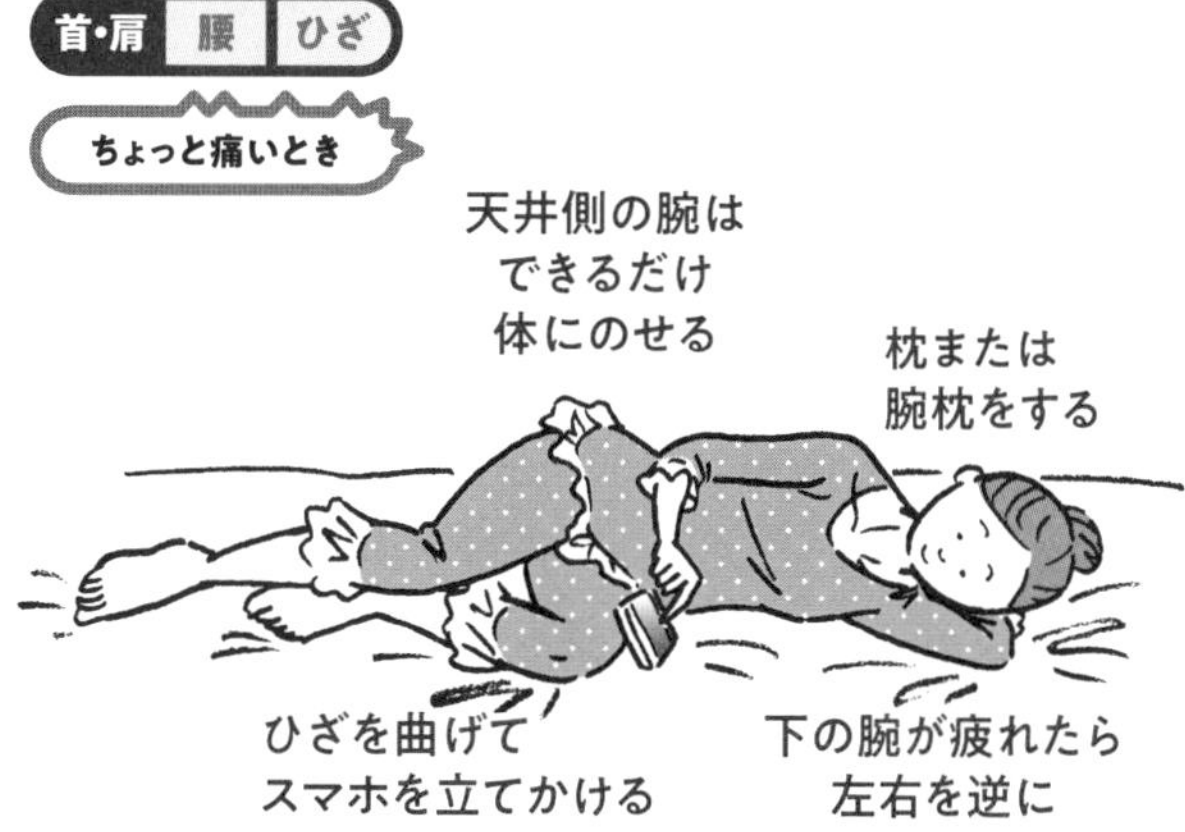
首・肩
腰
ひざ
ちょっと痛いとき
天井側の腕はできるだけ体にのせる
枕または腕枕をする
ひざを曲げてスマホを立てかける
下の腕が疲れたら左右を逆に

痛みが消えるポイント

横向きがつらくなったらあおむけに

ずっと同じ体勢でいることは体にとってはつらいこと。

とくに、寝つきがよくない人は、寝る前のスマホ動作の体勢を意識的に変えてみてください。

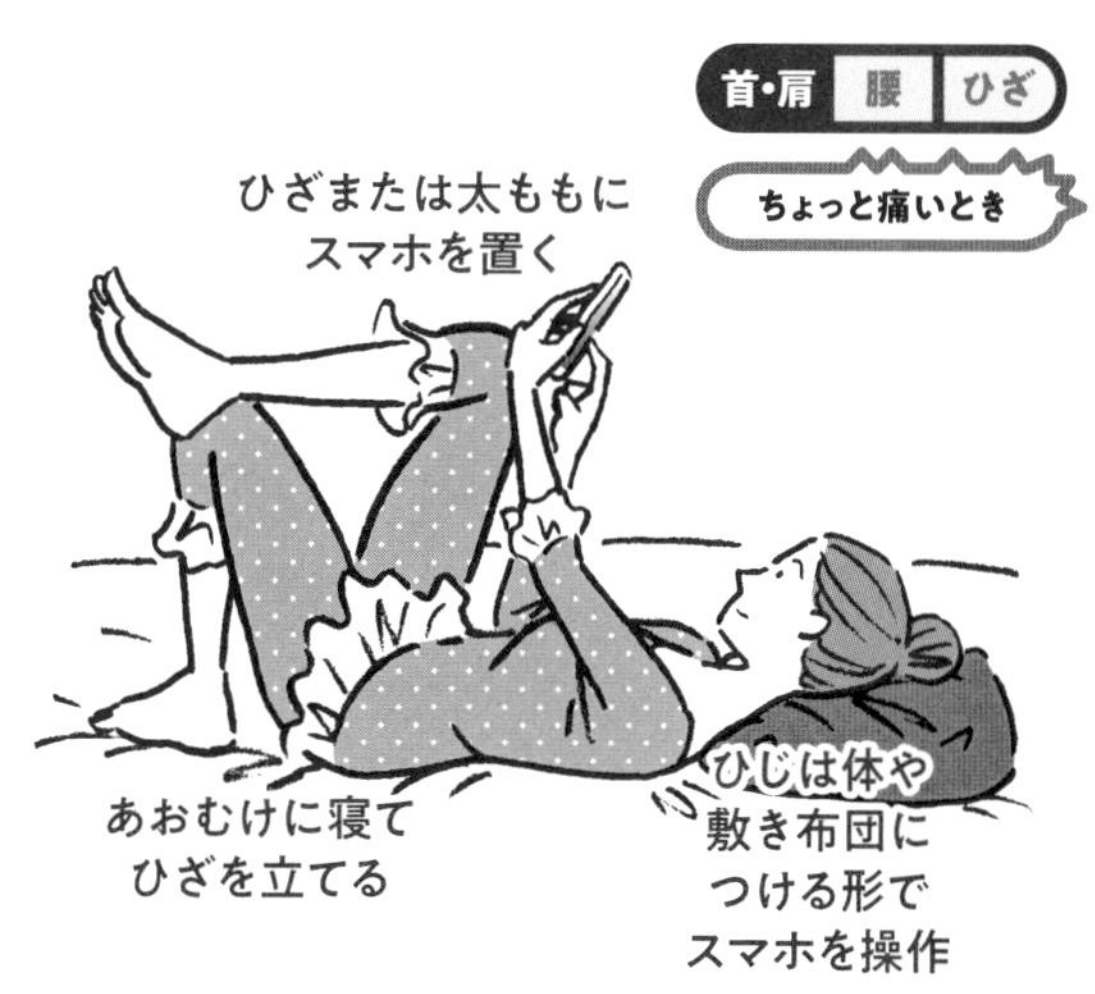
首・肩
腰
ひざ
ちょっと痛いとき
ひざまたは太ももにスマホを置く
あおむけに寝てひざを立てる
ひじは体や敷き布団につける形でスマホを操作

寝転びスマホの注意ポイント

寝た状態では重い頭を支えなくてすむので、首、肩、腰、ひざにかかる負担は段違いに小さくなります。ただ、寝てスマホを操作しようとするときに、腕が圧迫され続けたりで、スマホを持つ腕や肩回り、首が疲れやすくなります。

寝ているときも「支点を増やす」のが有効です。重力から解放されているメリットを生かし、より疲れないスマホ動作を心がけましょう。

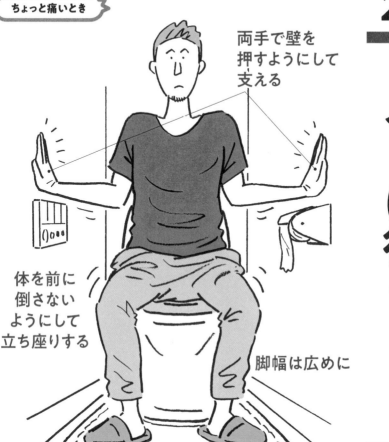

首・肩　腰　ひざ

ちょっと痛いとき

痛みが消える
日常動作
28

トイレに行く

両手で壁を
押すようにして
支える

体を前に
倒さない
ようにして
立ち座りする

脚幅は広めに

壁を押して支えながら立つ、座る

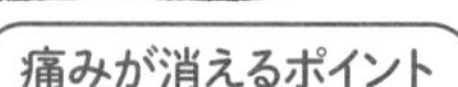
痛みが消えるポイント

手をつくだけで痛みが防げる

腰がだるい、少し痛い、そんなときには面倒がらずに、早めに腰をいたわる動作を心がけます。

壁に手をつくだけで痛みを感じずに立ち座りできます。

両サイドの壁に手が届かない場合には、自分の太ももか便座に手をついて支えながら、できるだけ真上に向かって垂直方向に立ち座りします。

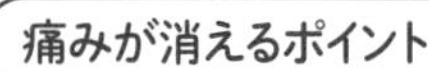

痛みが消えるポイント

手すりは高めの位置をつかむ

両側の壁に手をつくより、あれば手すりを使うほうがラクです。

また、腰の痛みがつらいときは下着をあまり下に下ろさずに用を足すことも大事です。

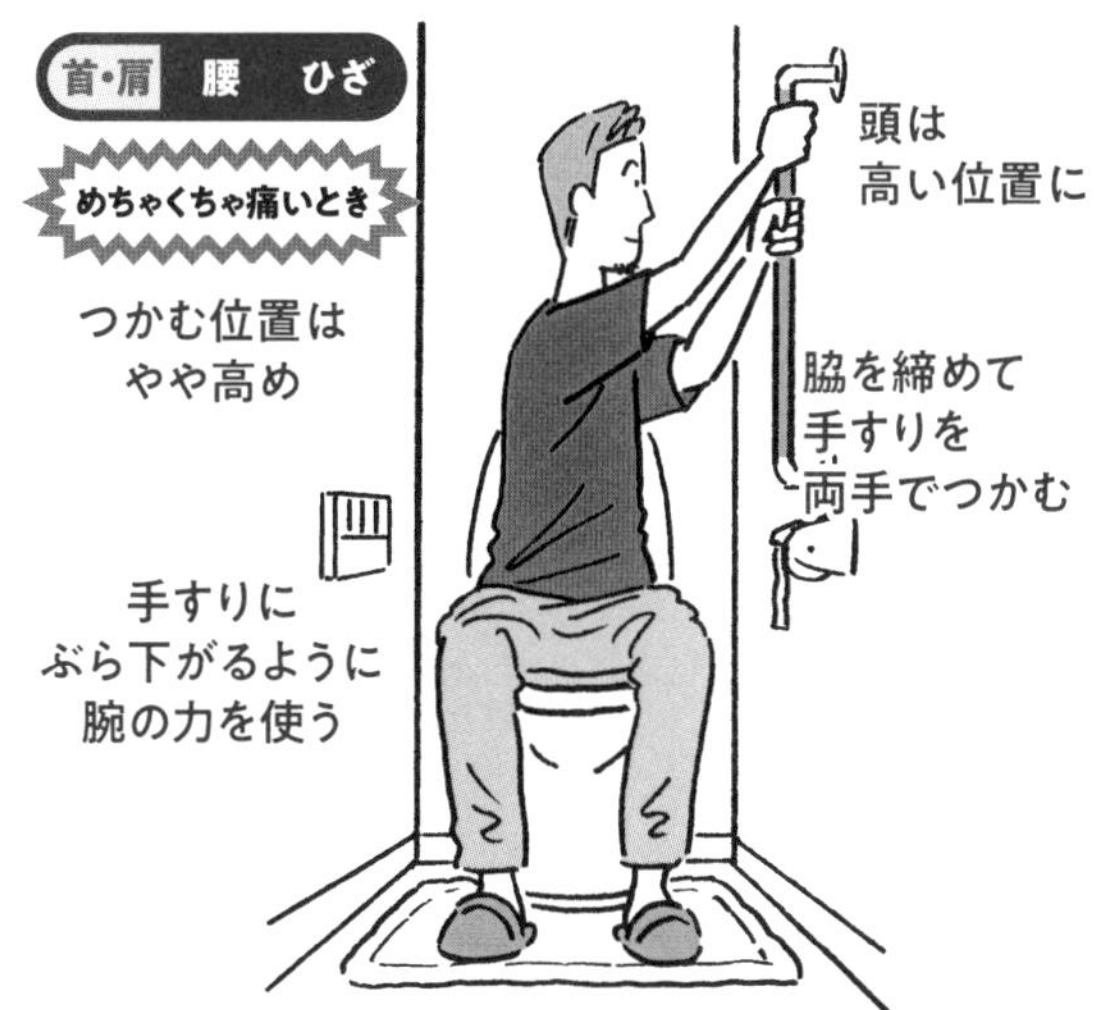
首・肩
腰
ひざ
めちゃくちゃ痛いとき
つかむ位置はやや高め
手すりにぶら下がるように腕の力を使う
頭は高い位置に
脇を締めて手すりを両手でつかむ

痛みが消えるポイント

トイレでひざのメンテナンス

ひざを守る太ももの筋肉を鍛える動きです。

脚を上げると腰やひざに痛みを感じる場合は、軟骨再生効果も認められている貧乏ゆすりをおすすめします。

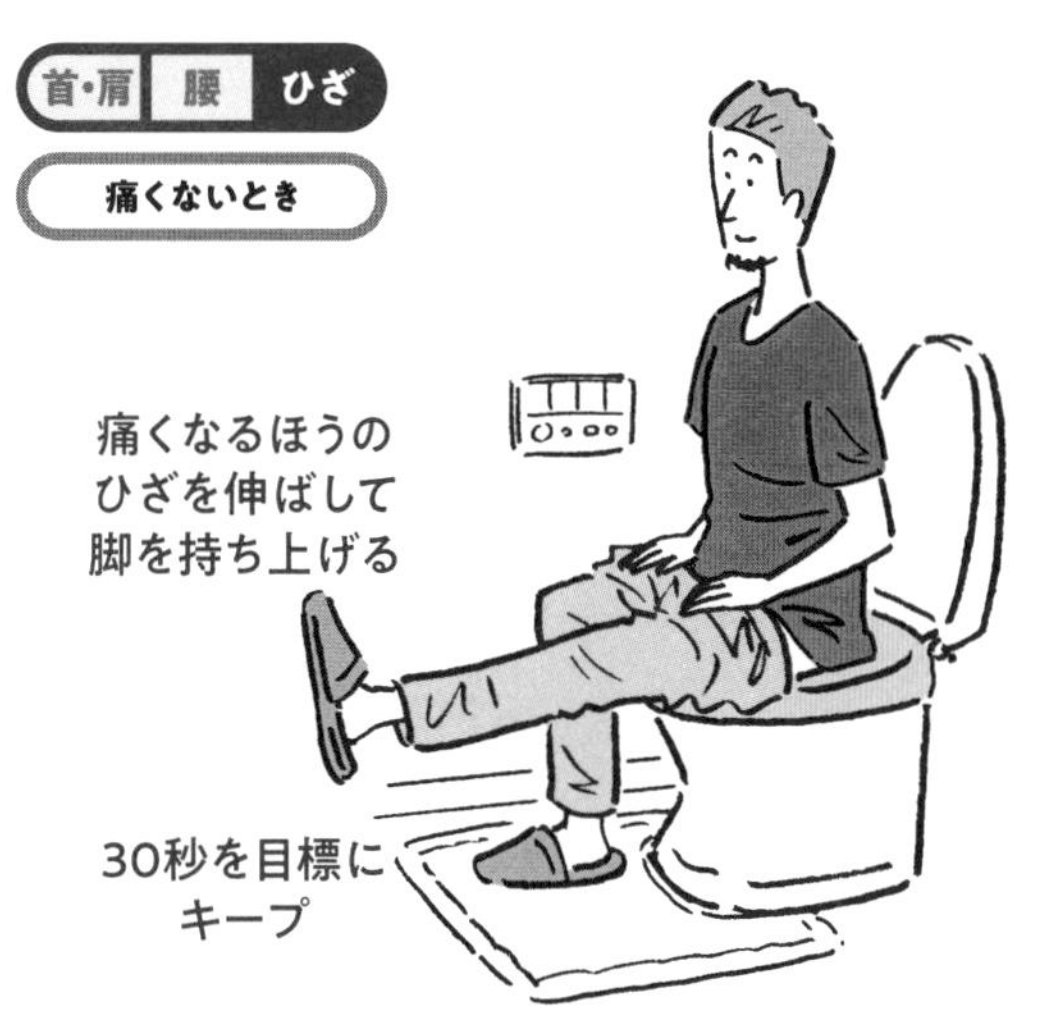
首・肩
腰
ひざ
痛くないとき
痛くなるほうのひざを伸ばして脚を持ち上げる
30秒を目標にキープ

痛みが強いときは腰をかばう動作！

腰が痛いときには、なかなかつらいトイレでの立ち座り動作。「うっ」と思ったらガマンするのではなく、すかさず腰をかばう動作に切り替えましょう。

太ももや座面を支えに手をついて立ち上がる方法は、トイレに限らず、つかまるところがないときにいつでも使えるので、覚えておいて損はありません。この腰をかばう動作で痛みの予防もできます。

痛みが消える日常動作

29

寝てテレビを見る

首・肩
腰
ひざ
ちょっと痛いとき

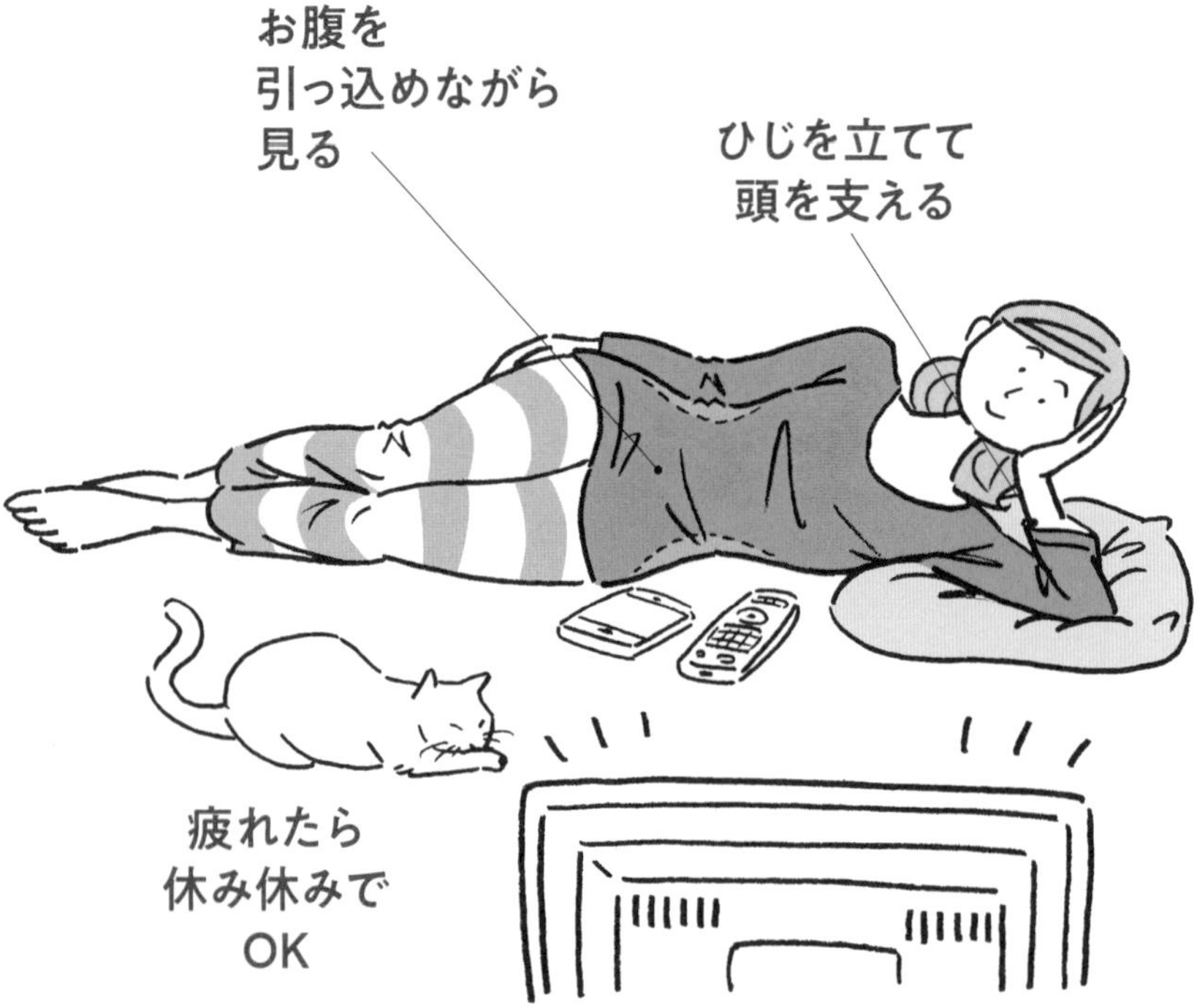

お腹を引っ込めながら見る

ひじを立てて頭を支える

疲れたら休み休みでOK

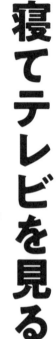

ゴロ寝でも、頭を支えることを忘れない

痛みが消えるポイント

歩くと腰やひざが痛くなる人向け

歩いているうちに腰やひざが痛くなる人は、お腹を凹ませ続ける筋肉の持久力を積極的に高めたいところです。

負荷は大きくないので、お腹を大きめに長めに凹ませやすいです。自前の筋肉で、腰痛用のコルセットのように骨盤回りを締めておけるようになれば、関節の負担を小さくできます。

痛みが消えるポイント

首・肩
腰
ひざ
痛くないとき

気になる下腹にも効く！

お腹を凹ませる力が弱いと、腰がそった形になりかえって負担をかけるのでご注意ください。行ったあとに腰がだるくなる場合は中止します。

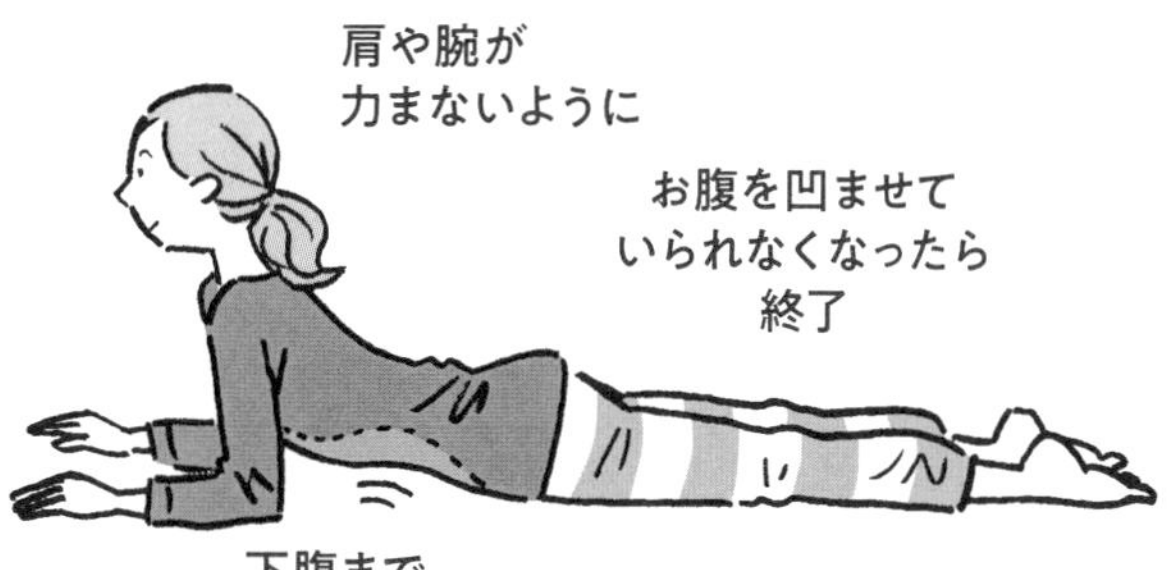
肩や腕が
力まないように
お腹を凹ませて
いられなくなったら
終了
下腹まで
床から浮かせるつもりで
お腹を引っ込める

痛みが消えるポイント

首・肩 腰 ひざ

痛くないとき

10~30秒

よく重いものを持ち上げる人向け

重いものを持つときは、全身の筋肉を使いながらお腹にグッと力を入れます。より大きくお腹を凹ませることで腹圧を高めて、腰やひざを守る筋力を養いましょう。

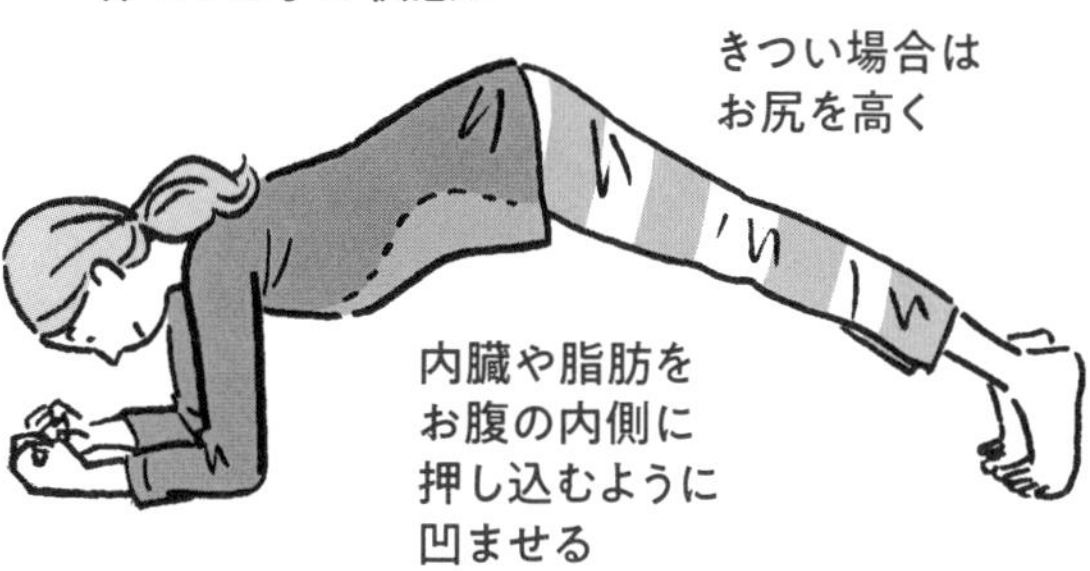
体をくの字の状態に
きつい場合は
お尻を高く
内臓や脂肪を
お腹の内側に
押し込むように
凹ませる

「凹ませる」と「力を入れる」は違う

少しマニアックな話ですが、お腹を「凹ませる」のと「力を入れる」のでは、筋肉の使い方が違います。

たとえば、ウエイトリフティングの選手は、バーベルを持ち上げる瞬間、お腹を凹ませるのではなく、グッとお腹を前に押し出すように力を入れます。

ちなみにお腹を押し出す力を出すには、お腹を凹ませる力が必要です。

首・肩　腰　ひざ

ちょっと痛いとき

痛みが消える日常動作

30

座ってテレビを見る

軽いキック動作で、一生歩ける脚になる

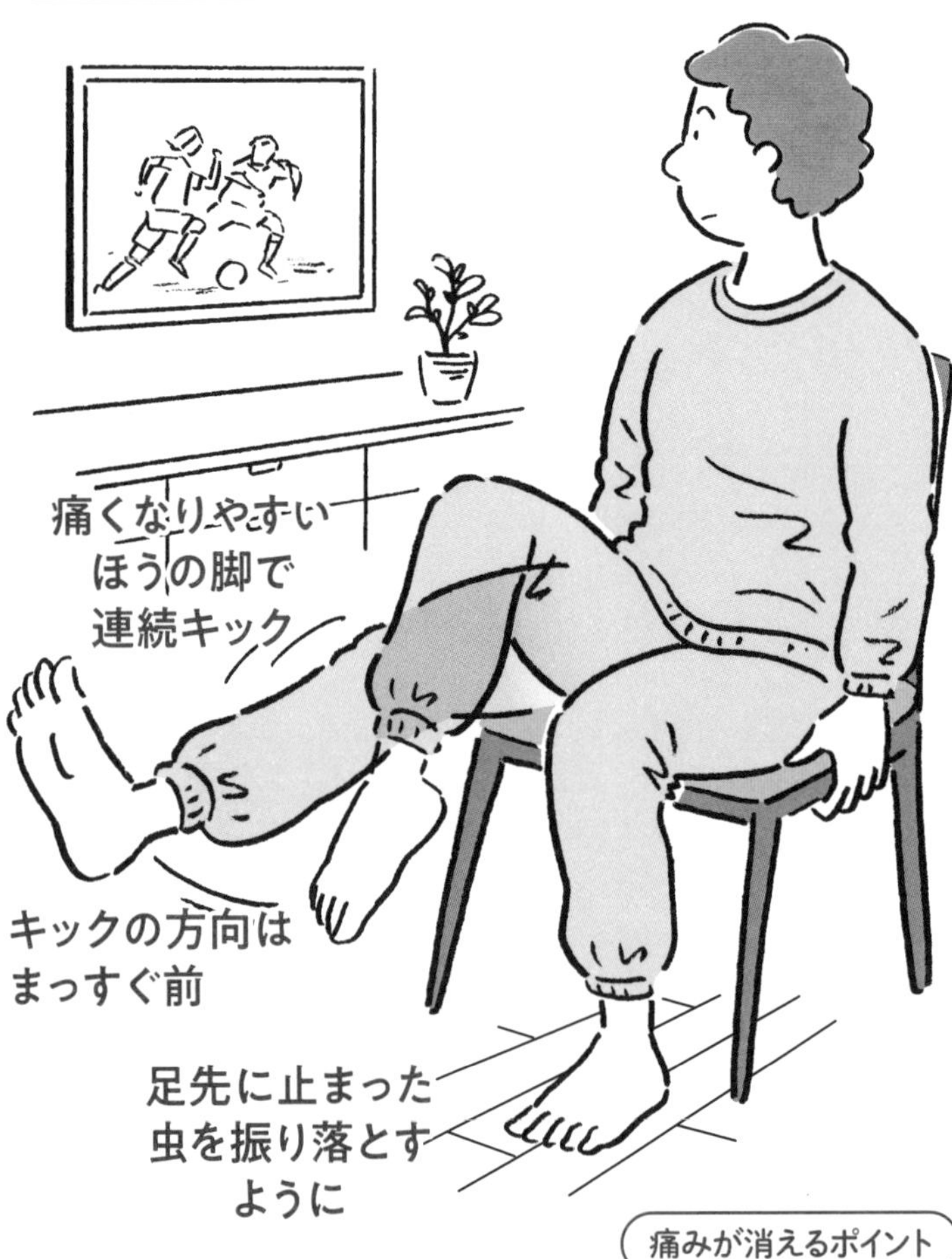
痛くなりやすい
ほうの脚で
連続キック
キックの方向は
まっすぐ前
足先に止まった
虫を振り落とす
ように

痛みが消えるポイント

関節にかかるストレスを解放！

腰椎が圧迫されると椎間板などが変形します。ひざ関節は同じように、体重がかかって圧迫されているので、それをゆるめるイメージで行いましょう。

テレビを見ながら、疲れない程度に毎日行ってみてください。

ただし、やってみて痛みを少しでも感じるときは禁止です。

痛みが消えるポイント

もむと気持ちがいいのは体にいい証拠

ひざ痛の運動療法では太ももの筋肉を鍛えます。すでに疲れがたまっている場合は、鍛えるよりも関節回りの筋肉のケアを優先しましょう。

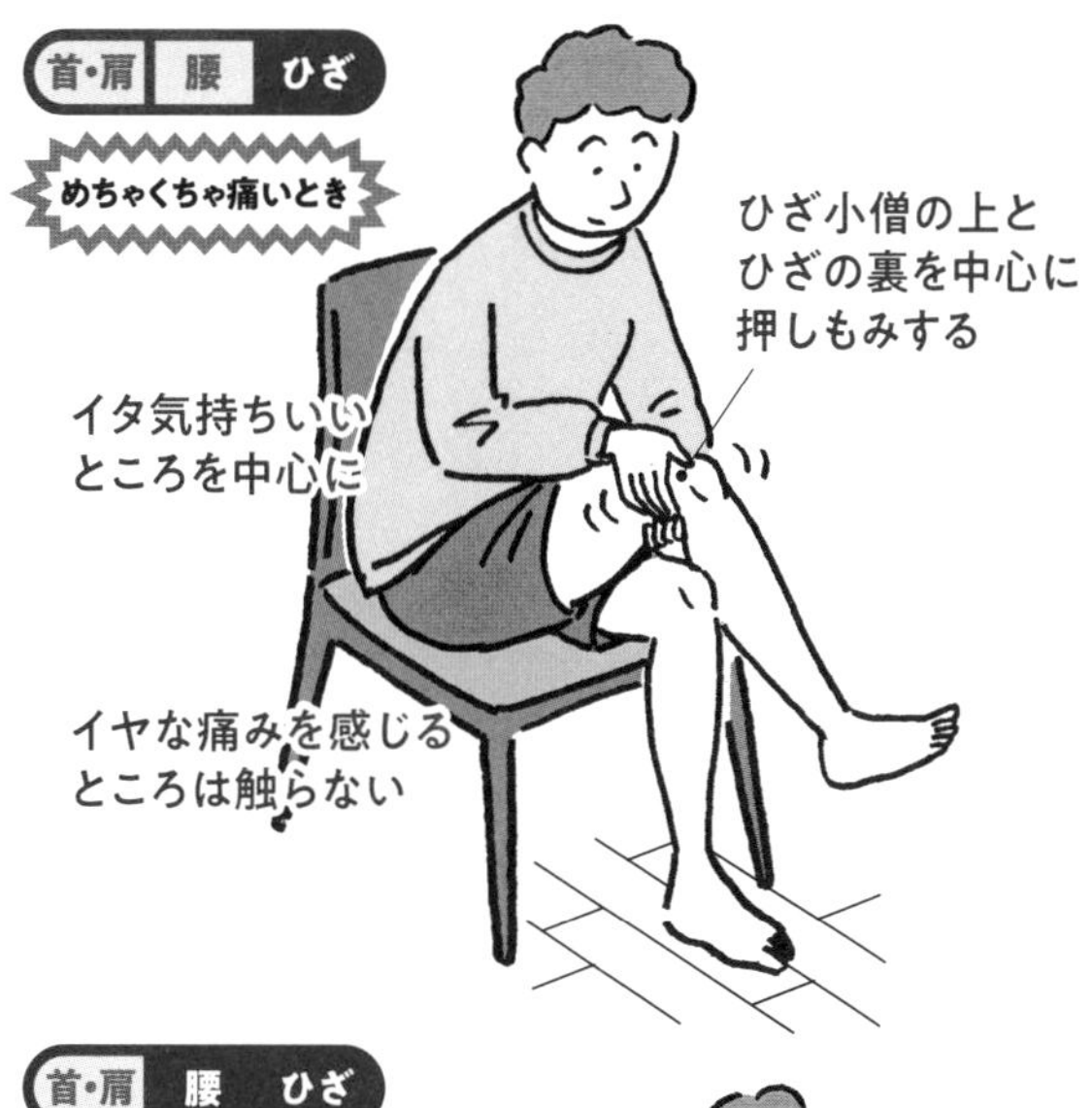
首・肩
腰
ひざ
めちゃくちゃ痛いとき
ひざ小僧の上とひざの裏を中心に押しもみする
イタ気持ちいいところを中心に
イヤな痛みを感じるところは触らない

痛みが消えるポイント

貧乏ゆすりには健康効果がある！

よくないイメージの貧乏ゆすりですが、じつは傷んだ組織を修復するのに効果的な動作です。車の中など、動けないときにも行いたいです。

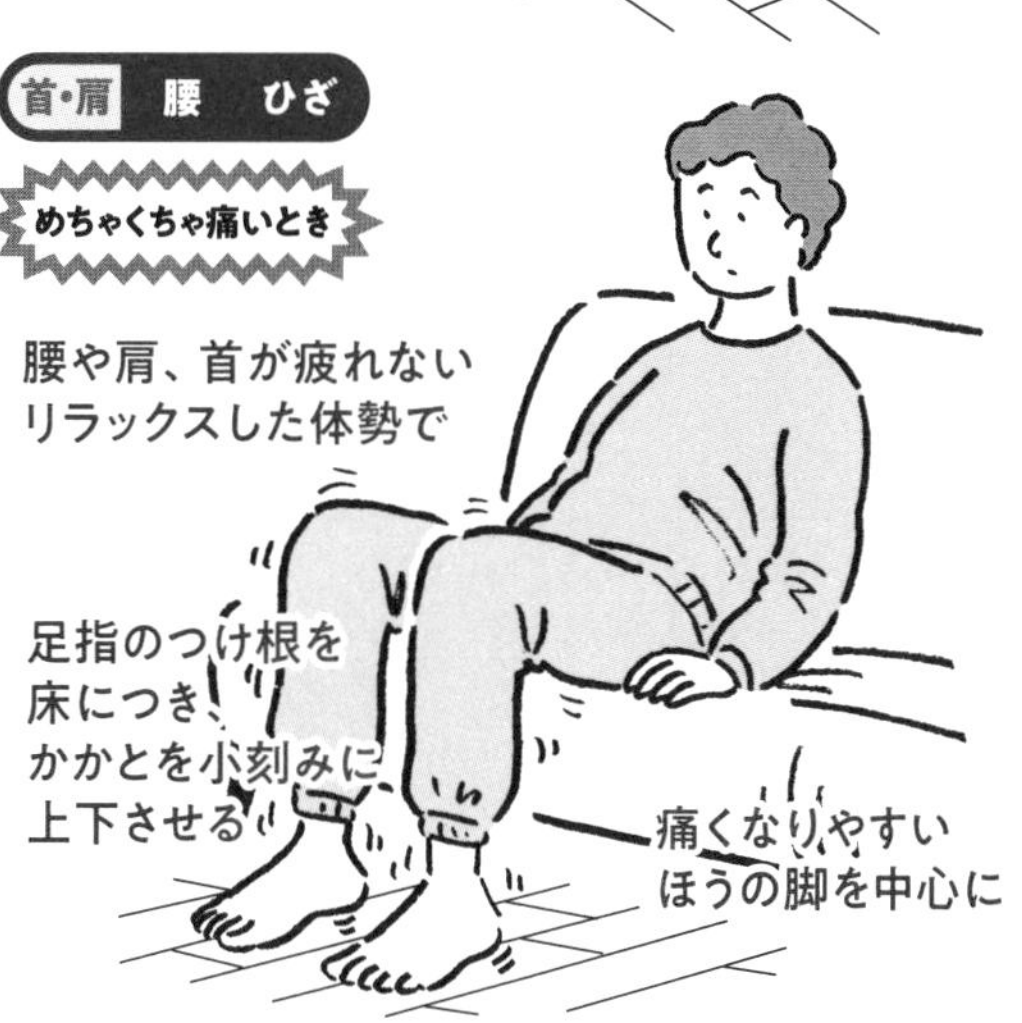
首・肩
腰
ひざ
めちゃくちゃ痛いとき
腰や肩、首が疲れないリラックスした体勢で
足指のつけ根を床につき、かかとを小刻みに上下させる
痛くなりやすいほうの脚を中心に

「痛みをガマン！」してはいけない

ひざが痛いと、動くのが怖くなるのは無理もありません。

ただ、動かさないでいると動かすための筋力が衰えてしまいます。

ではどうしたらよいかというと、「痛みが起きない動作」で動かすのが正解です。腰をかばう動作で腰が元気になれば、結果としてひざにかかる負担も小さくなります。痛みをガマンしながら動くのがいちばんやってはいけないことなのです。

column

日常動作は
最良の運動療法

　私が整形外科で運動療法に携わっていたときのことです。ウォーキングのイベントに参加したらひざが痛くなった、腰痛体操を行ったら腰の痛みが悪化したなど、よかれと思って行った運動で体を痛めて来院される方がいらっしゃいました。

　普段どんなに鍛えているプロスポーツ選手であっても、特定の部位に過度な負担がかかれば痛みが生じます。「運動＝体にいい」というイメージにとらわれないように気をつけたいです。

　体の状態は人によって違うので、万人に効果的といえる方法はありません。まったく同じことを行ってもＡさんには効果的で、Ｂさんには逆効果ということもあるのです。

　こんなはずでは……ということにならないためには、痛みを感じた時点で即座にやめる。そして「ラク」「気持ちがいい」というご自分の生理的な体の声に寄り添った動作を行う。それが一刻でも早く痛みから解放される最良の運動療法になります。

第6章

痛みが消える
寝るとき、起きるとき
の日常動作

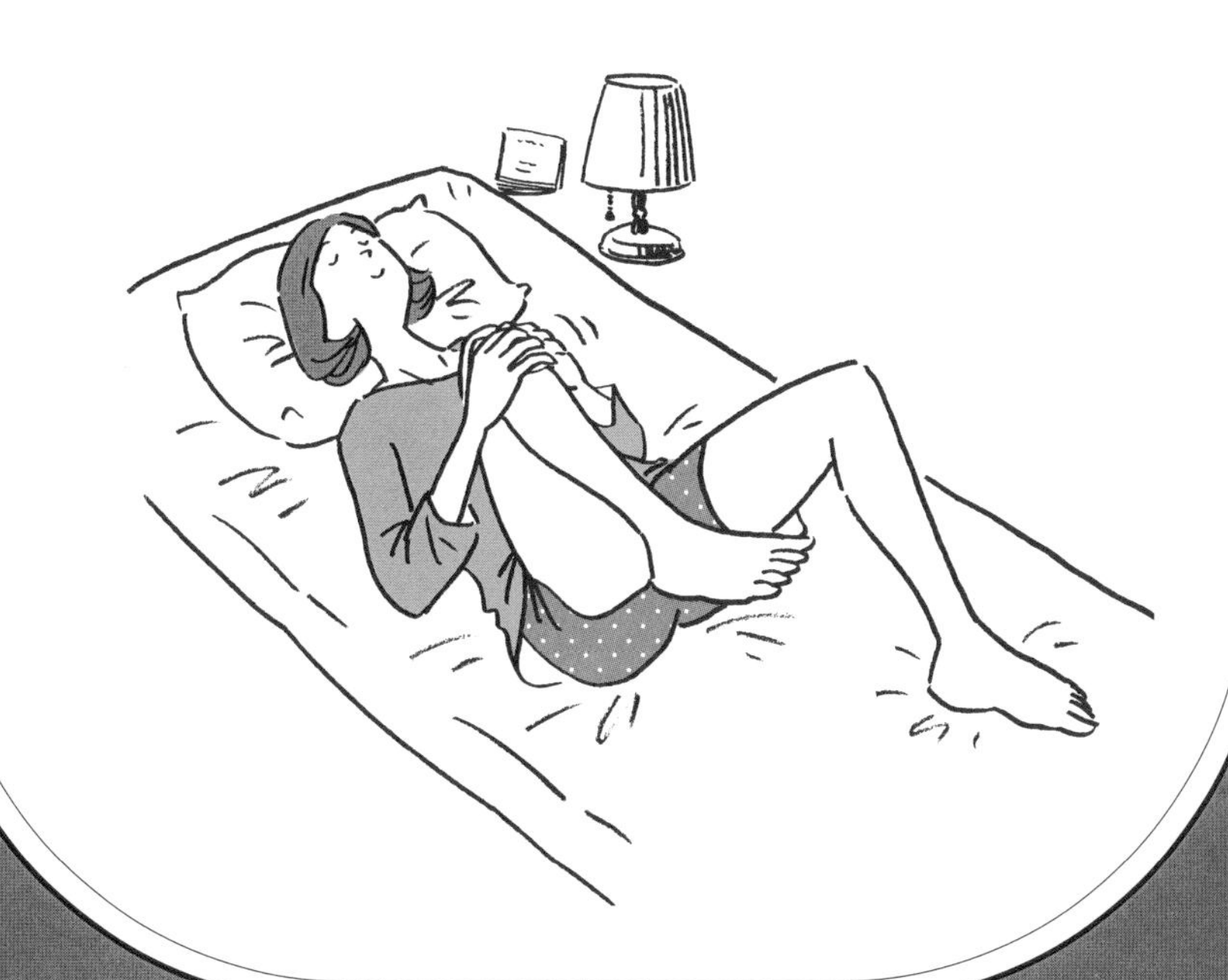

首・肩　腰　ひざ

ちょっと痛いとき

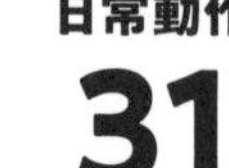

痛みが消える日常動作
31

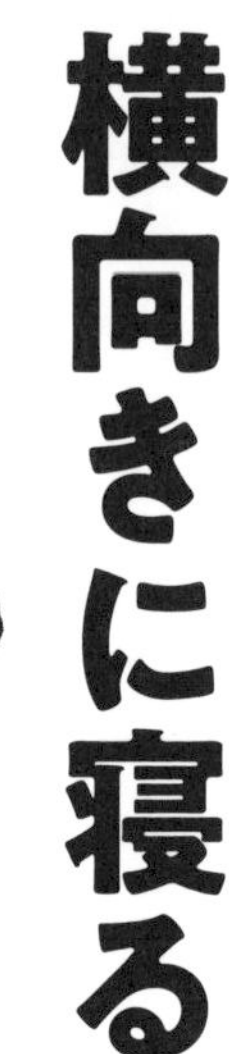

横向きに寝る

背中～腰を丸める

痛いほうの腰を天井側に

痛いほうの腰を上にして、痛みをやわらげる

痛みが消えるポイント

横向きに寝て痛い場所を自覚！

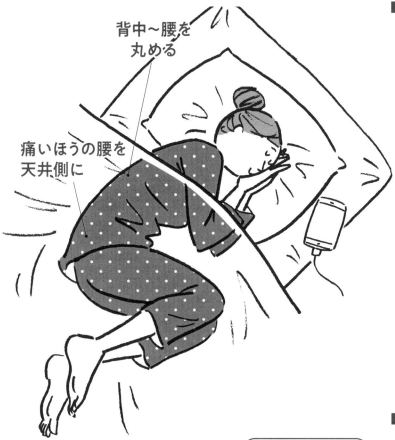

横向きに寝たとき、痛みの強いほうが下になっていると、痛いところに体重がかかって、痛みが増し、不快な圧迫感があります。

今、痛いのは腰の右側か、左側か、全体なのかを自覚することで、極力痛みのない姿勢や動作を意識的にとれ、回復を早められます。

痛みが消えるポイント

脚をずらしてラクな位置を探す

天井側の脚のひざの位置や伸ばし具合を変えると腰の伸び方も変わります。ゆっくり動かして「ここがいちばんラク」というところを探してみてください。

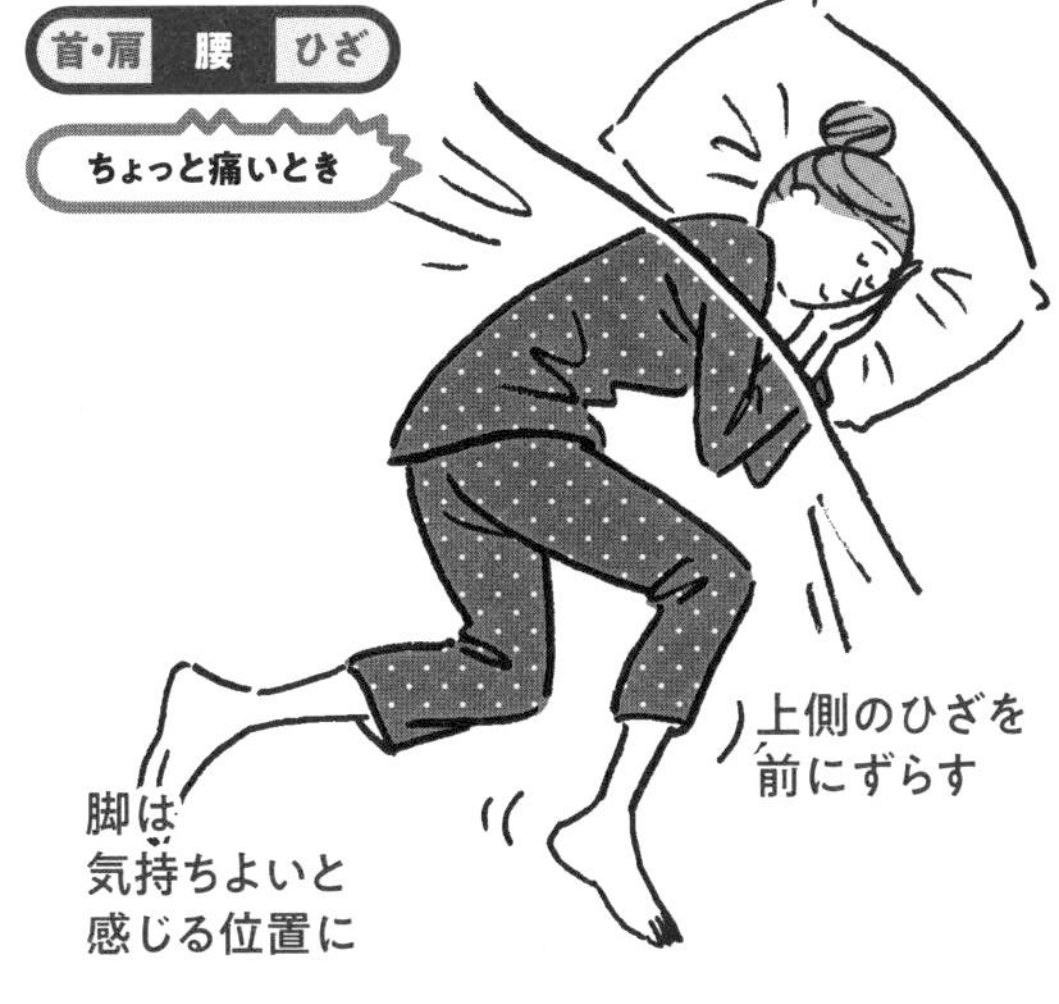
首・肩
腰
ひざ
ちょっと痛いとき
上側のひざを前にずらす
脚は気持ちよいと感じる位置に

痛みが消えるポイント

腰の痛みが強いときは抱き枕を活用

抱き枕などをかかえ、体を預けるように寝ると、支点が一気に増えてラクになります。布団でも代用できます。

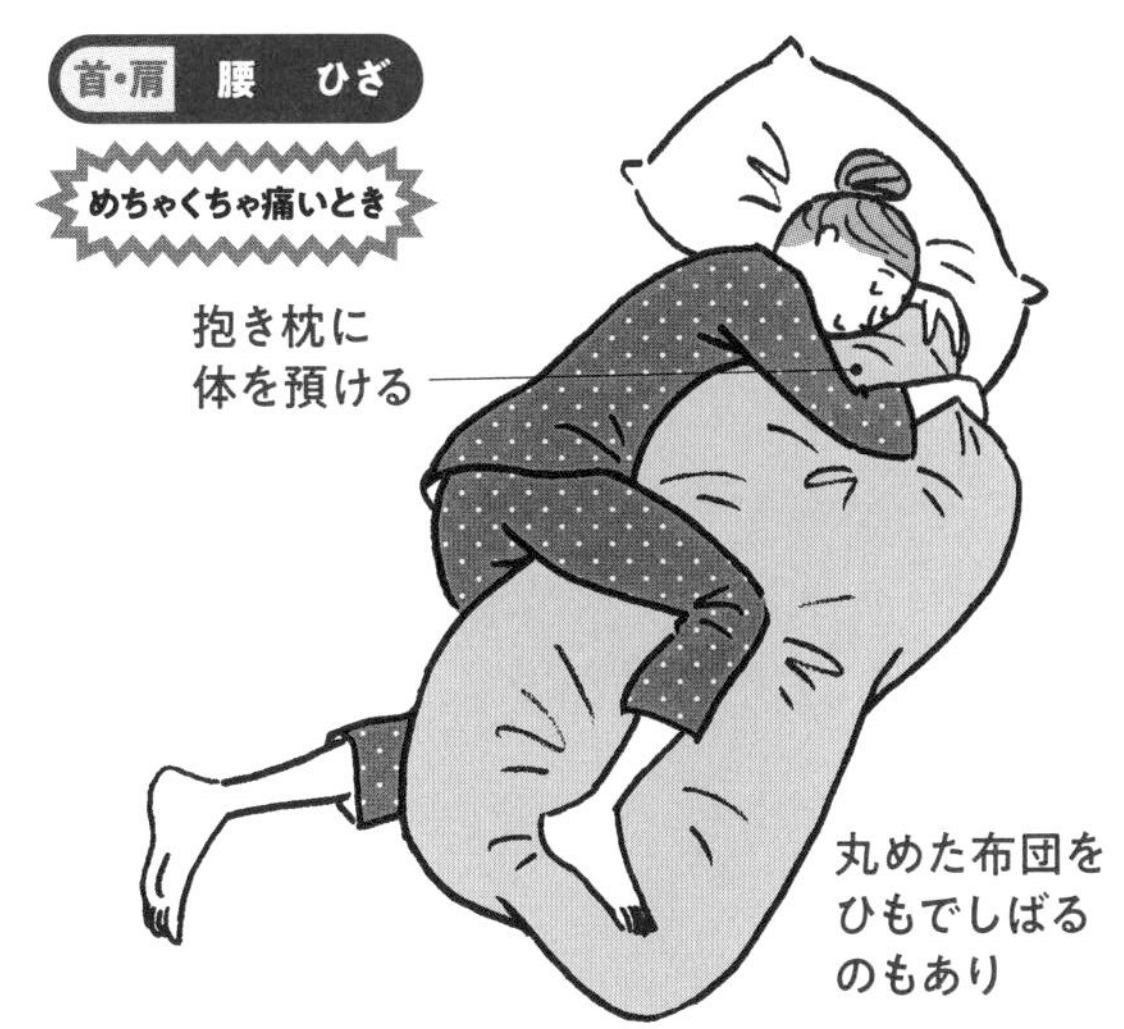
首・肩
腰
ひざ
めちゃくちゃ痛いとき
抱き枕に体を預ける
丸めた布団をひもでしばるのもあり

心地よい相棒は安眠の友

倒れこんだら最後、立ち上がれなくなるほど気持ちがいいビーズクッションは、「人をダメにする」というキャッチフレーズで大ヒットしました。なぜそんなに心地よいかというと、微細ビーズが体にぴったりとフィットするように体を包み込んでくれるから。ビーズクッションがなければ、余っている布団を丸めて使ってみてください。抱きかかえて寝るとラクです。

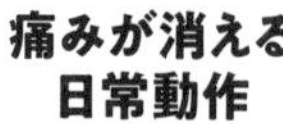
痛みが消える
日常動作

32

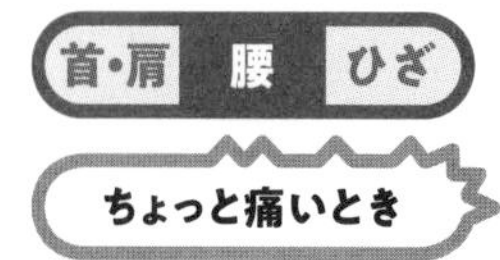
首・肩
腰
ひざ
ちょっと痛いとき

あおむけで寝る

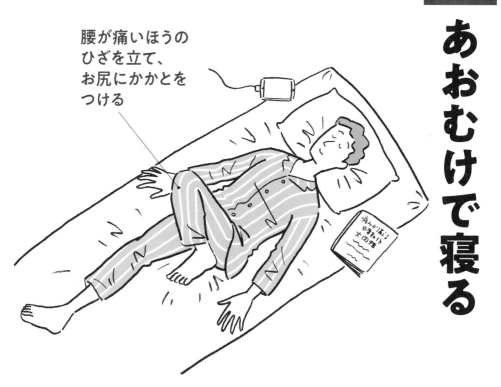

腰が痛いほうのひざを立て、お尻にかかとをつける

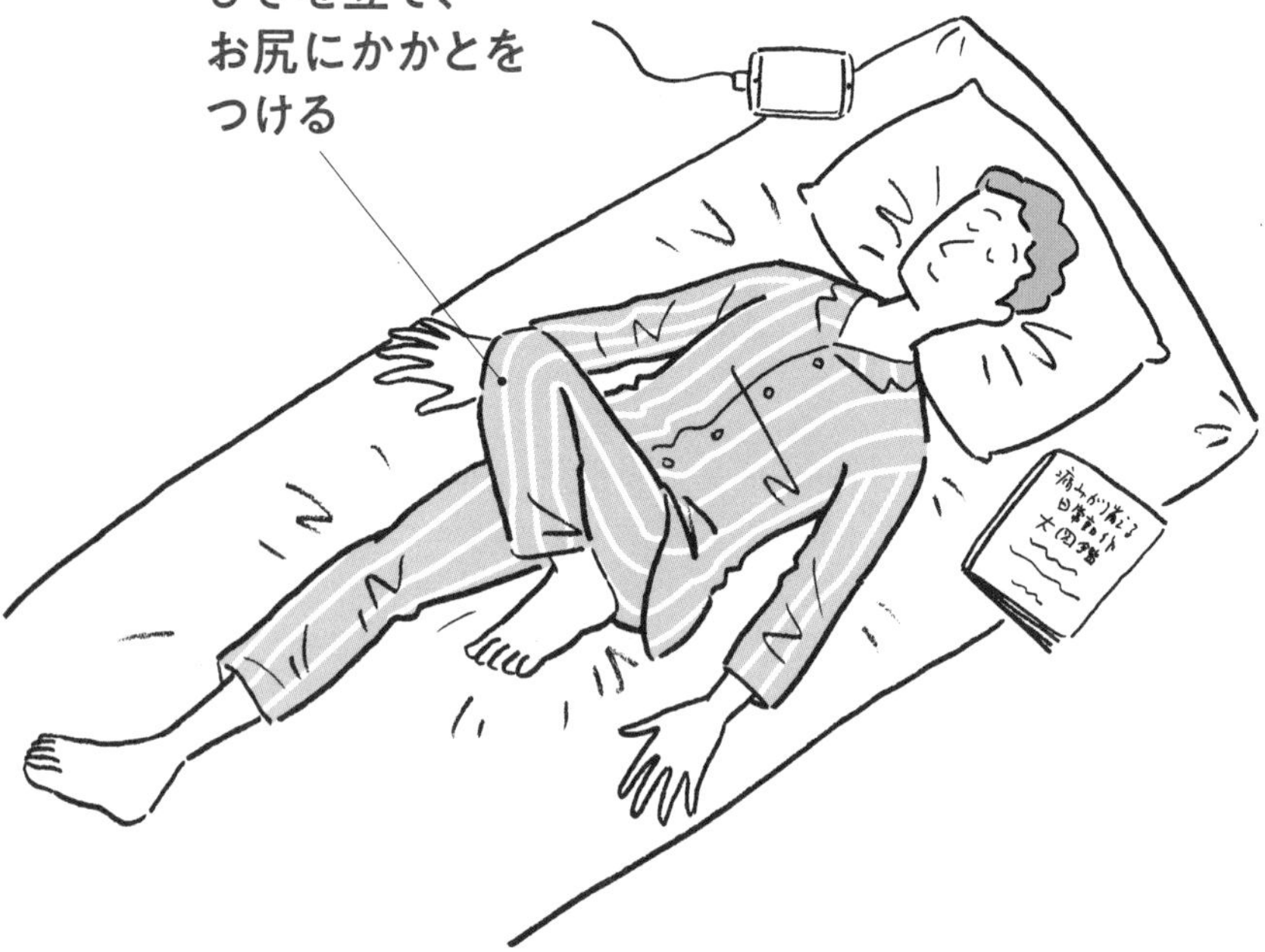

ひざを立てて支点を増やす

痛みが消えるポイント

かかとをお尻につけると腰がラク！

ひざを立ててお尻にかかとをつけると、腰の近くに支点が増える形になるため、腰がラクです。

両ひざを立てたり、脚を開き気味にしたり、立てる脚を入れかえたりというように、同じあおむけでも自分の気持ちよい体勢に変えていくと、痛みがラクになり、早く眠りにつけます。

痛みが消えるポイント

ひざの下に枕などを挟んで寝る

首・肩　腰　ひざ

めちゃくちゃ痛いとき

昔、整形外科のベッドで、ひざの下に硬い三角のクッションを入れてもらったらとてもラクになりました。腰だけでなくひざがつらいときにもぜひお試しを！

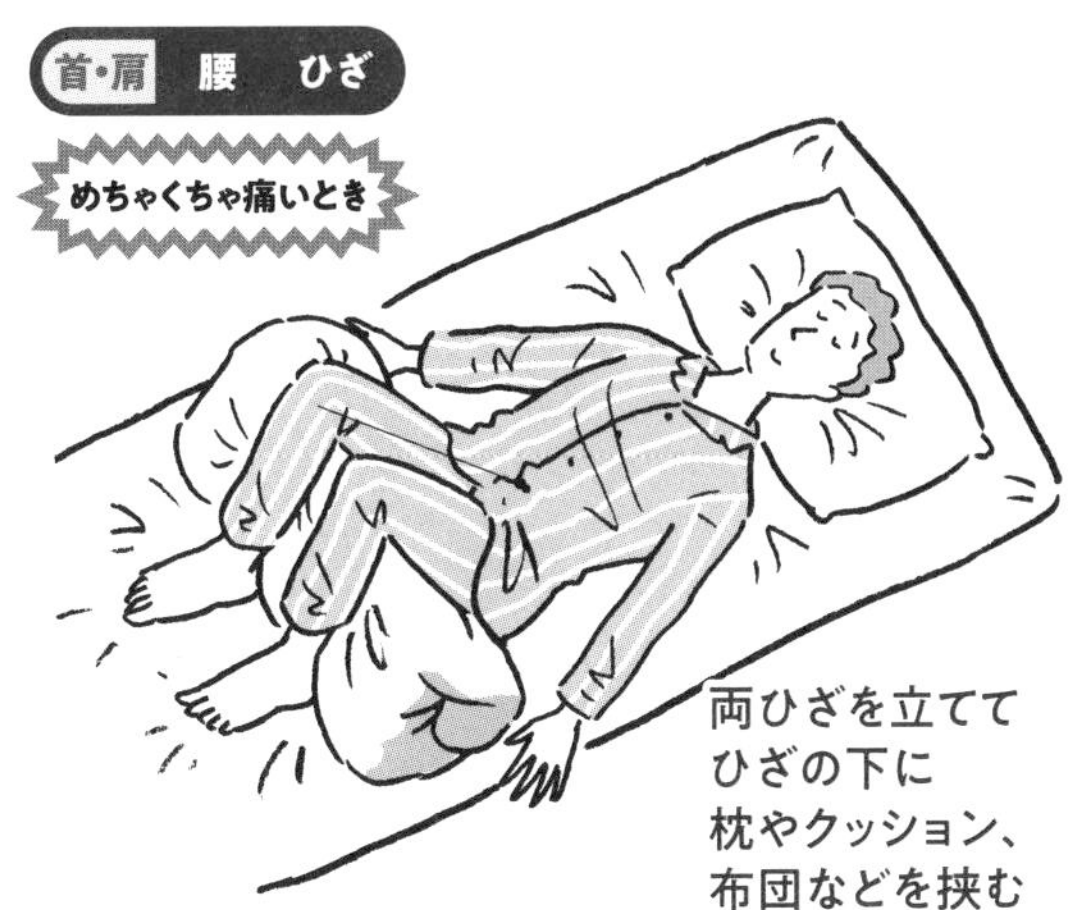
両ひざを立てて
ひざの下に
枕やクッション、
布団などを挟む

痛みが消えるポイント

股関節を脚の重みで気持ちよく開く

首・肩　腰　ひざ

ちょっと痛いとき

ひざの曲げ具合を変えたり、足の裏をずらしたり、難しく考えずに気持ちいいと感じる位置を探してください。

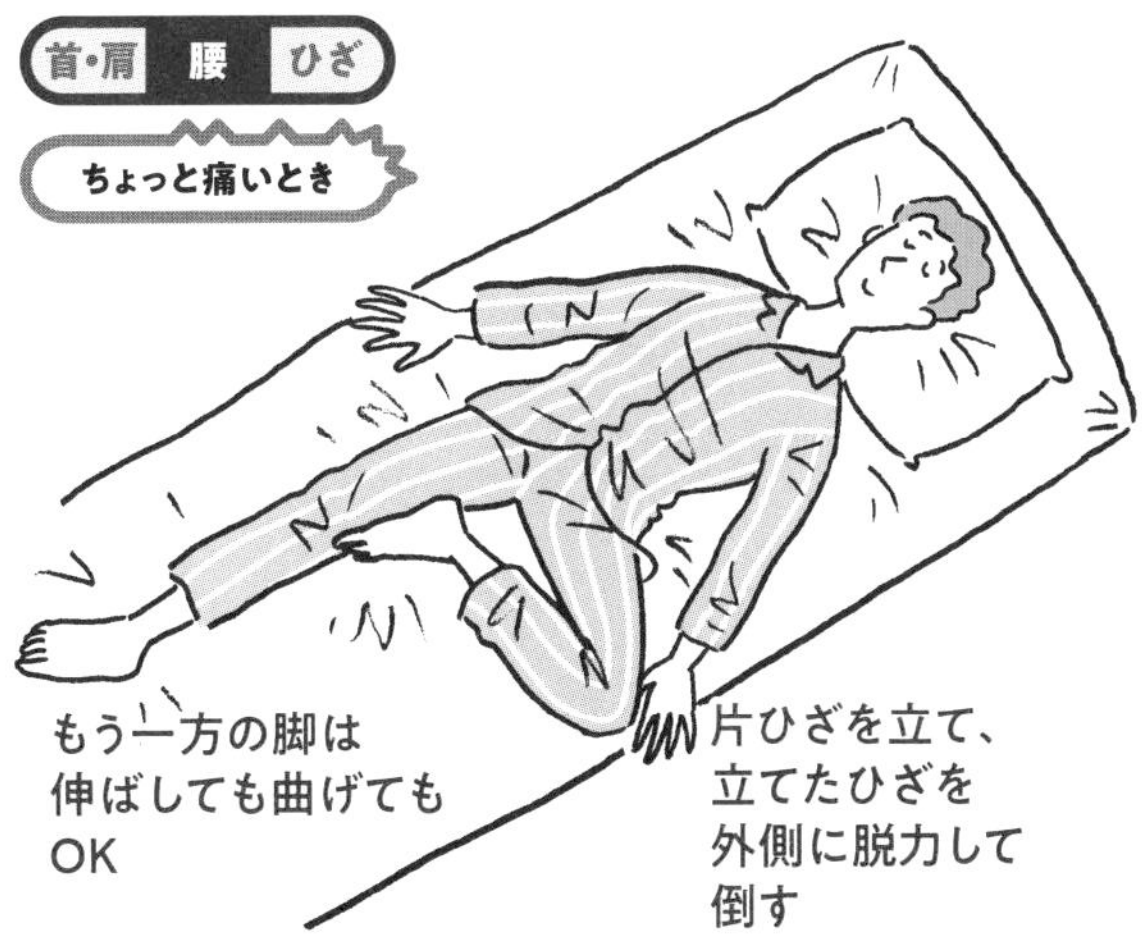
もう一方の脚は
伸ばしても曲げても
OK
片ひざを立て、
立てたひざを
外側に脱力して
倒す

自分の体を自分で整体する

両脚を伸ばして寝るより、ひざを曲げたほうが腰の緊張がゆるむので、ラクに感じます。足元に厚みのある布団などを置いて、脚を少し高くして寝る方法もあります。

腰に痛みがあるときは、骨盤回りの筋肉が疲れています。整体師さんが体をいろいろな角度で伸ばしてくれるときのように、自分の体が喜ぶ位置を見つけましょう。「気持ちいい」動作は、痛みを早く癒やす動作です。

首・肩　腰　ひざ

めちゃくちゃ痛いとき

痛みが消える日常動作

33

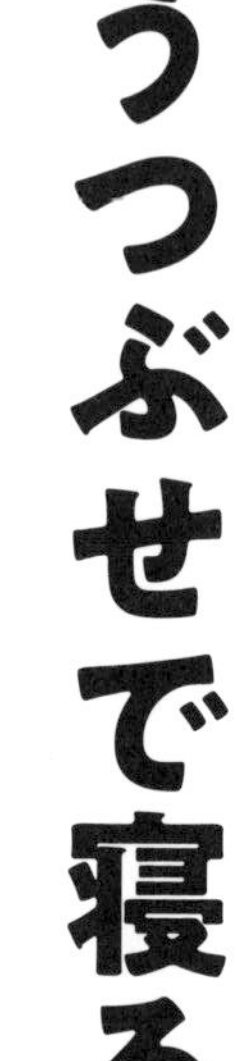
うつぶせで寝る

カエル脚で気持ちよく寝落ちする

顔は引き寄せている脚の方向を向く

枕、腕枕、どちらでもOK

腰が痛いほうのひざを曲げて、胸に引き寄せる

足は気持ちよい位置に

痛みが消えるポイント

痛みがやわらぐぐったりカエル脚

左右の脚で気持ちのよさを比べてみてください。右脚を引き寄せることでゆるむのは右の腰なので、右脚を引き寄せるほうが気持ちよければ、右の腰が悪いと考えられます。

脚の上げ伸ばし具合で心地よさは変わります。気持ちよければ、そのまま眠ってしまって大丈夫です。

痛みが消えるポイント

腰がだる重くて眠れないときに

整形外科で行う「牽引」をソフトにしたような動作です。腰が痛いときやだる重いときには、就寝前に少し行うだけでも腰が軽くなります。

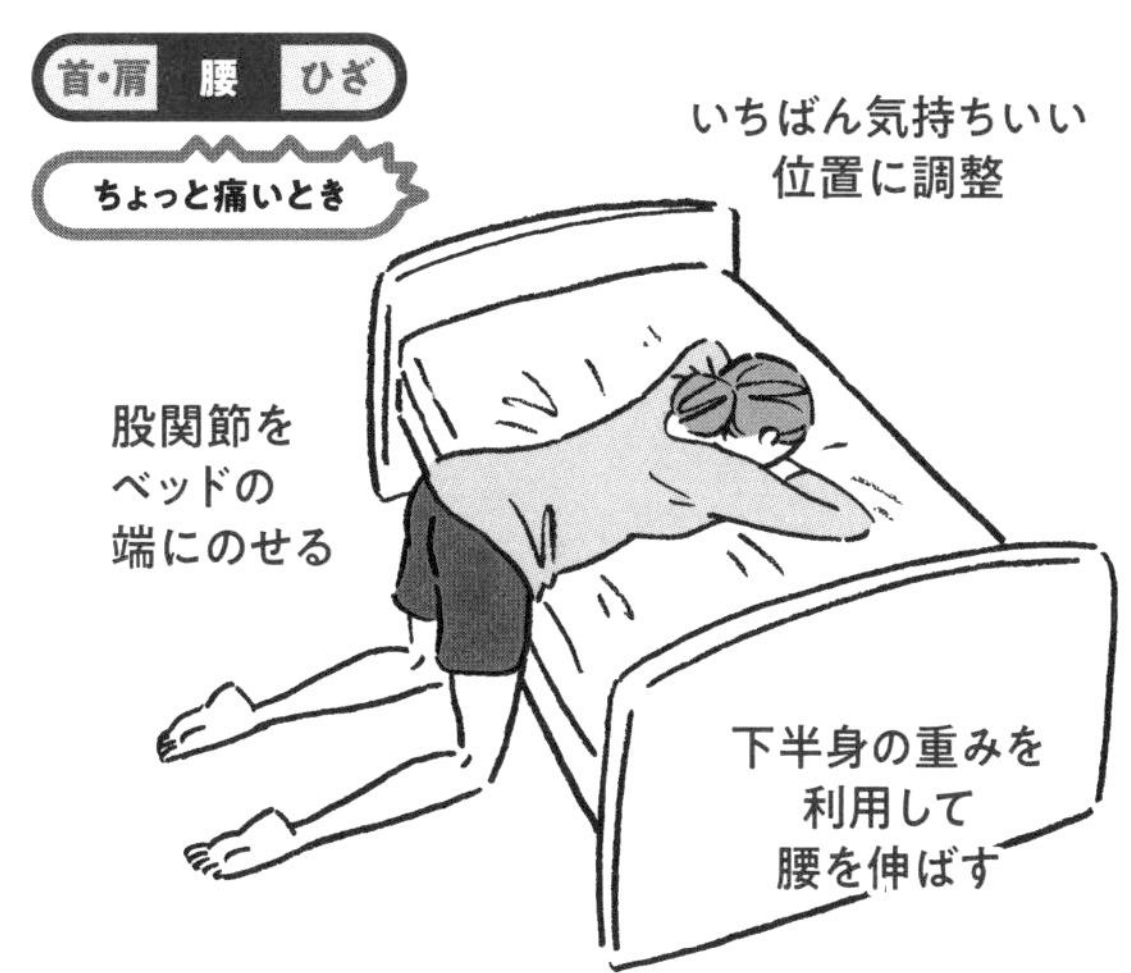
首・肩
腰
ひざ
ちょっと痛いとき
いちばん気持ちいい
位置に調整
股関節を
ベッドの
端にのせる
下半身の重みを
利用して
腰を伸ばす

痛みが消えるポイント

うつぶせで寝てかかとをつける

うつぶせの場合、両脚をまっすぐ伸ばすより、ひざを曲げてかかとをつけた状態のほうがラクに感じるでしょう。

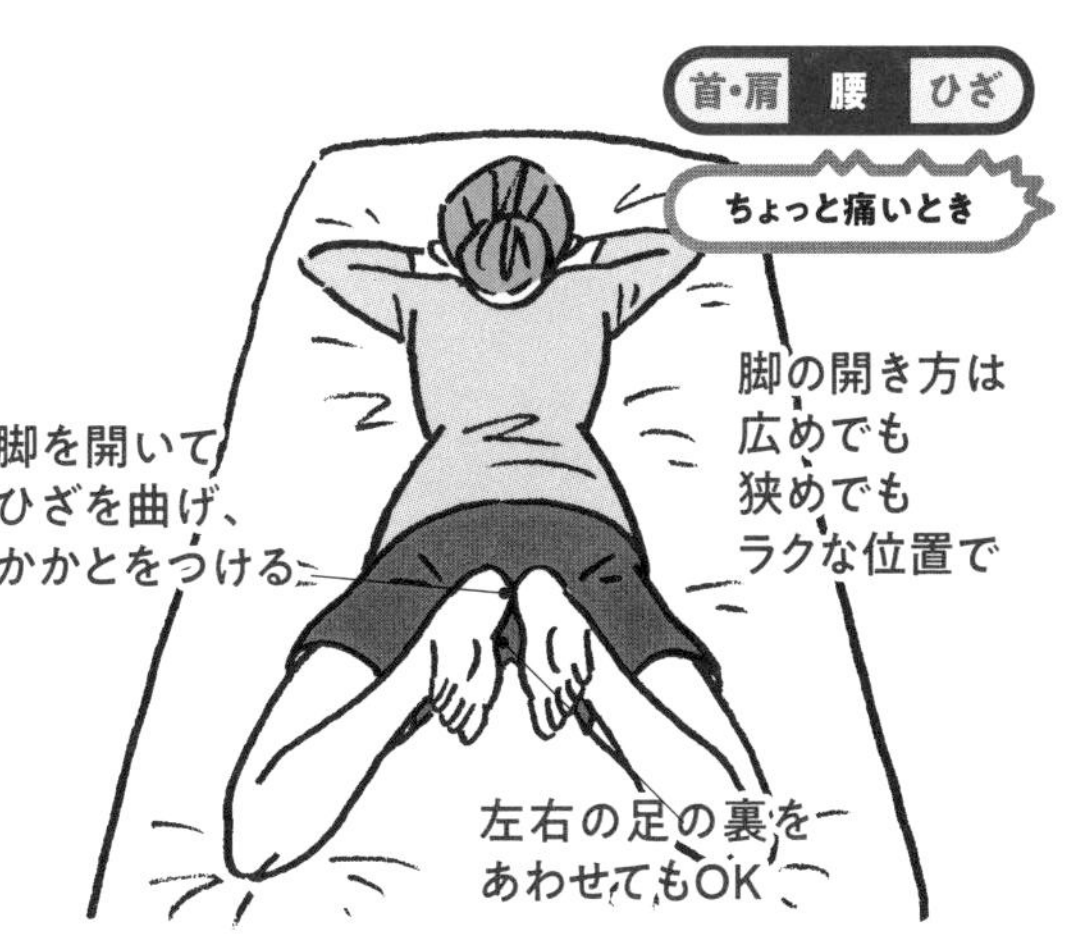
首・肩
腰
ひざ
ちょっと痛いとき
脚の開き方は
広めでも
狭めでも
ラクな位置で
脚を開いて
ひざを曲げ、
かかとをつける
左右の足の裏を
あわせてもOK

日々のメンテナンスにもおすすめ

腰痛体操を行ってもなかなかよくならなかったときに、私なりに試行錯誤した結果、たどり着いた寝方です。腰が痛いほどではなく、腰が疲れている程度のときにもぜひお試しください。

うつぶせで行える動作をいくつか知っておくと必要以上に寝返りをうたずにすみます。

1日働いてくれた腰の疲れを翌日に持ち越さない！　これ、本当に大切です。

首・肩
腰
ひざ
めちゃくちゃ痛いとき

痛みが消える日常動作

34

骨盤を整える

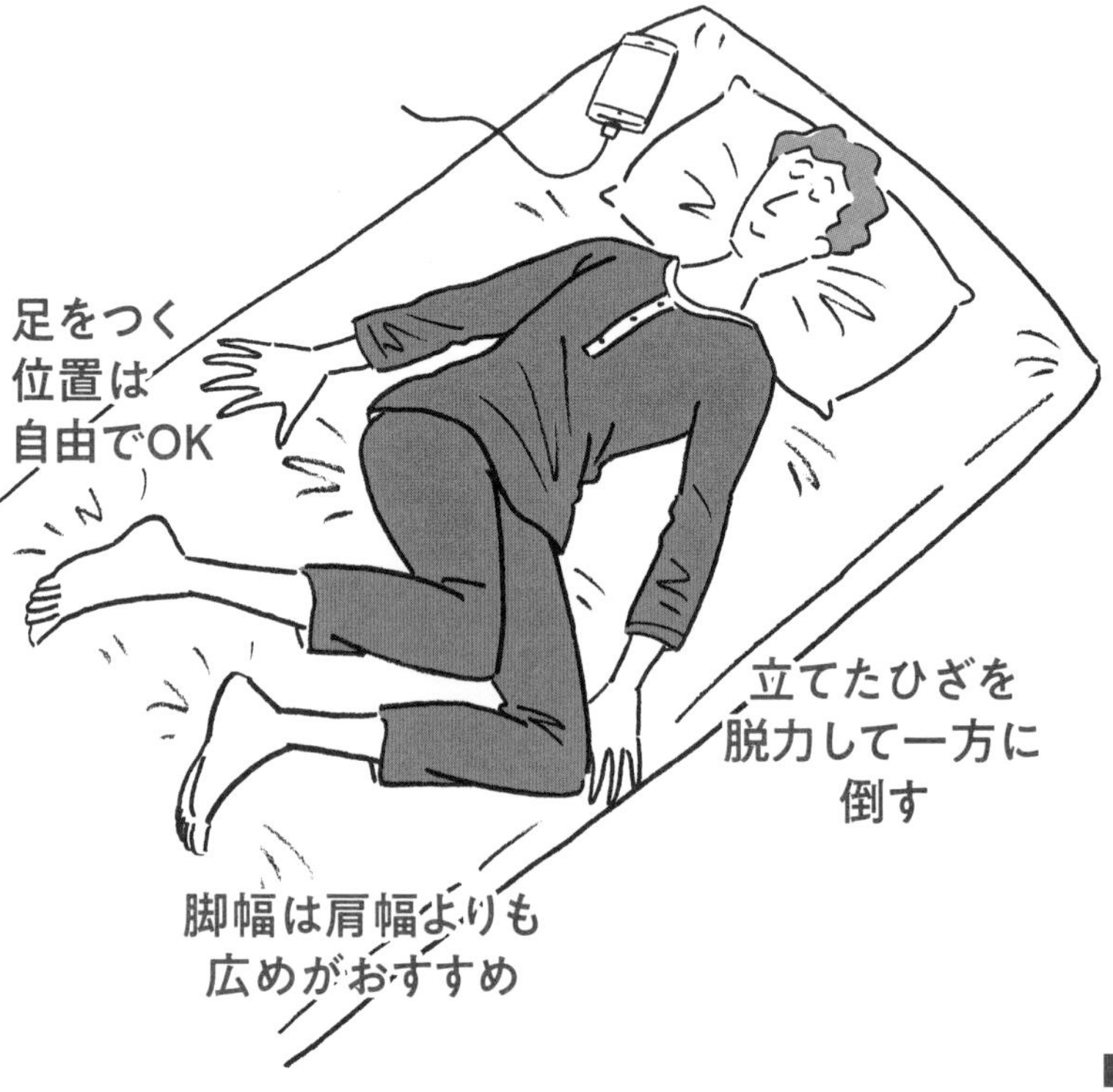

足をつく
位置は
自由でOK
立てたひざを
脱力して一方に
倒す
脚幅は肩幅よりも
広めがおすすめ

立てた両ひざを脱力して倒すと、じんわり伸びる

痛みが消えるポイント

力を抜いて気持ちよく癒やす

立てたひざを脱力するストレッチ動作です。力を抜いて行ってください。脚の幅によって腰の伸ばされ方が変わり、気持ちよさも変わります。両サイドを行ってみて、気持ちいいと感じるほうを中心にじんわり伸ばします。

寝返りをうつ前にこの動作を行うのもおすすめです。

痛みが消えるポイント

自前の筋肉をコルセット化！

首・肩
腰
ひざ
痛くないとき

10~30秒

お腹がどうしても凹まない場合には、息を吐きながら行ってみましょう。お腹を大きく引っ込めると腰に響く場合は、痛くないところまで凹ませます。

あおむけで両ひざを横に倒した状態から、お腹をギューッと引っ込める

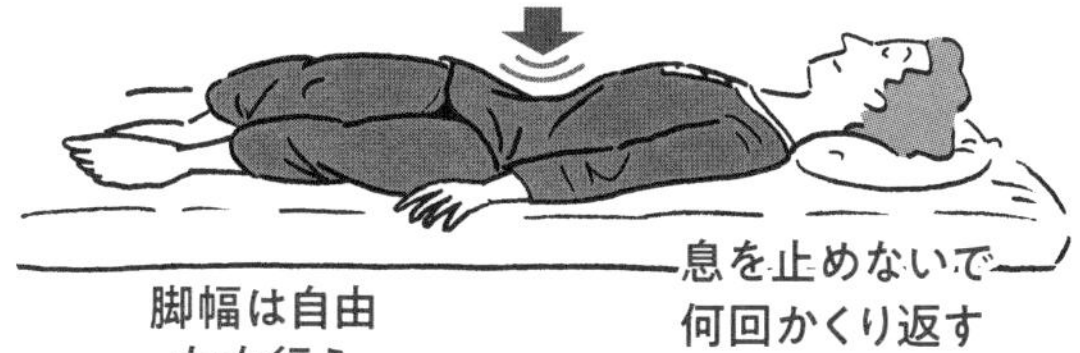

脚幅は自由
左右行う

息を止めないで
何回かくり返す

痛みが消えるポイント

首こり、肩こりが驚くほどラクになる

首・肩　腰　ひざ

ちょっと痛いとき

首こりを重点的に改善したい場合は、腕をおろさずに首だけ倒してもOKです。長時間続けて頭に血がのぼらないように気をつけてください。

肩がベッドから少しはみ出る位置で

ひざを左右に倒すと腰も伸びる

腕の重みで肩関節を伸ばす

両腕を軽く組むと強めに伸びる

骨盤のゆがみは筋肉のこりが原因

骨盤回りの筋肉が左右アンバランスにこって硬い状態が慢性化すると、骨盤のゆがみや痛みの原因になります。

今すぐにできることとしておすすめしたいのが、ひざを倒した状態で腰回りを伸ばしてゆるめる動作です。左右均等に行うのではなく、気持ちがいいと感じるほうをていねいに行いましょう。こりがほぐれることでバランスが整います。

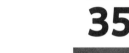

首・肩　腰　ひざ

めちゃくちゃ痛いとき

10〜30秒

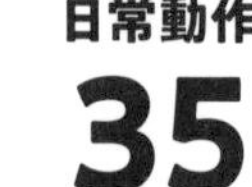
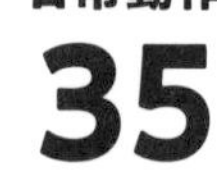

痛みが消える日常動作

35

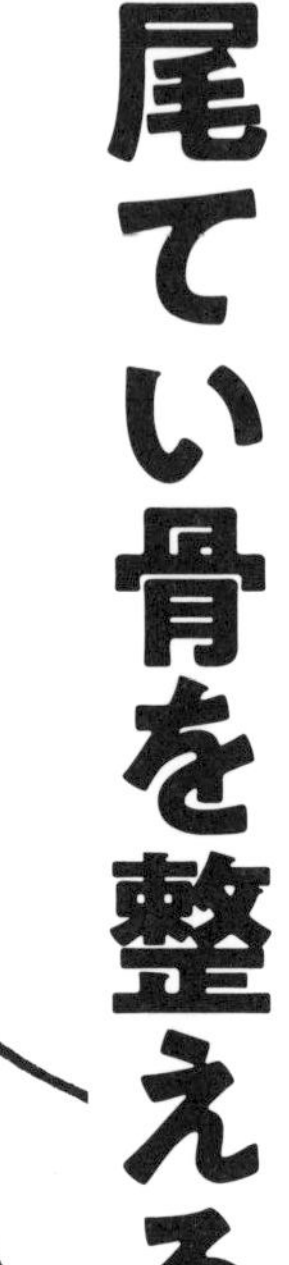
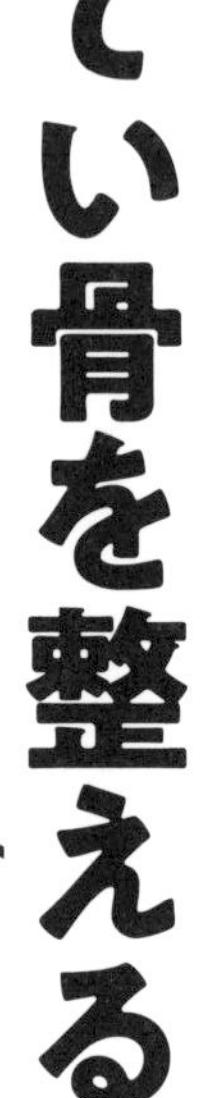
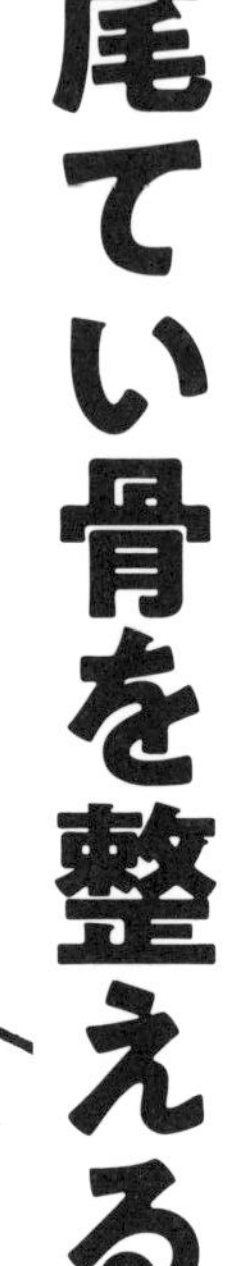

尾てい骨を整える

片脚を立て、もう一方の脚を手でかかえる

かかえていないほうの脚を伸ばすと強めに伸びる

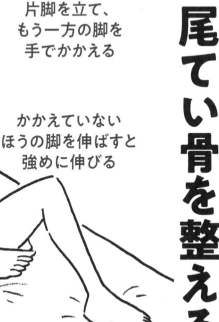

ひざを胸に近づけ、気持ちがいいところで止める

勢いをつけずにじんわり伸ばす

左右差に気づいて、腰回りの硬さをとろう

痛みが消えるポイント

両脚で行って気持ちいいほうをていねいに伸ばす

お尻から腰を伸ばすストレッチ動作です。痛みやだるさを感じるとき、腰周辺は硬くなっています。両方の脚で行って気持ちいいほうをていねいに伸ばします。

気持ちよさではなく痛みを感じるときは、ガマンして行ってもよくなるわけではありません。その場合は他の動作で癒やしましょう。

痛みが消えるポイント

腰からお尻まで よく伸びる

痛みが強くなければ、ご家族などに頼んで脚の上にまたがって座ってもらうのもおすすめです。体重をかけてもらって伸ばすと、なかなか気持ちいいです。

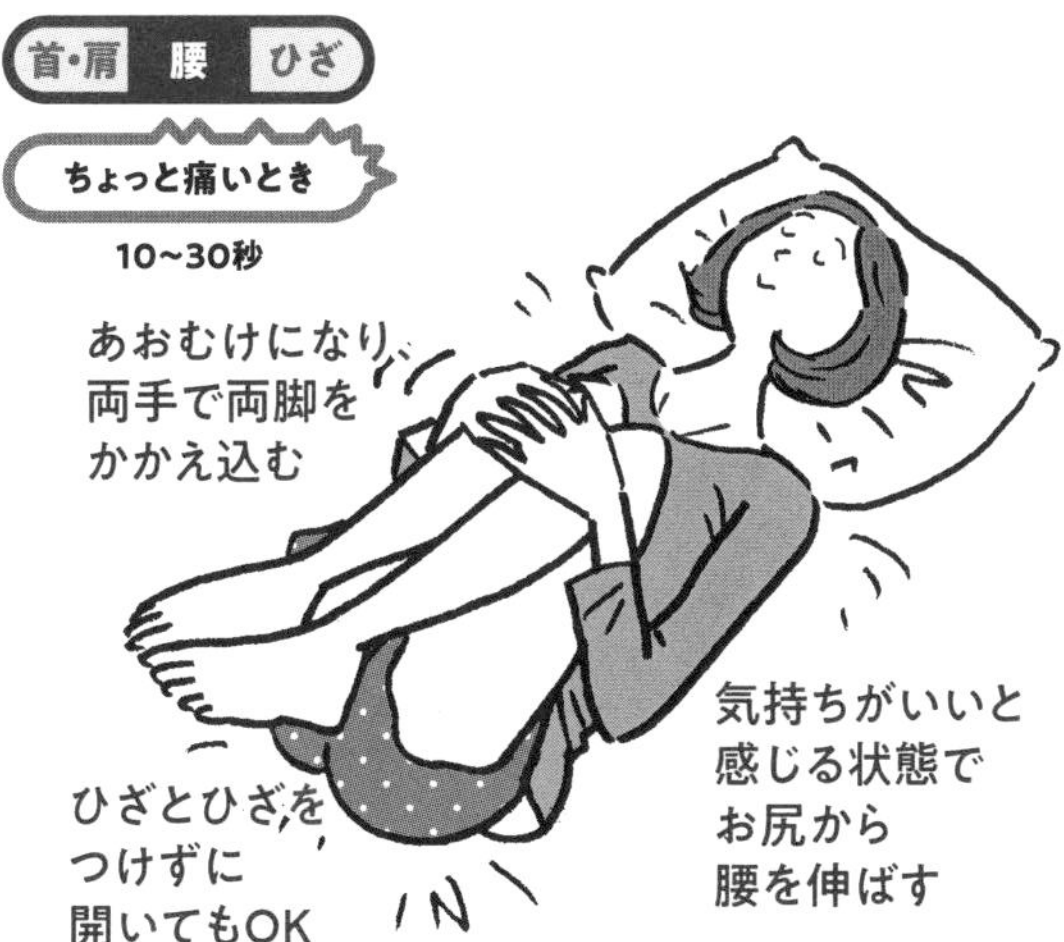
首・肩
腰
ひざ
ちょっと痛いとき
10〜30秒
あおむけになり、両手で両脚をかかえ込む
ひざとひざをつけずに開いてもOK
気持ちがいいと感じる状態でお尻から腰を伸ばす

痛みが消えるポイント

正座ができる人に おすすめ！

肩こりの改善にもおすすめの動作です。腰と肩の両方ではなく、自分で気持ちよさを感じるところに意識を集中させるほうがよいでしょう。

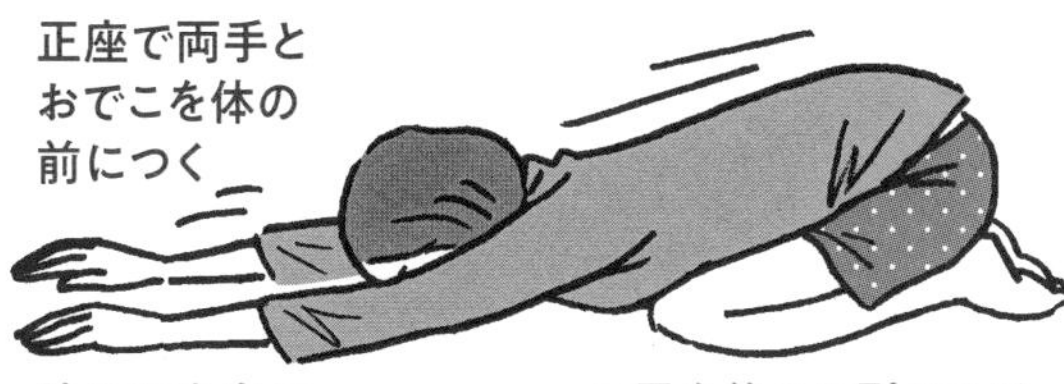
首・肩
腰
ひざ
痛くないとき
10〜20秒
お尻を後ろに引き、気持ちがいいところで止める
正座で両手とおでこを体の前につく
脇の下を床に押しつけるように
お尻を後ろに引くほど腰が伸びる

腰が痛いときには強く伸ばさない

ストレッチは、目的によって効果的な伸ばし方が変わります。

腰が痛いときに強く伸ばすのは逆効果で、症状を悪化させかねません。よくなりたい一心でガマンして伸ばすのはやめましょう。

無理をせずに、ひたすら気持ちよさを重視して行えば、少しずつよくなっていきます。

どんな動作でも、自分の体の声を無視しないようにしてください。

痛みが消える
日常動作
36

お尻を締める

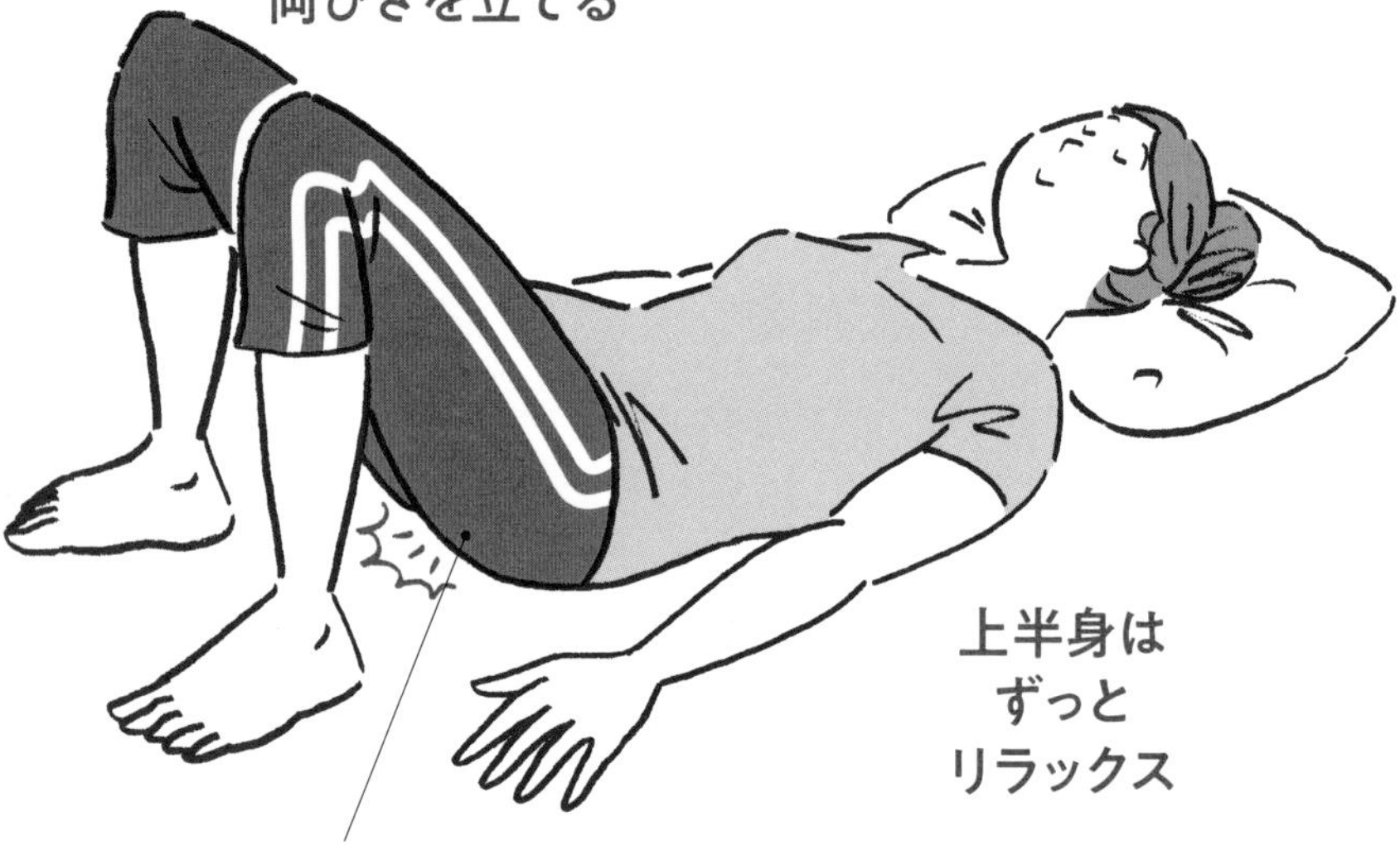

首・肩　腰　ひざ

めちゃくちゃ痛いとき

10秒

脚は肩幅程度で
両ひざを立てる

上半身は
ずっと
リラックス

5秒かけて肛門を締め、
力を抜きながら
5秒かけて戻す

お尻の穴を締めて、腰の痛みをとろう

痛みが消えるポイント

お尻の締め方で腰の関節を調整

痛みを早くとるために試してみてほしいのが、このストレッチ動作です。ストレスがかかっている腰の下部の関節を調整できます。痛みが強い場合は、お尻が浮く手前までお尻をそっと締めるのでもOKです。

お尻を締めた瞬間に、痛みが強くなったと感じるときは行わないでください。

痛みが消えるポイント

腰の後ろで床を押すように

まずは息を吐きながらお腹を引っ込めてみてください。感覚がつかめたら、呼吸に頼らずに凹ませていきましょう。慣れたら、手をはずして行います。

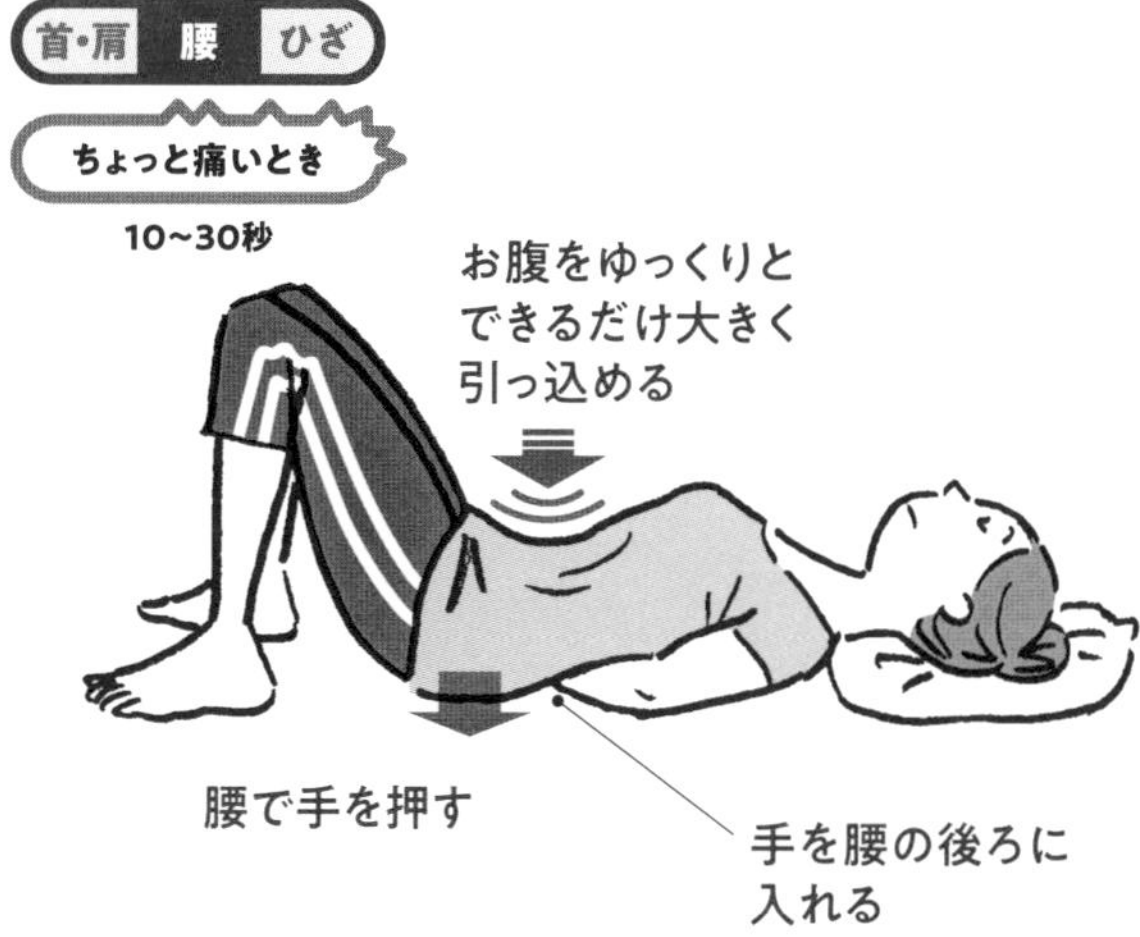
首・肩
腰
ひざ
ちょっと痛いとき
10～30秒
お腹をゆっくりとできるだけ大きく引っ込める
腰で手を押す
手を腰の後ろに入れる

痛みが消えるポイント

腰回りを締めつける筋肉をつける

目的はお尻を高く持ち上げることではなく、お尻とお腹の筋肉を同時に締めて、腰回りを締めつけることです。

腰回りを強化→ひざの負担も軽減します。

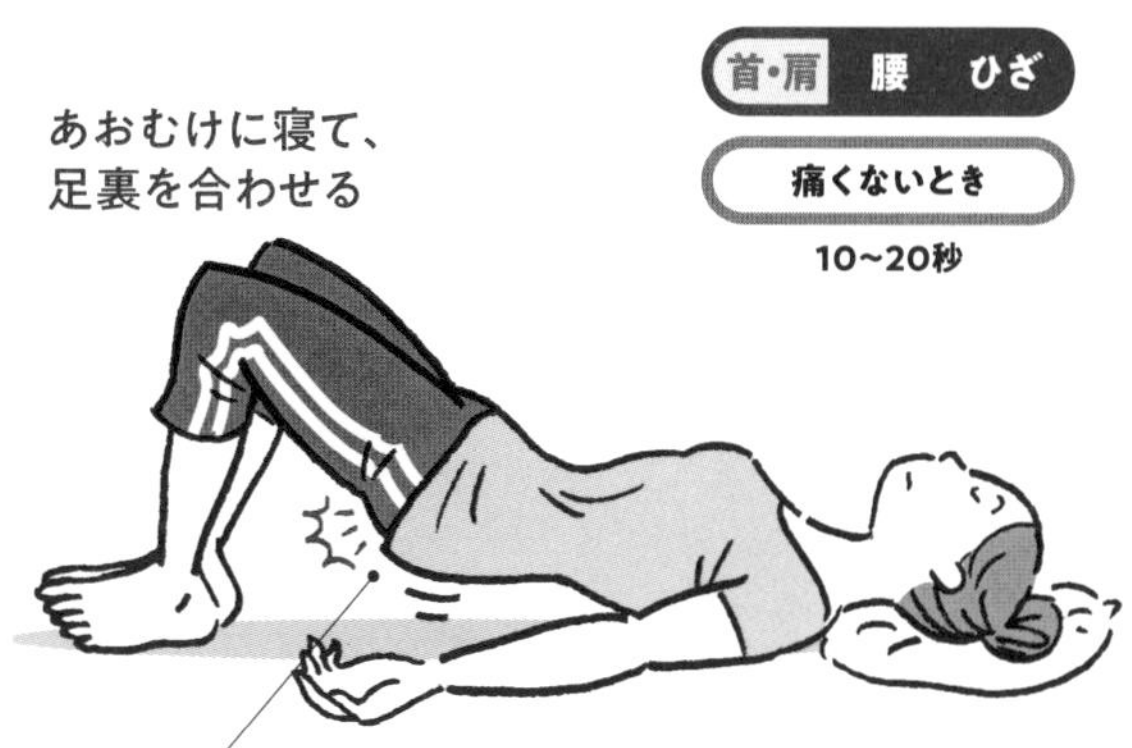
首・肩
腰
ひざ
痛くないとき
10～20秒
あおむけに寝て、足裏を合わせる
お腹を凹ませ、お尻を締めて持ち上げる
10～20秒キープしてから下ろす

お尻を締めると腰の痛みが消える!?

ここでは「骨盤傾斜体操」という腰痛体操を行いやすいように分解&アレンジして紹介しました。

お尻を締めるのは、腰の状態を自分で調整する動作として覚えておきたいです。

たとえば、お腹を凹ませると腰に痛みを感じることがありますが、お尻を締めると痛みが消えることがあります。

ほかにも腰が疲れたときなど、いろいろなシーンで試してみてください。

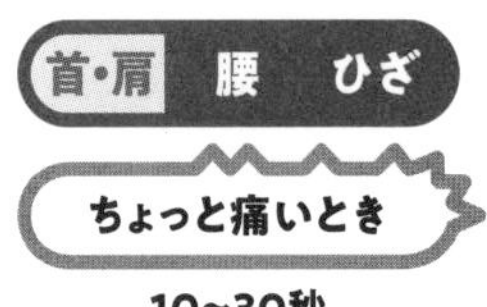
首・肩
腰
ひざ
ちょっと痛いとき

10〜30秒

痛みが消える
日常動作
37

腰をゆらす

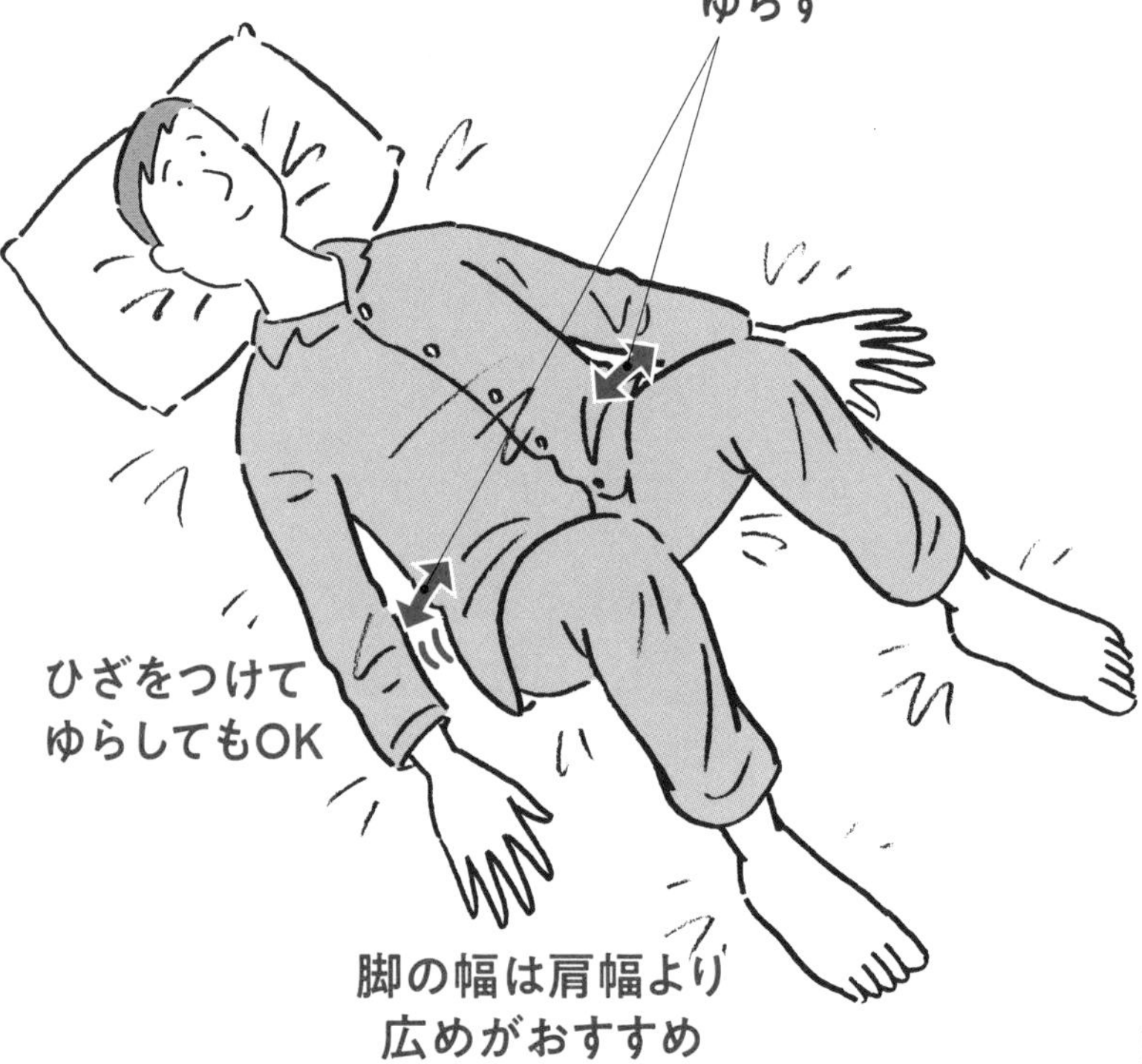
ひざを立てて
腰をゆらゆら
金魚のように左右に
ゆらす
ひざをつけて
ゆらしてもOK
脚の幅は肩幅より
広めがおすすめ

体をかためないために、ときどきゆらそう

痛みが消えるポイント

初心者向けの簡単腰ゆらし

腰をゆらす動作には血行をよくし、骨盤回りの筋肉をゆるめて関節を調整する効果があります。

とくに骨盤回りのインナーマッスル＝深層部にある筋肉の疲れをとることは、腰だけでなくひざにかかる負担の軽減につながります。

いちばん気持ちがいい体勢を探してゆらしてみてください。

痛みが消えるポイント

腰が痛くても気持ちがいい！

腰が痛くてもうつぶせで行う動作は気持ちがいいと言う人がいます。枕ありと枕なし、両方を試してみてください。枕を胸の下に置いて行ってもOKです。

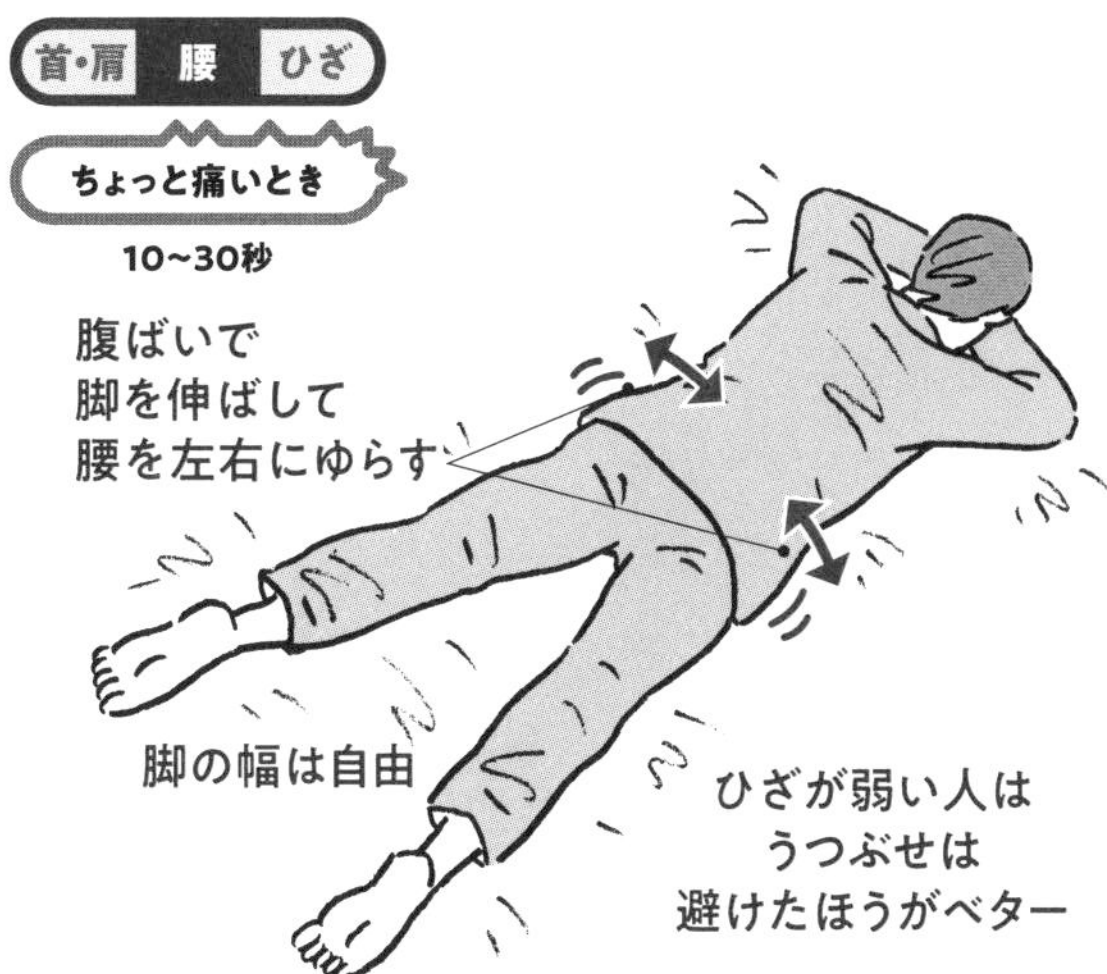
首・肩
腰
ひざ
ちょっと痛いとき
10〜30秒
腹ばいで
脚を伸ばして
腰を左右にゆらす
脚の幅は自由
ひざが弱い人は
うつぶせは
避けたほうがベター

痛みが消えるポイント

腰が疲れやすい人にイチオシの腰ゆらし

寝る前に行うと起きたときに腰が軽く、起きたときに行うと寝起きがよくなります。腰に疲れがたまりやすい人はぜひ日々の習慣として行ってみてください。

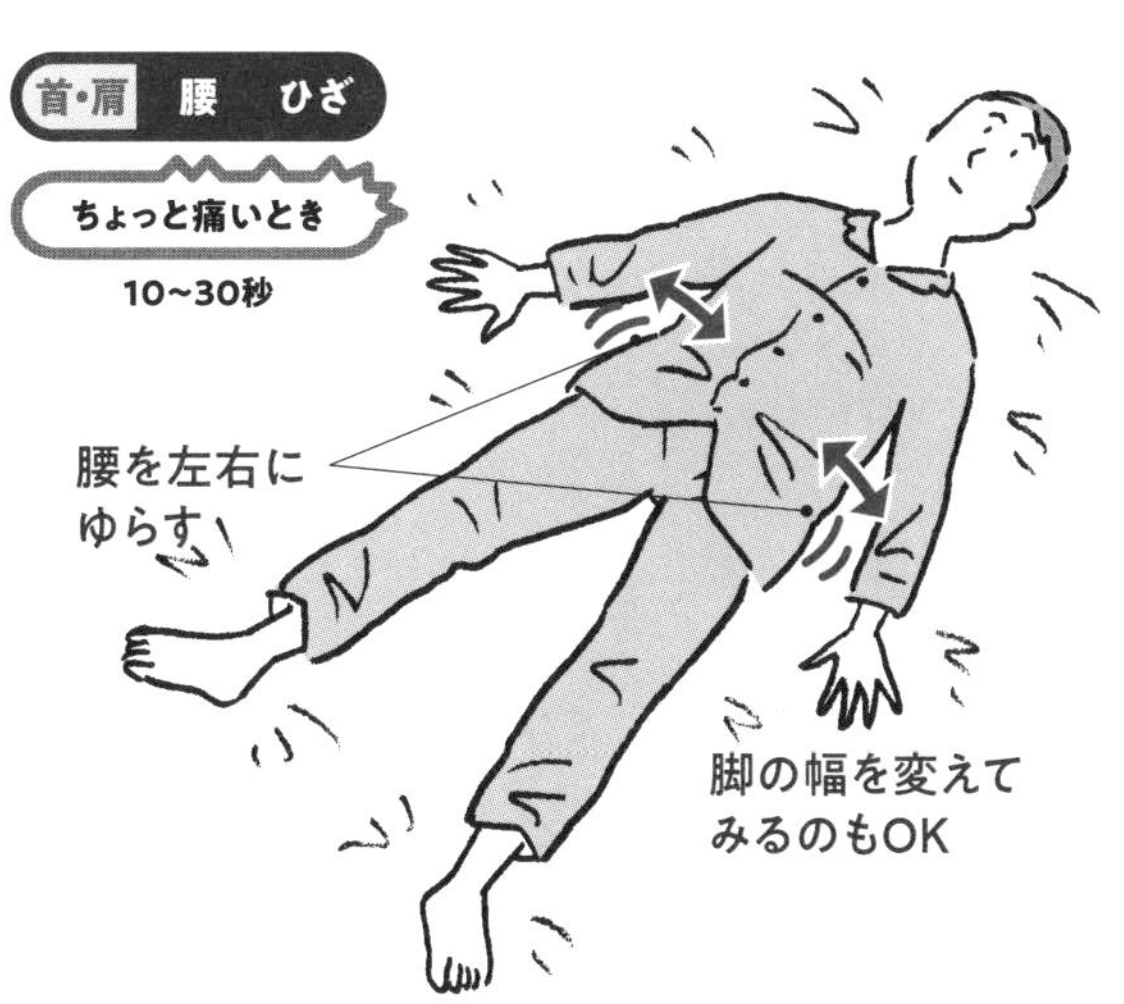
首・肩
腰
ひざ
ちょっと痛いとき
10〜30秒
腰を左右に
ゆらす
脚の幅を変えて
みるのもOK

気力&手間いらずで体調がよくなる

「体をゆらす」のは運動らしくありません。でも、気血を巡らせるという意味では、本質的には運動と同じ効果があります。毎日ではないものの、私も腰ゆらしを30年以上行っています。その効果が「腰をラクにしてくれる」だけではなく、体調がよくなることをすぐに実感いただけると思います。気力いらず&手間いらずという点でとてもとてもおすすめです。

首・肩
腰
ひざ
めちゃくちゃ痛いとき

寝返りをうつ

ひじを布団につく

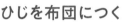

手で腰を押しながら
ゆっくりと寝返りを
うつ

手で腰の筋肉を
補強するような
イメージで

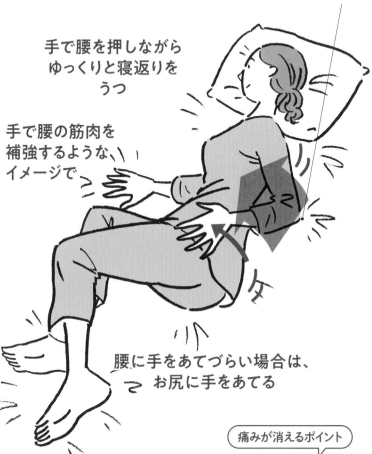

腰に手をあてづらい場合は、
お尻に手をあてる

腰やお尻を手で支え、ラクに体をずらす

痛みが消えるポイント

手のひらで腰をヘルプ

腰が痛いときの寝返りはとてもつらいもの。

痛くて布団の上で移動することさえままならないときは、手で腰やお尻を支えながら体をずらすように動くと、だいぶラクです。

布団の上での寝返りや移動は、布団に手をついて押す動作も取り入れて、つらい時期をしのぎましょう。

首・肩
腰
ひざ
ちょっと痛いとき

痛みが消えるポイント

手で体を転がすイメージで

左側の腰がつらく感じるときは、あおむけの状態から左側が上になるように寝返りをうちます。その場合、左腕で布団を押して右に寝返りをうちます。

腕の力で
体を転がすように
寝返りをうつ

ひじで布団を
押したあと
手のひらで
布団を押す

休んでもとれない疲れのナゾ

1日寝ていたらかえってだるくなった。そんな経験はないでしょうか。

じつは、疲れには「動きすぎ」と「動かなすぎ」によるものと2種類あります。忙しく動きまわった疲れは休めばとれます。でも動かなすぎによる疲れは血行不良が原因と考えられ、動かないとさらにだるくなります。

目覚めたときに疲れているなら、寝返りがうちにくくないかなど理由を探ってみてください。

首・肩
腰
ひざ
めちゃくちゃ痛いとき

痛みが消える日常動作

39

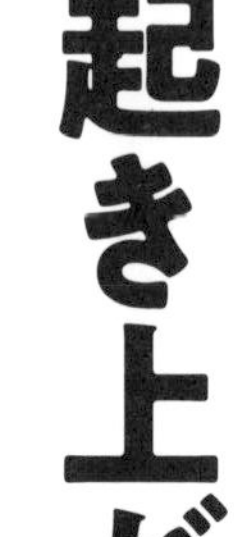

起き上がる

頭はできるだけ
最後まで布団に
つけておく

両脇を締めて
手をつき
腕の力で布団を押して
体を持ち上げる

腕立て伏せ風に、脇を締めて体を起こす

痛みが消えるポイント

起き上がり動作が劇的にラクに!

腰が痛いとき、布団から起き上がるのは大変。腕と胸の筋力が強い人なら、ゆっくりではなく一気に起き上がるほうがラクでしょう。しかし腕力に自信がない人は、両脇をしっかりと締めて起き上がってみてください。腕立て伏せのように、胸と腕の力だけで体を持ち上げるイメージです。

首・肩 腰 ひざ

ちょっと痛いとき

痛みが消えるポイント

腰の負担が小さい起き上がり方

目が覚めたときに、「あれ、腰が重いな」と感じたら、まずはひじで体重を支えておき、次に手で押しながらゆっくりと起き上がると安心です。

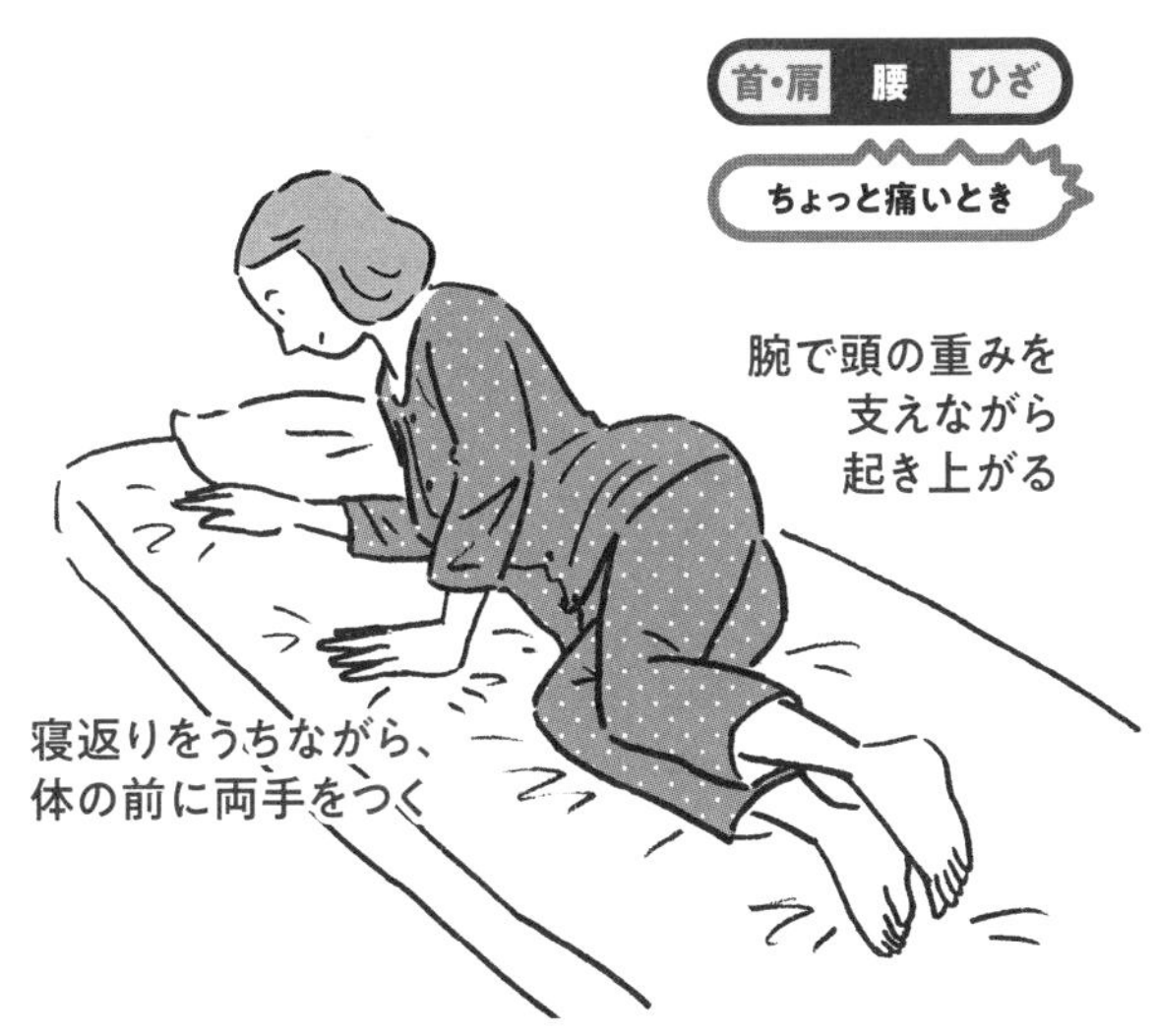
腕で頭の重みを
支えながら
起き上がる
寝返りをうちながら、
体の前に両手をつく

こんな動作に注意!

ぎっくり腰ならぬ「びっくり腰」

寝ている間は動きが少なく、血行はやや滞っている状態。起床時、あおむけの状態からいきなり起き上がるのは、腰への負担が大きく痛みの原因になります。

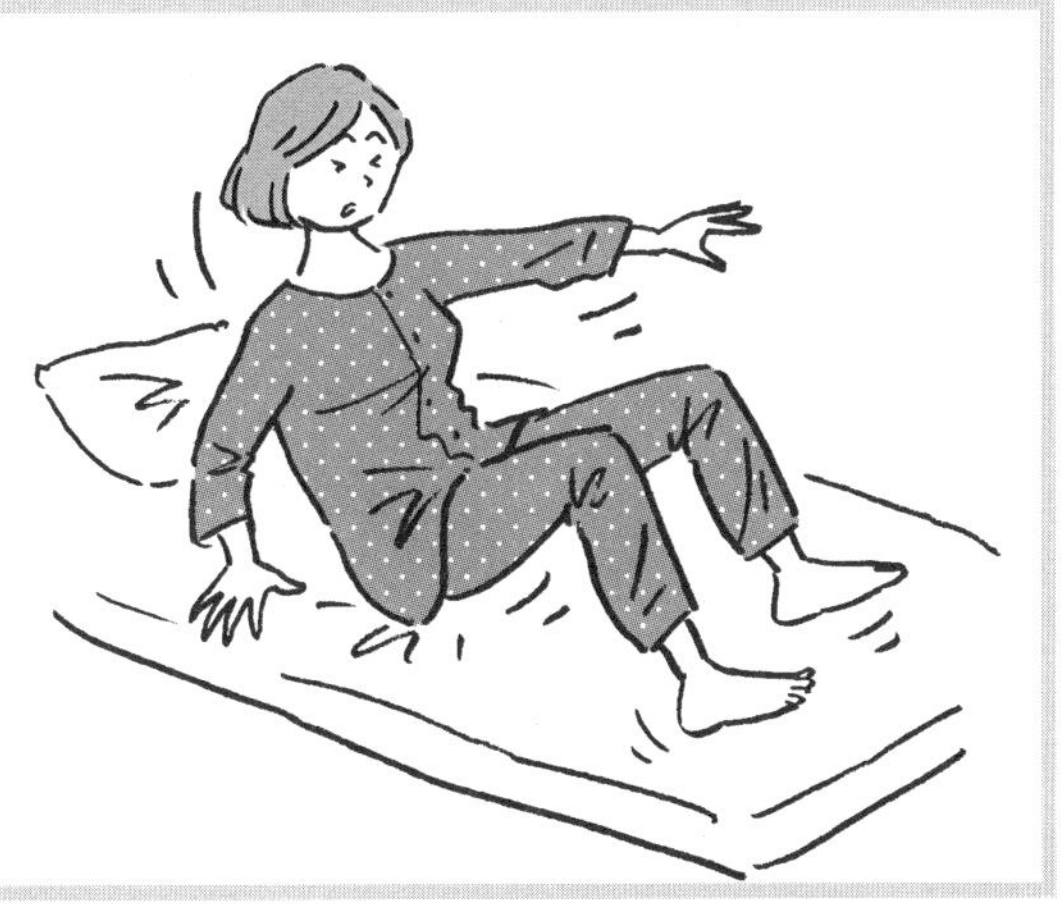

起床時の疲れはとくに注意が必要

人の体は緊張したり、疲れたりすると硬くなります。

だから、普段より精神的・肉体的にストレスがたまっているときは要注意。疲れがたまっているときは、腰が悲鳴を上げないようとくに注意したいです。

体がだる重いと感じたときは、116ページの「腰をゆらす」を行ってみてください。

わずか数十秒でかなりすっきりします。

首・肩
腰
ひざ
ちょっと痛いとき

立ち上がる

ひざを支えに
手で押して、
垂直に立ち上がる
痛くないほうの
脚を立て、
ひざに手をつく

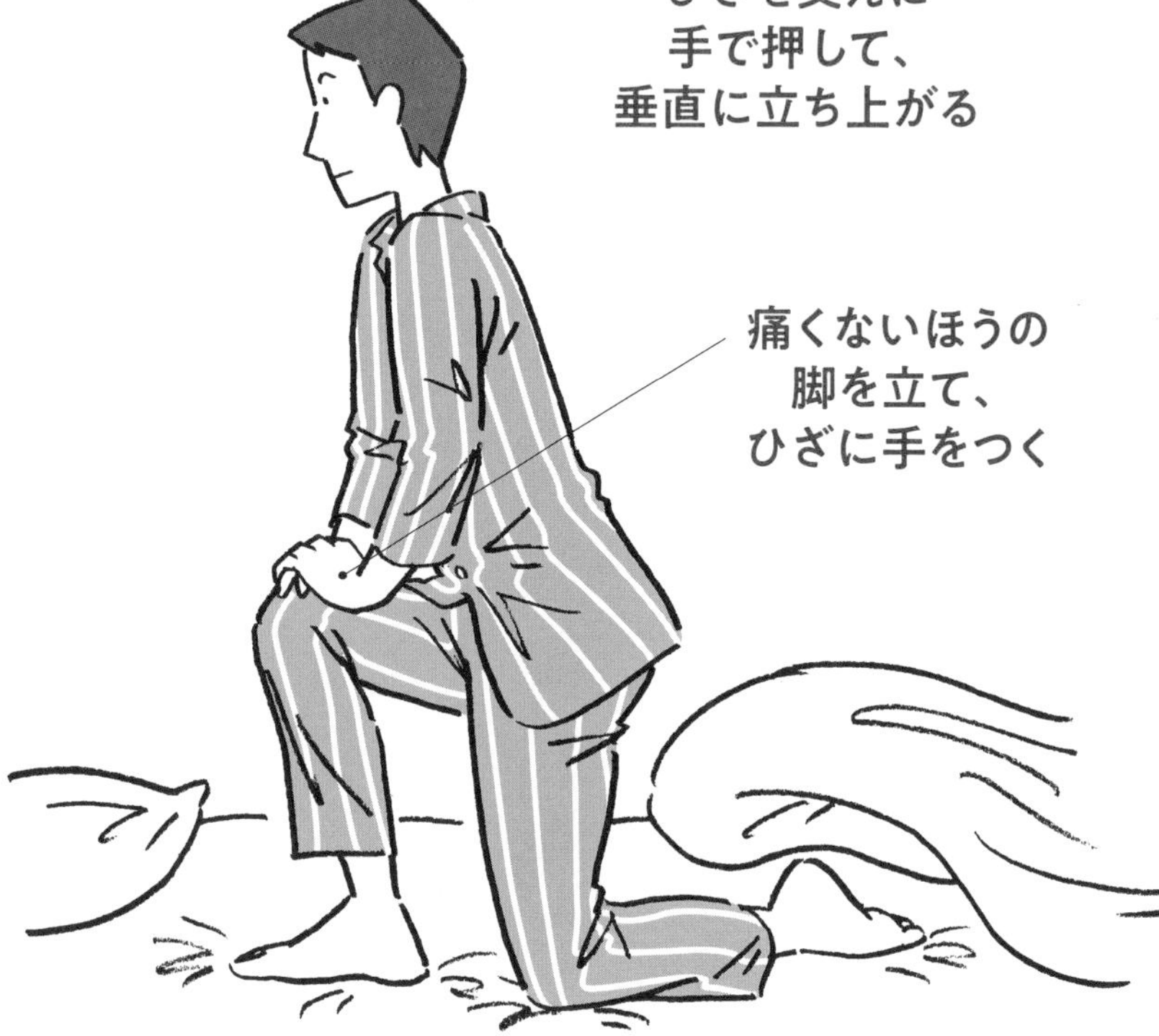

片ひざを立て、そのひざに手をついて体を支える

痛みが消えるポイント

覚えておきたい立ち上がりの基本

まずは片ひざを立てて、立てたひざを支えに手をついて立ち上がります。これは、布団から立ち上がる以外にも、正座した状態から立つときなどにも役に立ちます。

ただし、ひざが弱っている場合は、できるかぎりテーブルなどにつかまって立ち上がるようにしてください。

痛みが消えるポイント

痛みが強いときはほふく前進

痛みが非常に強く、近くにつかまるところがない場合には、ほふく前進で支えになるものがあるところまで移動して立ち上がることを強くおすすめします。

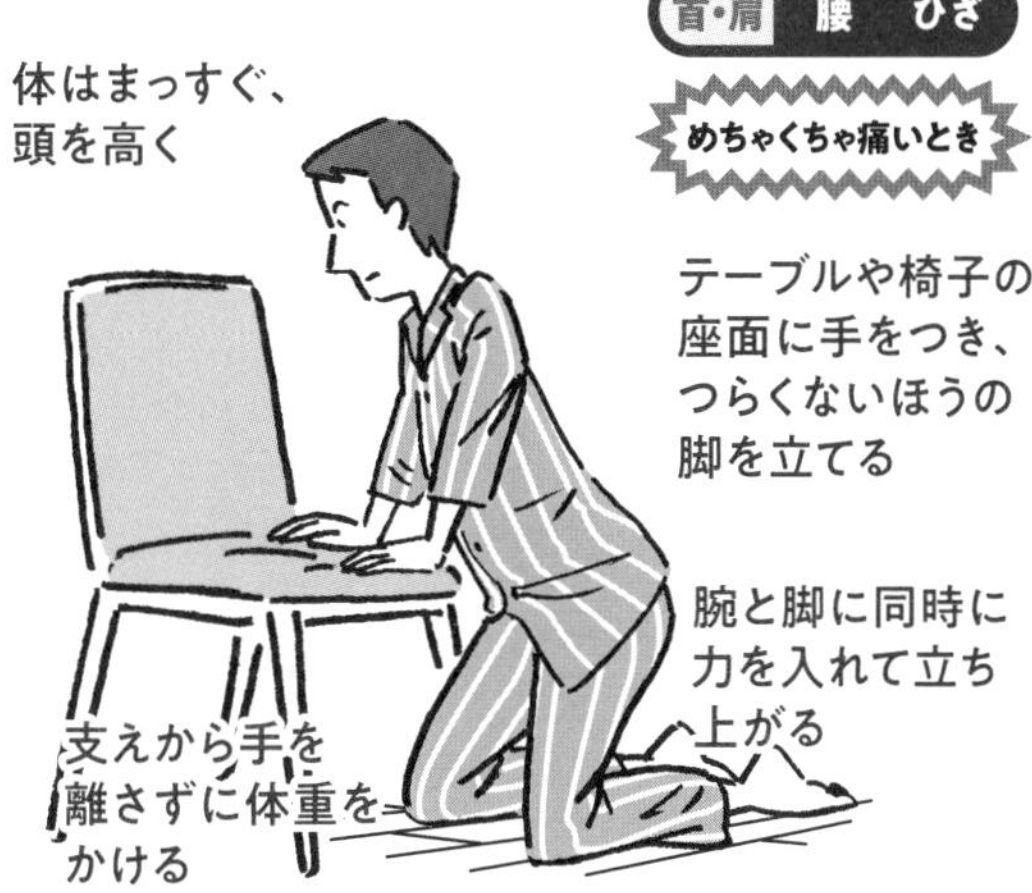
首・肩 腰 ひざ
めちゃくちゃ痛いとき
体はまっすぐ、頭を高く
テーブルや椅子の座面に手をつき、つらくないほうの脚を立てる
腕と脚に同時に力を入れて立ち上がる
支えから手を離さずに体重をかける

痛みが消えるポイント

一生現役の足腰をめざそう！

腰を落とさない浅いスクワットを何十回も行うより、深くしゃがんで立つ動作を１日１回行うほうが生活に役に立つ筋肉を鍛えられます。

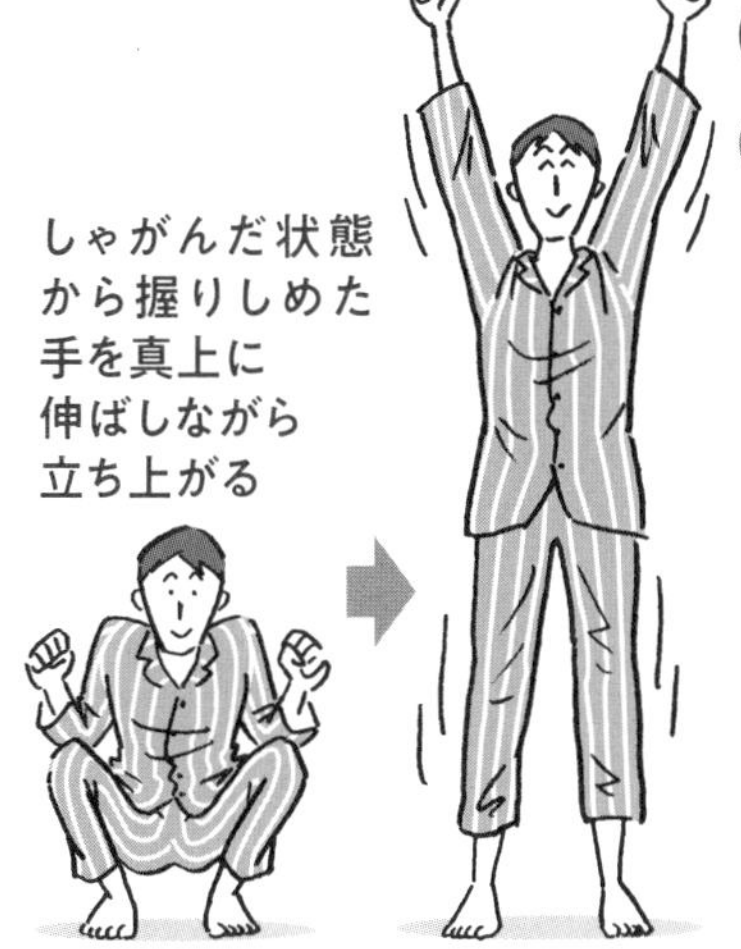
首・肩 腰 ひざ
痛くないとき
しゃがんだ状態から握りしめた手を真上に伸ばしながら立ち上がる
めいいっぱい上に伸びてお腹をギュッと引っ込める

ワザを駆使して乗り切ろう

腰に激痛があるときに自力で立ち上がるのはとても無理です。がんばるほど腰を痛めつけて回復を遅らせてしまうので、ワザを駆使して腰を保護し、つらい時期を短縮しましょう。

腰の負担を考えるなら、布団よりもベッドのほうが腰にやさしいです。ベッドに変えるのが難しい場合は、布団のそばに椅子やテーブルを置くなどしてください。

痛みが消えるポイント

モップ活用法

　脚に力が入りにくい場合は、モップの柄を少し高めに持って押し下げてみてください。傘も使えます。傘の場合は、持ち手を上から押すようにして立ち上がるとラクに立てます。

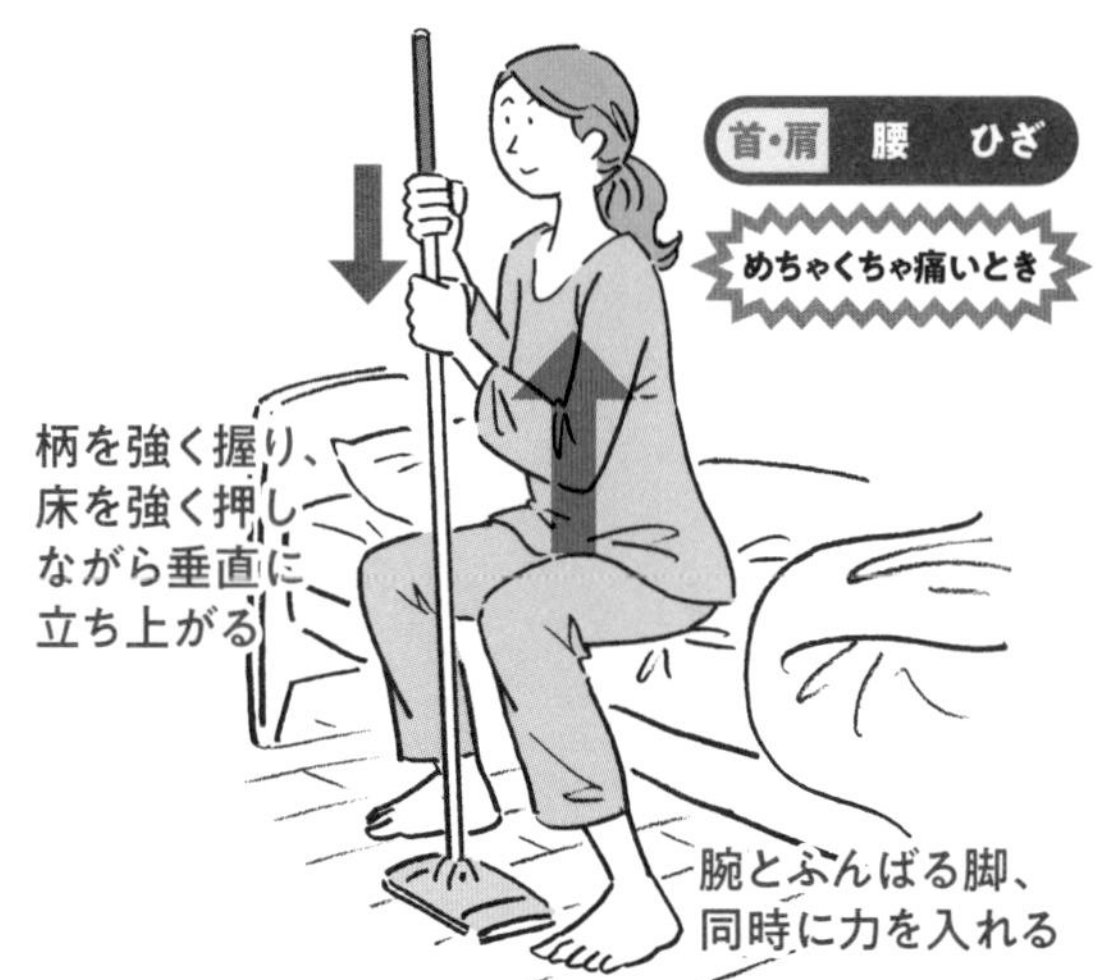
首・肩　腰　ひざ
めちゃくちゃ痛いとき
柄を強く握り、
床を強く押し
ながら垂直に
立ち上がる
腕とふんばる脚、
同時に力を入れる

痛みが消えるポイント

変形スクワットで腰をカバー

　痛みが少ない場合は、上半身を前に倒して立ち上がってもOKです。ただし、お腹を引っ込め、胸を張って立ちます。

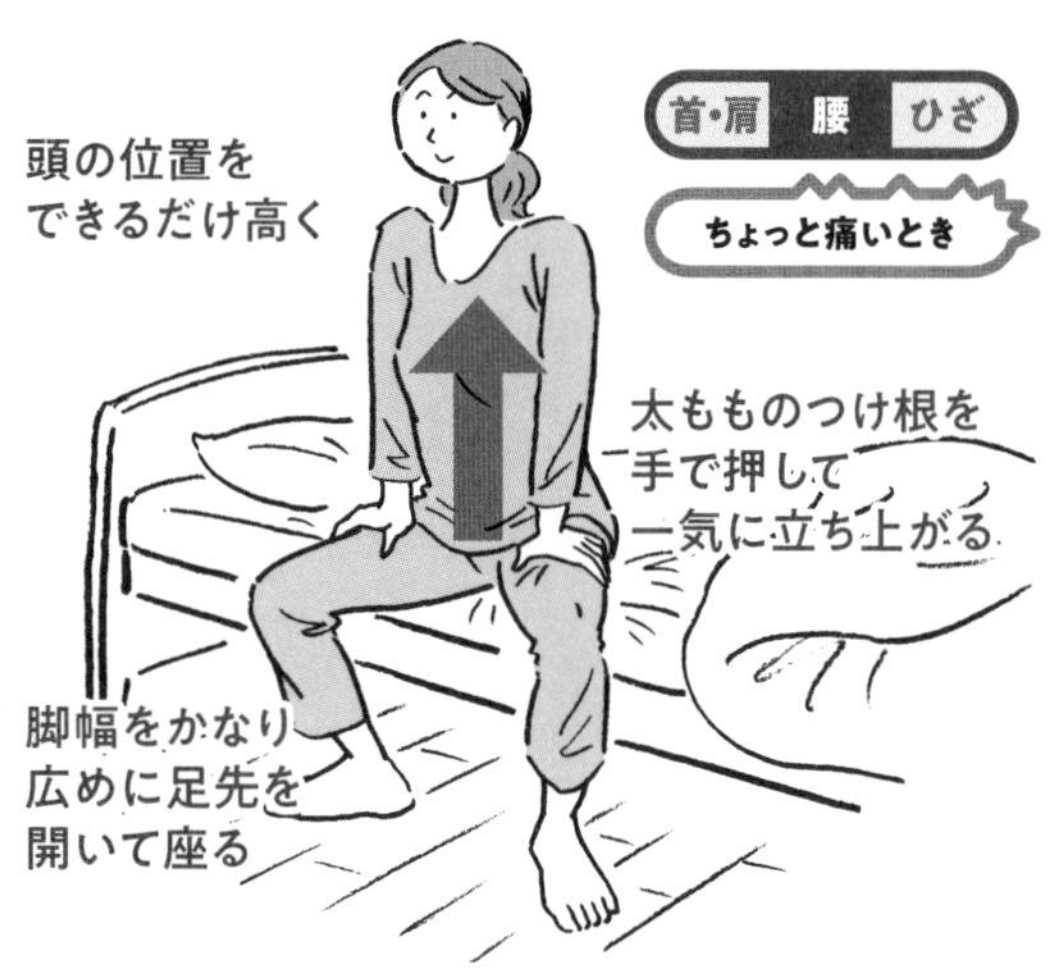
首・肩　腰　ひざ
ちょっと痛いとき
頭の位置を
できるだけ高く
太もものつけ根を
手で押して
一気に立ち上がる
脚幅をかなり
広めに足先を
開いて座る

腰の疲れを感じたら心がけたい

　日常生活のすべての動作で、腰が要になっています。腰が悪いときにつらいと感じる動作ほど「無意識に腰に負担がかかる動作」であり、そのひとつが「立ち上がる」動作です。

　腰は痛くないけれど疲れている……。そう感じたら、疲れが痛みになる前に、頭の位置を高く保ったり、お腹を引っ込めたりと、腰の負担を小さくする立ち上がり動作を心がけてください。

痛い部分別 逆引き索引

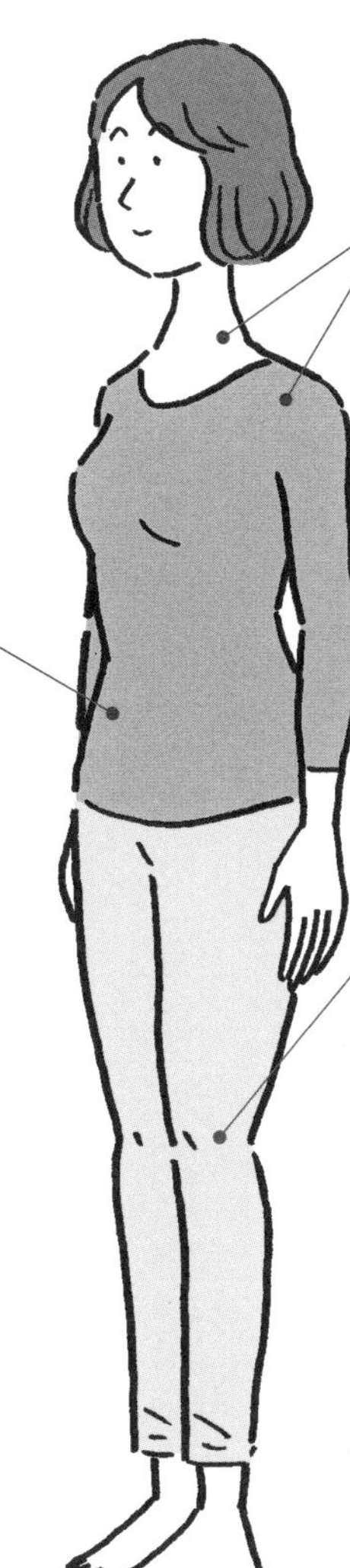

[著者]

植森美緒（うえもり・みお）

健康運動指導士。指導歴35年。ドローインの第一人者。

ダイエットに10年間失敗し続け、無理な運動で腰を痛めた経験を持つ。「日常動作を変えれば人生が変わる！」をモットーに、生活の中で無理なく行えるダイエット・健康法を提唱。自らもそれを実践し、腰痛を克服。ウエストサイズ58センチの体型を30年以上維持している。

スポーツクラブの社員からフリーランスになり、カルチャースクール、専門学校、整形外科、自治体、健康保険組合、企業、女性誌、テレビなど多彩なステージで活動を重ねている。その場で効果を実感できるセミナーが好評で、直接指導した人数は５万人超。著書に『１日１分で腹が凹む　４万人がラクに結果を出した最高に合理的なダイエットの正解』『生きてるだけで、自然とやせる！ やせる日常動作大図鑑』（ダイヤモンド社）など、ベストセラーも多数。

[監修者]

金岡恒治（かねおか・こうじ）

早稲田大学スポーツ科学学術院教授・整形外科専門医・脊椎脊髄病医。

筑波大学整形外科講師を務めた後に、2007年から早稲田大学でスポーツ医学の教育、腰痛運動療法の研究にたずさわり、体幹深部筋研究の第一人者。2021年からSpine Conditioning Stationにて運動療法を実践している。シドニー、アテネ、北京五輪の水泳チームドクターを務め、ロンドン五輪のJOC本部ドクター。資格・委員等：日本整形外科学会専門医、JSPOスポーツドクター、日本水泳連盟参与･医事委員、JSPOアスレティックトレーナー部会員ほか。著書に『脊柱管狭窄症どんどんよくなる！　劇的１ポーズ大全』（文響社）など多数。

イラストでわかる
肩・腰・ひざの痛みが消える日常動作大図鑑

2024年２月６日　第１刷発行

著　者――植森美緒
監修者――金岡恒治
発行所――ダイヤモンド社
〒150-8409　東京都渋谷区神宮前6-12-17
https://www.diamond.co.jp/
電話／03･5778･7233（編集）　03･5778･7240（販売）

カバーデザイン―小口翔平＋須貝美咲(tobufune)
イラスト――中村知史
撮影――赤石仁
ヘアメイク――山崎由里子
本文デザイン――今井佳代
DTP――道倉健二郎(Office STRADA)
校正――鷗来堂
製作進行――ダイヤモンド・グラフィック社
印刷――三松堂
製本――ブックアート
編集協力――星野由香里
編集担当――中村直子

©2024 植森美緒

ISBN 978-4-478-11962-4

落丁・乱丁本はお手数ですが小社営業局宛にお送りください。送料小社負担にてお取替えいたします。但し、古書店で購入されたものについてはお取替えできません。
無断転載･複製を禁ず
Printed in Japan

◆ダイヤモンド社の本◆

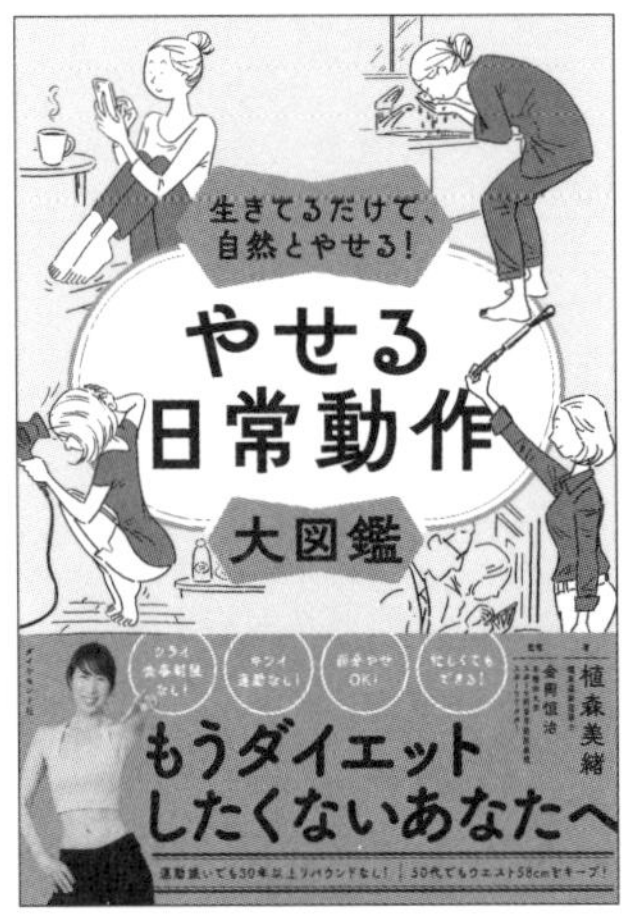
生きてるだけで、
自然とやせる！
やせる
日常動作
大図鑑
植森美緒
金岡恒治
もうダイエット
したくないあなたへ
運動嫌いでも30年以上リバウンドなし！ 50代でもウエスト58cmをキープ！

キツイ運動なし！　食事制限なし！
部分やせOK！　忙しくてもできる！

「運動嫌いでも30年以上リバウンドなし！ 50代でもウエスト58mをキープ！」という驚きの数字をたたきだす著者が実践するボディメイク術。ちょっと変えるだけで、引き締め効果のある日常動作が満載!!

生きてるだけで、自然とやせる！
やせる日常動作大図鑑

運動指導士　植森美緒［著］
早稲田大学スポーツ科学学術院教授、
スポーツドクター　金岡恒治［監修］

●A5判並製●定価（本体1200円+税）

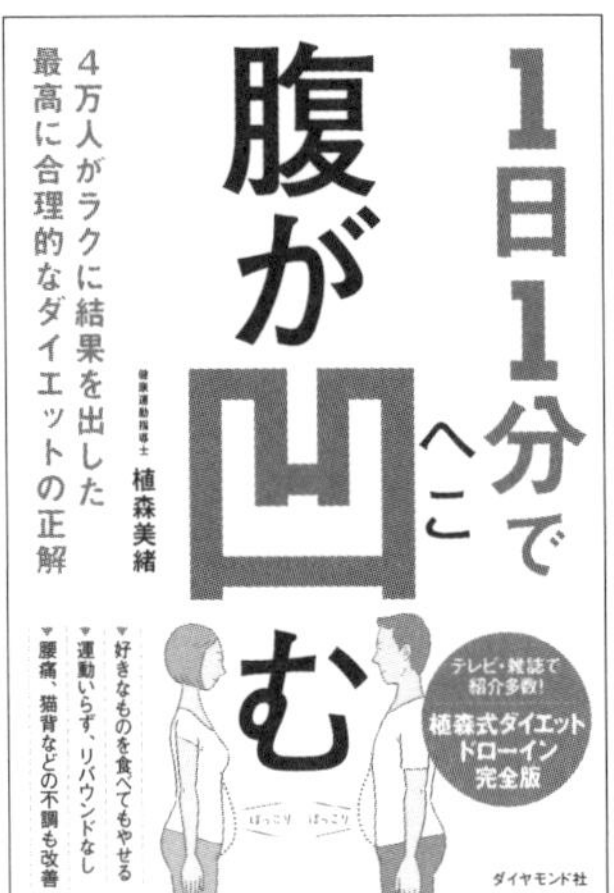
1日1分でへこ
腹が凹む
4万人がラクに結果を出した
最高に合理的なダイエットの正解
健康運動指導士
植森美緒
好きなものを食べてもやせる
運動いらず、リバウンドなし
腰痛、猫背などの不調も改善
テレビ・雑誌で紹介多数！
植森式ダイエット
ドローイン
完全版
ダイヤモンド社

とにかくお腹だけやせたい！
1日1分、お腹やせ集中プログラム

お腹が出る原因は「運動不足」や「食べすぎ」じゃなかった！　お腹を引っ込める筋肉を「使えていない」または「使っていない」だけ。好きなものを食べてもやせる！　運動いらず、リバウンドなし！　腰痛、猫背などの不調も改善！　だから、ラクにすぐに結果が出る！　その手段とは？

1日1分で腹が凹む
4万人がラクに結果を出した
最高に合理的なダイエットの正解

運動指導士　植森美緒［著］

●四六判並製●定価（本体1200円+税）

https://www.diamond.co.jp/